Hepato-Biliary-Pancreatic Surgery Division, Artificial Organ and Transplantation Division,
Faculty of Medicine, The University of Tokyo

东京大学医学部
肝胆胰外科，人工脏器·移植外科

肝胆胰外科手术实录

Hepato-Biliary-Pancreatic Surgery at the University of Tokyo Hospital

主　　编　[日]國土典宏

执行主编　[日]阪本良弘

主　　译　唐　伟

人民卫生出版社

This is a translation of Japanese book titled
"Toukyou Daigaku Igakubu Kantansuigeka, Jinkouzouki-Ishokugeka Shujyutu no Ryuugi"
(Hepato-Biliary-Pancreatic Surgery Division, Artificial Organ and Transplantation Division,
Faculty of Medicine, The University of Tokyo: Hepato-Biliary-Pancreatic Surgery at the
University of Tokyo Hospital)
Edited by Kokudo Norihiro and Sakamoto Yoshihiro
ISBN 978-4-524-25981-6
©Nankodo Co., Ltd., Tokyo, 2017
Originally Published by Nankodo Co., Ltd., Tokyo, 2017
Simplified Chinese translation rights arranged with Nankodo Co., Ltd.

图书在版编目(CIP)数据

肝胆胰外科手术实录/(日)国土典宏主编;唐伟
译.—北京:人民卫生出版社,2019
ISBN 978-7-117-28817-0

Ⅰ.①肝… Ⅱ.①国…②唐… Ⅲ.①肝疾病-外科
手术②胆道疾病-外科手术③胰腺疾病-外科手术 Ⅳ.
① R656

中国版本图书馆 CIP 数据核字(2019)第 178203 号

人卫智网	www.ipmph.com	医学教育、学术、考试、健康,购书智慧智能综合服务平台
人卫官网	www.pmph.com	人卫官方资讯发布平台

图字号:01-2018-1232

肝胆胰外科手术实录

主　　译:唐　伟
出版发行:人民卫生出版社(中继线 010-59780011)
地　　址:北京市朝阳区潘家园南里 19 号
邮　　编:100021
E - mail:pmph @ pmph.com
购书热线:010-59787592　010-59787584　010-65264830
印　　刷:北京顶佳世纪印刷有限公司
经　　销:新华书店
开　　本:889×1194　1/16　印张:23
字　　数:712 千字
版　　次:2019 年 10 月第 1 版　2021 年 1 月第 1 版第 3 次印刷
标准书号:ISBN 978-7-117-28817-0
定　　价:259.00 元

编 者 名 录

■ 主　　编

國土　典宏　　こくど　のりひろ　　東京大学肝胆膵外科，人工臓器・移植外科 教授／
国立研究開発法人国立国際医療研究センター 理事長

■ 执行主编

阪本　良弘　　さかもと　よしひろ　　東京大学肝胆膵外科，人工臓器・移植外科 准教授
（現：杏林大学医学部，肝胆膵外科 教授）

■ 主编秘书

市田　晃彦　　いちだ　あきひこ　　日本赤十字社医療センター肝胆膵・移植外科

■ 编　　者

進藤　潤一　　しんどう　じゅんいち　　虎の門病院消化器外科
谷　　圭吾　　たに　けいご　　東京大学肝胆膵外科，人工臓器・移植外科
阪本　良弘　　さかもと　よしひろ　　東京大学肝胆膵外科，人工臓器・移植外科 准教授
伊藤　橋司　　いとう　きょうじ　　東京大学肝胆膵外科，人工臓器・移植外科
市田　晃彦　　いちだ　あきひこ　　日本赤十字社医療センター肝胆膵・移植外科
新川　寛二　　しんかわ　ひろじ　　東京大学肝胆膵外科，人工臓器・移植外科
冲永　裕子　　おきなが　ひろこ　　東京大学肝胆膵外科，人工臓器・移植外科
長田梨比人　　ながた　りひと　　東京大学肝胆膵外科，人工臓器・移植外科
長谷川　潔　　はせがわ　きよし　　東京大学肝胆膵外科，人工臓器・移植外科 准教授
（現：東京大学肝胆膵外科，人工臓器・移植外科 教授）
稲垣　冬樹　　いながき　ふゆき　　国立国際医療研究センター国府台病院外科
山下　　俊　　やました　すぐる　　東京大学肝胆膵外科，人工臓器・移植外科
國土　典宏　　こくど　のりひろ　　東京大学肝胆膵外科，人工臓器・移植外科 教授
国立研究開発法人国立国際医療研究センター 理事長
吉岡　龍二　　よしおか　りゅうじ　　獨協医科大学越谷病院外科
山本　訓史　　やまもと　さとし　　青梅市立総合病院外科 副部長
西岡裕次郎　　にしおか　ゆうじろう　　虎の門病院消化器外科
小林　祐太　　こばやし　ゆうた　　東京大学肝胆膵外科，人工臓器・移植外科
河口　義邦　　かわぐち　よしくに　　東京大学肝胆膵外科，人工臓器・移植外科
石沢　武彰　　いしざわ　たけあき　　がん研有明病院肝胆膵外科 副医長
赤松　延久　　あかまつ　のぶひさ　　東京大学肝胆膵外科，人工臓器・移植外科 講師

金子　順一　　かねこ　じゅんいち　　東京大学肝胆膵外科, 人工臓器・移植外科 講師
佐藤　祐充　　さとう　ますみつ　　東京大学肝胆膵外科, 人工臓器・移植外科
小林　光助　　こばやし　こうすけ　　東京大学肝胆膵外科, 人工臓器・移植外科
伊藤　大介　　いとう　だいすけ　　東京大学肝胆膵外科, 人工臓器・移植外科
三瀬　祥弘　　みせ　よしひろ　　がん研有明病院肝胆膵外科 副医長
有田　淳一　　ありた　じゅんいち　　東京大学肝胆膵外科, 人工臓器・移植外科 講師
伊佐山浩通　　いさやま　ひろゆき　　東京大学消化器内科 准教授
大道　清彦　　おおみち　きよひこ　　東京大学肝胆膵外科, 人工臓器・移植外科
山本　雅樹　　やまもと　まさき　　東京大学肝胆膵外科, 人工臓器・移植外科

译者名录

◎**主 译**
　唐　伟　日本国立国际医疗研究中心 / 东京大学附属医院肝胆胰外科

◎**副主译**
　张　彤　中山大学附属第三医院肝脏外科 / 肝移植中心
　周　迪　上海交通大学医学院附属新华医院普通外科
　宋天强　天津医科大学肿瘤医院肝胆肿瘤科

◎**译 者** (按姓氏汉语拼音排序)
　蔡雨龙　四川大学华西医院胆道外科
　成　伟　湖南省人民医院肝胆外科
　冯晓彬　清华大学附属北京清华长庚医院肝胆胰中心
　黄纪伟　四川大学华西医院肝脏外科 / 肝移植中心
　李　川　四川大学华西医院肝脏外科 / 肝移植中心
　吕　昂　北京大学肿瘤医院肝胆胰外科
　毛先海　湖南省人民医院肝胆外科
　宋培培　日本大学医学部消化器外科
　宋天强　天津医科大学肿瘤医院肝胆肿瘤科
　孙　健　中山大学孙逸仙纪念医院胆胰外科
　孙志鹏　首都医科大学附属世纪坛医院肝胆胰外科
　唐浩文　解放军总医院第一医学中心肝胆外科
　唐　伟　日本国立国际医疗研究中心 / 东京大学附属医院肝胆胰外科
　田秉璋　湖南省人民医院肝胆外科
　王志刚　吉林大学第二医院肝胆胰外科
　武　强　天津医科大学肿瘤医院肝胆肿瘤科
　项灿宏　清华大学附属北京清华长庚医院肝胆胰中心
　徐庆祥　南京大学医学院附属鼓楼医院肝胆外科
　杨博智　台湾辅仁大学附属医院普通外科 / 肝胆胰外科
　杨建辉　湖南省人民医院肝胆外科
　袁联文　中南大学湘雅二医院老年外科
　泽上辰夫　东京大学医学部附属医院肝胆胰外科
　张鸽文　中南大学湘雅医院肝脏外科

张洪义　首都医科大学附属天坛医院普通外科
张克明　北京大学国际医院肝胆外科
张　彤　中山大学附属第三医院肝脏外科 / 肝移植中心
张　伟　天津医科大学肿瘤医院肝胆肿瘤科
张宇华　浙江省人民医院肝胆胰外科 / 微创外科
赵　新　解放军总医院第五医学中心普通外科
钟跃思　中山大学附属第三医院肝胆外科
周　迪　上海交通大学医学院附属新华医院普通外科
宗　亮　江苏省苏北人民医院胃肠外科

◎学术秘书
宋培培　武　强

主 译 简 介

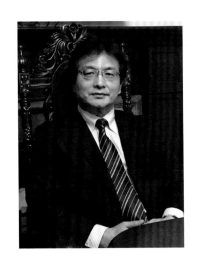

唐伟
TANG Wei, MD PhD

毕业于上海医科大学（现复旦大学上海医学院）六年制本科，1992年留学于日本，取得博士学位后、作为文部科学教官留任日本东京大学医学部外科工作，现为日本国立国际医疗研究中心主任研究员，国际诊疗部主任，东京大学医学部附属病院肝胆胰外科／人工脏器移植外科研究员；山东大学、四川大学、吉林大学等多所大学、医学科学院／研究所兼职教授、博士生导师；同时担任日本"国际生命／社会科学研究交流学会"理事长，"国际医药卫生研究交流中心"执行理事，国际英文学术期刊 *BioScience Trends*、*Drug Discoveries & Therapeutics*、*Intractable & Rare Diseases Research* 执行总编辑、出版发行人。研究方向：外科肿瘤学基础与临床研究、临床路径等。作为课题负责人承担日本国家重点研究领域课题、基础研究课题、国际合作课题等40余项，其中国家级重大科研项目20余项，发表研究论文、编辑著书等200余篇／部。多年来致力于推动国际学术交流与合作，积极推动和开展中日学术交流活动，促进科研成果转化，荣获山东省政府"齐鲁友谊奖"，中国中医药研究促进会"科学进步一等奖"，安徽省人民政府"安徽省科学技术奖"等。

所属学会：日本外科学会，日本消化器外科学会等

译　者　序

　　手术记录是一种良好的、有助于学习的工具，手术记录中附以绘图是日本外科医生的一个优良传统。本书主编國土典宏教授是国际著名肝胆胰外科、肝移植专家，是"东大流派"的发扬者。这本书以日语版和英文版同时出版，从 2011 年至 2015 年在日本东京大学医学部附属病院肝胆胰外科／人工脏器移植外科开展的约 2 500 例肝胆胰外科手术中，精心挑选出 40 份代表性手术病例，加以详细描述。该书从手术适应证、术前影像学检查、术前危险因素评估等多角度出发，同时配以完美手绘图的手术记录、病理结果及预后相关信息等，通过一份份翔实的病例数据的完整展示，以独特的方式清晰地呈现"东大流派"的手术风格和精细细节，以期为广大肝胆胰外科同道在学习与实践过程中提供启发和参考。

　　手术是包含科学的艺术。科学艺术的传承不能依靠"口授"和"秘授"，而需要写出来、画出来、留下来，并传播开来，继而惠泽大众。东京大学医学部附属病院肝胆胰外科／人工脏器移植外科（旧称东京大学医学部第二外科）堪称日本肝胆胰外科医生的摇篮，科室医生一直秉承治病救人、钻研科学、传播知识的理念，在实践中精益求精，也吸引了世界各地的临床医生与科研人员前来访问、交流、学习。初到科室交流学习的医生，当看到日本外科医生的常规手术记录附以绘图，清晰而翔实地呈现手术的具体细节，经常会非常惊讶，也深深被日本外科医生的工匠精神和专业精神所打动。通过这样图文并茂的展示，使每一个病例的描述都成为一个经典，让学习者可以深度深挖掘其中的奥妙和精髓，这对于学习者的进步而言是获益匪浅的。

　　为了进一步传播本书的理念，推进中日肝胆胰外科临床医生及学者间的学术交流，我们将此书翻译成中文出版。此次参与该书翻译的人员，均来自同一个学术团体——"赤门论坛"。该团体是由曾在东京大学医学部附属病院肝胆胰外科／人工脏器移植外科交流学习的中国访问学者及留学人员建立的，旨在学习"东大流派"的学术精神和理念，推广和传播该专业的新技术、新知识、新理念，共同促进中日肝胆胰外科间的学术交流和发展。

　　最后，衷心感谢在本书翻译过程中各位译者的辛劳与努力！

唐　伟

2019 年

原　著　序

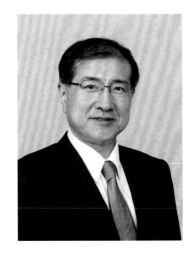

现代肝胆胰外科技术飞速发展,可以将脏器以高度立体的形式呈现多角度且富有层次的变化,并已融入到手术步骤的各个环节。然而,即使在今天外科手术和先进设备结合的发达时代,肝胆胰外科手术仍有亟待开阔改创完善的发展空间,这也是外科的妙趣所在。因此,我们一直要求我们的医生记录每一例患者的手术细节,编写详细的手术记录,并尽量用手绘图的形式清晰直观的表现出来,包括细致到使用缝合线种类的手术全程的细节,都要详细标明并记录下来。换而言之,我们要求手术记录保持标准而精确的水准,以便外科医生在再次遇到相同的病例时能够按照相同的外科操作达到相同水平的临床结果。以手绘图的形式记录手术细节对于培养医生立体可视化的视野和深入了解行解剖性切除的器官至关重要。在我们科室,除了教授、副教授以外的术者,必须遵循本人记录手术过程的原则,如果是委托年轻助手记录术中报告,则必须在术者的指导下来完成记录。手术记录完成后,需要在随后的术后讨论会上由全科室医生核查、讨论以防有错漏之处,订正后的最终版形成 PDF 文件,作为正式的电子病历存档。

我们科室一直奉行安全、准确、全心投入的手术宗旨,赢得了海外肝胆胰外科同仁的关注,近 10 年来自 20 多个国家的 160 余位医生前来我科进行短期或长期的进修学习和手术观摩。其中,我们手术记录中的手绘图受到了极大赞誉,前来进修访问的国外医生表示,即使不懂日语,看到这样清晰详细的手绘图,也可以很直观地理解手术细节。我们经常收到访问医生的询问是否可以复印手术记录绘本以供今后学习,但涉及患者隐私,我们只能遗憾拒绝。就此事我与同事们多次讨论,借此契机,我很高兴编写这本独特的书,清晰地呈现我们的手术风格和细节,以期为全世界的肝胆胰外科同仁提供参考。

本书选取了在我们科室进行的代表性肝胆胰手术,从实际病例入手,回顾性阐释术前各项评估及详细的手术过程记录,以便读者如同见学那样拥有清晰的体验。书中所用的图与照片多来自我们科室的手术记录,我们尽最大的努力把它们呈现出来。与其他普通外科手册不同,本书是基于各种情况的患者的实际临床病例编写而成,因此并不总是“理想”或“典型”的手术,而是我们在大量手术中积累的临床实践经验,以此呈现我们的手术风格,以供同仁参考。

外科医生应遵守的规范——“绝不允许”名言集,由著名教授梶谷镮医生提出,以前展示在位于大塚的旧癌研附属医院的外科医生办公室,现已转迁至位于有明的癌研医院手术室。该集的警句之一是“手术记录,绝不允许拖延至第二天完成”,我们科室的医生秉承这一认知,在从事繁忙的临床诊疗工作的同时,在“尽快记录,尽早记录”的敦促下,没有拖延地圆满地完成了我们科室独特而详细的手术记录,在此我对科室全员的辛苦努力表示衷心的感谢!此外,特别感谢在本书中执笔多篇的版本良弘教授在本书筹划和出版过程中的诸多贡献!感谢本书日语版出版者南江堂出版社编辑人员的严谨细致以促成本书的面世!

國土典宏

原 著 前 言

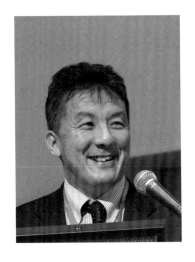

本书从 2011 年至 2015 年在日本东京大学附属医院开展的约 2 500 例肝胆胰外科手术中精选出 40 例，以手术记录为中心，详细介绍了各病例的手术适应证、影像学诊断、术前危险因素评估、病理结果及预后相关信息。与一般概括性临床指导用书不同，本书针对每一个病例存在的不同问题点，都给出了详细的临床对应策略和结果说明，内容涵盖肝胆胰外科领域的开腹手术、腹腔镜下手术及肝脏移植手术。

通常而言，在各类介绍手术相关知识的书中，大多描绘的是标准式或理想式的手术，这当然是有必要的。但在实际的临床环境中，我们经常会遇到不能进行常规手术或不完全确定手术指征的情况。在本书中我们也涉及了这样的病例，包括化学疗法后的癌变病例、肝动脉和门静脉侵袭的病例及下腔静脉内形成肿瘤栓的病例。作为外科医生，应该充分考虑到包括病情进展、患者年龄和并发症及手术侵袭等各种因素，明确手术适应证，肩负起开展安全且根治程度高的外科手术的责任，因此各因素间的良性平衡尤为重要。然而，考虑到肝胆胰肿瘤的预后和近来化学疗法技术的进步，以及原位癌的存在等因素，这种各因素间的平衡变得越来越复杂，解决方案也不再是单一的了。这就要求我们与患者及其家属共同应对疾病的挑战，充分考虑到各个因素，为患者提供持续的高效的治疗，这是我们作为一名外科医生责无旁贷的使命！

本书是以手术记录为主体编写而成的，从不断追求高水平高质量手术技术的角度，手术记录可以成为一种良好的有助于学习的工具。手术记录中附以绘图是日本外科的优良传统，在欧美通常以口头叙述为主，然后记录下来，很少像日本一样以绘图的形式直观记录呈现。年轻医生或学生们在绘制肝脏图的过程中，会提高对脏器的认识，甚至一目了然。在肝胆胰外科领域，强化图像艺术的魅力，必将对实现复杂的三维解剖结构与高质量手术实践的完美结合，发挥不可代替作用。外科医生在手术后闭上眼睛时，应能立即回忆起手术情境，例如刚刚剥离的肝门部和胰头部的情景，将很自然地浮现于眼前。而在清晰记忆的时候，将先前的手术情境以绘图的形式忠实再现般记录下来，也就产生了身临其境般的高水准手术记录。本书中的绘图，均由科室外科医生绘制而成，而不是借助专业的插画作家，虽然在艺术上无法与专业创作的插图相媲美，但它们真实地反映了外科医生的手术视野，是手术过程的准确再现。此外，在本书日语版出版者南江堂出版社的网页上，也登载一部分我们手术中的动画图 (http://www.nankodo.co.jp/video/9784524259816/index.html)，以供免费查阅。非常期待本书的手术记载和实际操作的影像资料可以为肝胆外科同仁深入体验各类手术提供帮助。

本书是我们科室肝胆胰外科手术的实录，详细记录了各类手术方法和策略。非常欢迎阅读本书的外科同仁，无论是年轻医生还是经验丰富的资深医生，能对本书内容提出不同的看法和建议，彼此交流，这也是我们将本书命名为《手术的流仪》(译者注：日语原版书名直译) 的初衷。衷心希望本书可以为更多从事肝胆胰外科工作的医生提供帮助，无论是对年轻的外科医生，还是高年资的外科医生。若此书能够在日常临床实践中为外科同仁提供参考，并对将来的诊疗有所帮助，那将是我们最大的心愿。

阪本良弘

目　　录

手术技巧

缩 略 词

Ant BD	anterior branch of the bile duct	右前叶胆管分支
Ant HA	anterior branch of the hepatic artery	右前叶肝动脉分支
Ant PV	anterior branch of the portal vein	右前叶门静脉分支
ARCV	accessory right colic vein	副右结肠静脉
ASPDA	anterior superior pancreaticoduodenal artery	胰十二指肠上前动脉
CBD	common bile duct	胆总管
CeA	celiac artery	腹腔动脉
CHA	common hepatic artery	肝总动脉
CHD	common hepatic duct	肝总管
CyA	cystic artery	胆囊动脉
GDA	gastroduodenal artery	胃十二指肠动脉
IMV	inferior mesentric vein	肠系膜下静脉
IPDA	inferior pancreaticoduodenal artery	胰十二指肠下动脉
IPDV	inferior pancreaticoduodenal vein	胰十二指肠下静脉
IRHV	inferior right hepatic vein	肝右(后)下静脉
IVC	inferior vena cava	下腔静脉
JA	jejunal artery	空肠动脉
JV	jejunal vein	空肠静脉
LGA	left gastric vein	胃左静脉
LHA	left hepatic artery	肝左动脉
LHD	left hepatic duct	左肝管
LHV	left hepatic vein	肝左静脉
LN	lymph node	淋巴结
LPV	left branch of the portal vein	门静脉左支
LRV	left renal vein	左肾静脉
MCA	middle colic artery	结肠中动脉

MCV	middle colic vein	结肠中静脉
MHA	middle hepatic artery	肝中动脉
MHV	middle hepatic vein	肝中静脉
MPV	main portal vein	门静脉主干
MRHV	middle right hepatic vein	肝右(后)中静脉
PHA	proper hepatic artery	肝固有动脉
Post BD	posterior branch of the bile duct	右后叶胆管分支
Post HA	posterior branch of the hepatic artery	右后叶肝动脉分支
Post PV	posterior branch of the portal vein	右后叶门静脉分支
PSPDA	posterior superior pancreaticoduodenal artery	胰十二指肠上后动脉
PSPDV	posterior superior pancreaticoduodenal vein	胰十二指肠上后静脉
PV	portal vein	门静脉
PVTT	portal venous tumor thrombosis	门静脉肿瘤栓
RGA	right gastric artery	胃左动脉
REGA	right gastroepiploic artery	胃网膜右动脉
REGV	right gastroepiploic vein	胃网膜右静脉
RHA	right hepatic artery	肝右动脉
RHD	right hepatic duct	右肝管
RHV	right hepatic vein	肝右静脉
RPV	right branch of the portal vein	门静脉右支
SHV	short hepatic veins	肝短静脉
SMA	superior mesenteric artery	肠系膜上动脉
SMV	superior mesenteric vein	肠系膜上静脉
SpA	splenic artery	脾动脉
SpV	splenic vein	脾静脉
SVC	superior vena cava	上腔静脉
UP	umbilical portion of the portal vein	门静脉脐部

第一篇

肝脏手术

第1章 右半肝切除术治疗转移性肝癌

适应证和要点

大肠癌肝转移的治疗是以外科手术切除为主,同时多学科支持也很重要[1]。近年来,随着高效抗肿瘤药物的出现,许多初诊时被判断不能切除的病例有了手术的可能性,因而外科手术切除的作用越来越大。发生肝转移的病例本来就已经属于Ⅳ期且术后复发多,已有报道显示,有切除可能性的情况下,反复肝切除有助于改善最终生存期[2]。因此,大肠癌肝转移的治疗中保留未来再次肝切除术的可能性,其意义与原发性肝癌不同,部分肝切除联合保留肝实质的肝切除术对大肠癌肝转移是可行的。但是,伴有多发转移或者病灶侵犯大血管的情况下,需要进行大范围肝切除术。大肠癌肝转移的术式确定,要考虑手术的根治性、安全性,并权衡其对未来治疗的影响。

现病史和术前影像检查

70 岁男性,体检发现降结肠癌,外院行左半结肠切除术,同时发现在肝 S7/8 段近肝缘处大小约 2cm 侵犯肝右静脉(RHV)的转移灶,切除肿瘤原发灶术后开始 FOLFOX4 化疗,但由于不良反应,化疗 3 个疗程后中止,之后转移灶迅速增大,因此转移至外科行手术切除。接诊时可见在 S7/8 段有两个相接的转移灶,大小分别约 5cm 和 10cm,同时侵犯肝右静脉和右侧肝蒂的分叉处,考虑需要行根治性右半肝切除术。但受化疗的影响,肝脏储备功能差(ICG-R15 17%),预计剩余肝体积小,因而采取门静脉栓塞术后手术切除的方案。

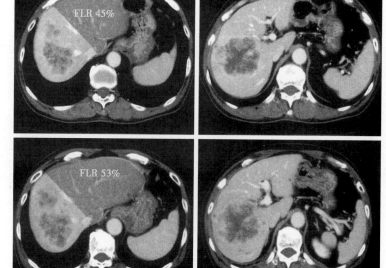

门静脉栓塞术前

门静脉栓塞术后

FLR:future liver remnant 预计剩余肝

肝门部脉管分别处理的标准右半肝切除

手术时间6小时36分 / 出血量200ml

■ 开腹探查所见

手术沿上次结肠手术切口呈反L形切开,正中可见大的腹壁切口疝,其内肠管高度粘连。为了顺利剥离,以横切口先进入腹腔,小心剥离腹壁切口疝以开阔手术视野。术中肉眼所见正常肝脏,未见腹水和肿瘤扩散。贴腹壁切断结扎肝圆韧带,切除剑突,取第10肋间切口,切开5cm肋间肌,不开胸的情况下充分暴露视野。

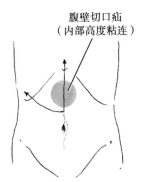

腹壁切口疝
(内部高度粘连)

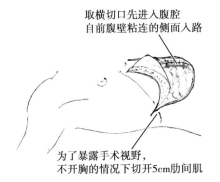

取横切口先进入腹腔
自前腹壁粘连的侧面入路

为了暴露手术视野,
不开胸的情况下切开5cm肋间肌

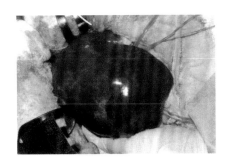

术者点评

扩大术野的方法有多种,但在倒L形切开的情况下,切除剑突和肋软骨,切开肋间肌,即使不开胸可获得充足视野。

■ 术中超声检查

首先进行术中超声检查,非造影(基础)超声、Sonazoid造影超声没有发现新病灶。如下图所示,右半肝已知的3个肿块融合成巨团块。肿块将右前叶的Glisson支向左推挤并包绕RHV。肿瘤与肝中静脉部分相邻但无侵犯,根据以上情况按计划行右半肝切除术。

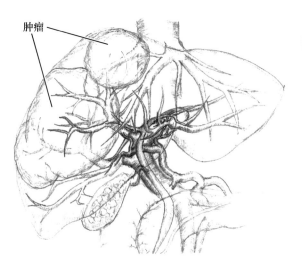

肿瘤

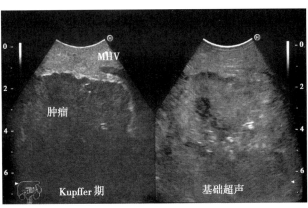

MHV

肿瘤

Kupffer期

基础超声

■ 右半肝的游离

自肝右叶足侧切开三角韧带、冠状韧带和肝结肠韧带,到达肝裸区。于肝和肾上腺之间先穿过 1-0 线备用,电刀切断其间的组织。2-0 线结扎肝右后下静脉后,追加 3-0 Ti-Cron 缝扎切断。随着肝短静脉的处理,下腔静脉(IVC)前方充分显露出来。由于存在粗大的肝右后上静脉(SRHV),稍后处理下腔静脉韧带。在肝上缘显露肝静脉根部,在 RHV 和 MHV 之间剥离 IVC 前壁的间隙至 RHV 能分离悬吊的状态。

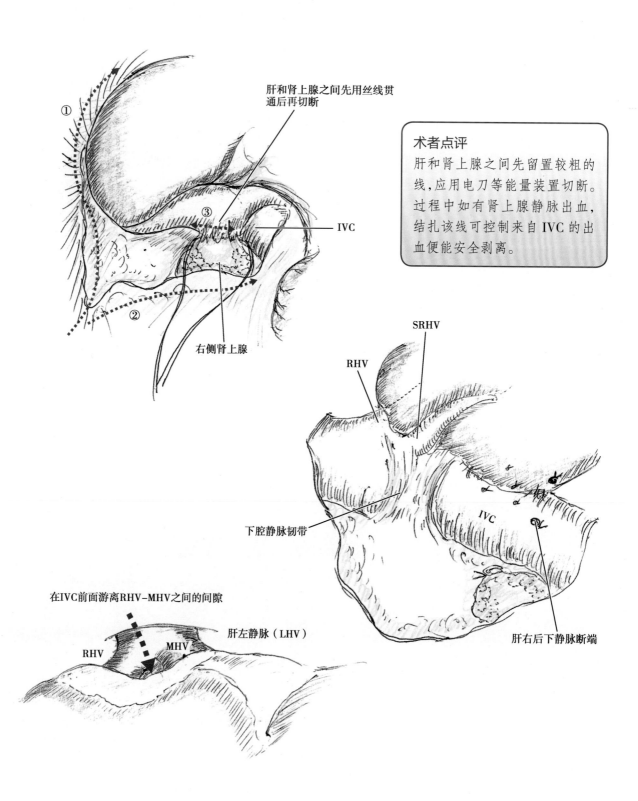

肝和肾上腺之间先用丝线贯通后再切断

IVC

①

③

②

右侧肾上腺

术者点评

肝和肾上腺之间先留置较粗的线,应用电刀等能量装置切断。过程中如有肾上腺静脉出血,结扎该线可控制来自 IVC 的出血便能安全剥离。

SRHV

RHV

下腔静脉韧带

IVC

肝右后下静脉断端

在IVC前面游离RHV-MHV之间的间隙

肝左静脉(LHV)

RHV

MHV

■ 肝门部处理

摘除胆囊,在胆总管右侧先分离悬吊肝右动脉(RHA),向其末梢剥离,分别结扎肝动脉右前支和右后支,悬吊深部右后叶门静脉分支。超声确认结扎处位于右后叶门静脉分支栓塞部以远 1cm 左右。3-0 线双重结扎后切断 RHA。结扎切断右后叶门静脉分支后能更好显露和处理右前叶门静脉分支。以 2-0 丝线结扎右后叶门静脉分支后切断,根部后以 3-0 Ti-Cron线追加缝扎。在肝门深部视野变清楚后,悬吊门静脉主干和右前支。超声确认右前叶门静脉分支的栓塞情况,确定结扎充分后,根部以 2-0 丝线 +3-0 Ti-Cron 双结扎切断。

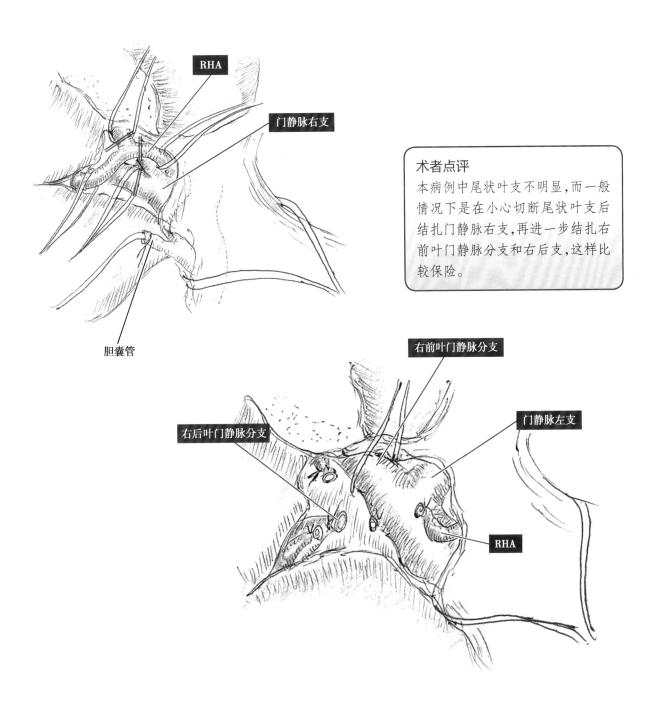

术者点评

本病例中尾状叶支不明显,而一般情况下是在小心切断尾状叶支后结扎门静脉右支,再进一步结扎右前叶门静脉分支和右后支,这样比较保险。

肝静脉离断

处理包裹着粗大 SRHV 的下腔静脉韧带,肝侧结扎,IVC 侧用血管钳钳夹、切断,断端以 4-0 Pronova 线连续缝合闭锁。向深部剥离悬吊 RHV,沿着肝侧和 IVC 侧之间穿过血管钳子钳夹,切断后分别用 4-0 Pronova 线连续缝合闭锁。

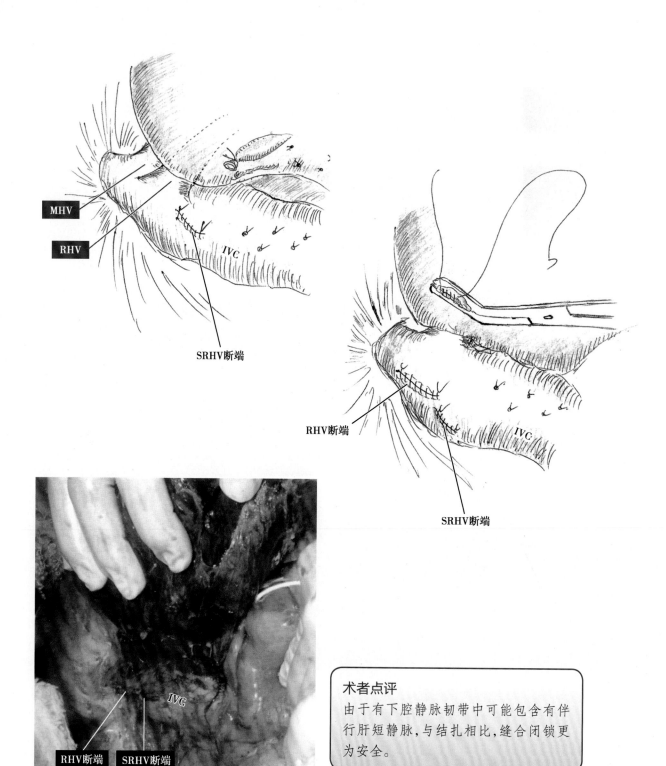

术者点评

由于有下腔静脉韧带中可能包含有伴行肝短静脉,与结扎相比,缝合闭锁更为安全。

■ 肝实质离断

　　静脉注射 100mg 氢化考的松，标记肝脏表面分界线。在 Pringle 法阻断后使用钳夹法断肝。分辨 MHV 细分支，向中枢侧显露 MHV。结扎、切断 V5 和 V8，充分显露肝门板，钳夹肝门板右端，行胆道造影，确认左肝管显影无误。距血管钳钳夹部位 5mm 处切断肝门板，断端以 5-0 PDS 连续缝合闭锁。此后视野逐渐变好，离断到 IVC 前完成肝实质的离断，摘出标本。

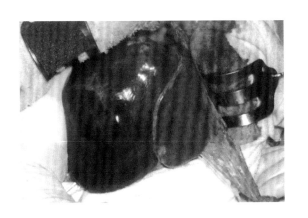

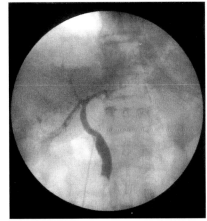

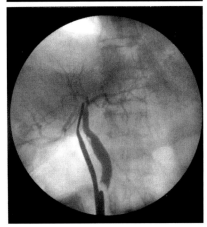

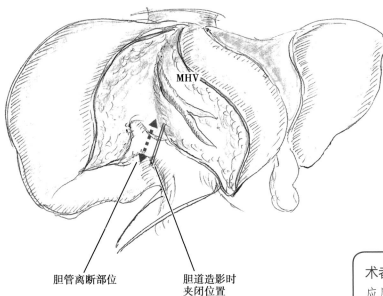

胆管离断部位　　　　胆道造影时
　　　　　　　　　　夹闭位置

术者点评

应用 Glisson 鞘一并处理法行右半肝切除术中，推荐在右前、后叶分支水平处理 Glisson 鞘。但在本病例中，因肿块接近 Glisson 根部，在 Glisson 二级分支水平无法处理。根据术中胆道造影的影像，可确定在一级分支水平的安全切断线。

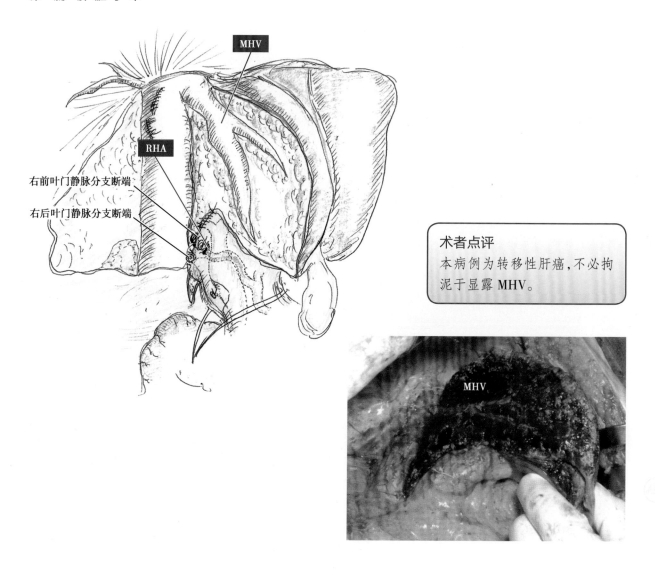

MHV

RHA

右前叶门静脉分支断端

右后叶门静脉分支断端

> **术者点评**
> 本病例为转移性肝癌,不必拘泥于显露 MHV。

MHV

▮ 胆道造影,止血、关腹

再次行胆道造影,确认左肝管完整且无狭窄,确认止血,做胆漏试验,确认无肉眼可见的胆漏。冲洗净腹腔,肝断面涂生物蛋白胶。从右上腹部在肝断面处留置 1 根 24Fr 引流管。肝门部贴防粘连生物薄膜(Seprafilm),逐层关腹。

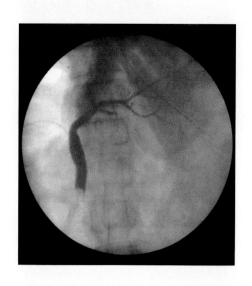

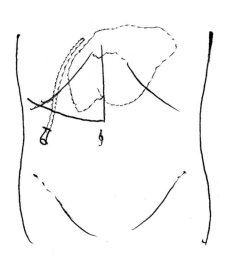

病理诊断

转移性肝癌,多发,结肠腺癌来源。

共 2 个白色实性分叶状肿瘤,大小为 65mm×65mm×100mm 和 55mm×35mm×25mm,切缘阴性(距断端 7mm)。

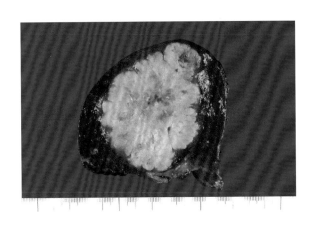

术后经过

术后没有合并明显并发症,第 1 天拔除引流管,术后第 9 天好转出院。术后行 9 个疗程 mFLOFOX6 辅助化疗。术后 8 个月发现右肺上叶 S3 单发转移灶,胸腔镜下行右肺上叶部分切除术,后行 S-1 辅助化疗 8 周期。自肝切除术后 2 年 7 个月无病生存中。

总结

这是一例大肠癌肝转移合并化疗相关性肝损害,行门静脉栓塞术后右半肝切除术的病例。切除再发的孤立性肺转移,肝切除术后 2 年 7 个月无病生存中。

术式中的 2 个要点:

1)首先充分游离右半肝,随后处理肝门,可能的话先处理肝静脉。

2)术中胆道造影,避免不慎损伤胆管。

为了避免门静脉栓塞病例术中处理门静脉支时误结扎栓塞部位,术中超声预先确认有无充分的结扎距离十分重要。

(進藤潤一,谷 圭吾,阪本良弘)

参考文献

1) Adam R et al：The oncosurgery approach to managing liver metastases from colorectal cancer：a multidisciplinary international consensus. *Oncologist* **17**：1225-1239, 2012

2) Oba M et al：Discrepancy between recurrence-free survival and overall survival in patients with resectable colorectal liver metastases：a potential surrogate endpoint for time to surgical failure. *Ann Surg Oncol* **21**：1817-1824, 2014

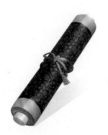

手术技巧

肝切除术视野的保证

切口的选择

反 L 形切口(图 1)是基本,结合病例适当增减切开范围,这种切口的好处在于可以应对各个部位的肝切除,必要时在第 9 肋间开胸,能够从胸腔侧上抬右半肝,控制出血或剥离与膈肌的粘连(图 2),尽可能在良好的视野下进入肝脏背侧(图 3)。在肝移植受体手术时,可以以同样的入路处理。

另一方面,在左半肝部分切除或外侧叶切除术中,即便只进行正中切开,也可充分切除。S7 段切除或右肝静脉根部的部分切除,不增大正中切口,取左半侧卧位,在右侧第 8 肋间和第 9 肋间胸腹联合斜切口,可在充分视野下行切除术。

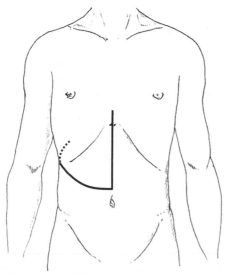

图 1 反 L 形切开
自剑突下至脐上 4~5cm 做正中切口,再向第 9 肋间横向切开,如开胸则继续延长切口即可

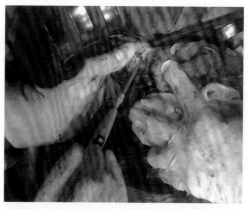

图 2
术者左手插入胸腔侧上抬右肝,用拇指使膈肌呈紧张状态,能够安全剥离与膈肌的严重粘连

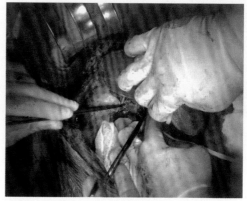

图 3
增加开胸,能够很好地观察处理肝脏背侧

进一步扩大视野的方法

反 L 形切口能保证基本的术野,下面介绍最大限度扩展术野的窍门(图 4)。

1. 切断腹直肌和剑突之间的软组织

切断腹直肌在剑突或者胸骨的附着处,增加肋骨的可活动范围,容易扩展视野。

2. 切除剑突

剑突大小、形状的个体差异性大,必要时切除剑突,若切开脏层腹膜至心包附近,肝脏头侧视野格外好。

3. 肋骨、肋间肌的切断

在第 9 肋间切断肋骨,沿第 10 肋上缘切 5cm 肋间肌,在不开胸的情况下打开肋间,扩大视野。视野仍不充分的情况下,进一步切断断胸骨旁肋弓,扩大可活动范围。

4. 调整 Kent 牵开器的使用方法

使用 Kent 牵开器的时候,牵拉的方向很重要。反 L 形切开时,通常患者的右肩上方、左侧腋下放置支撑棒,右侧卷收器放在右肋弓上,左侧卷收器在正中切口左侧牵引创面。支撑棒的高度:距患者腹侧高一拳左右。支撑棒太高则会向切口斜上方牵引,术野反而变深变小。

5. 开胸

当应用方法 1~4 后术野不充分时,延长切口,并在第 9 肋间开胸。延长和扩大切皮范围,在胸腔内充分切开肋间肌至腋后线,可取得更好的视野。

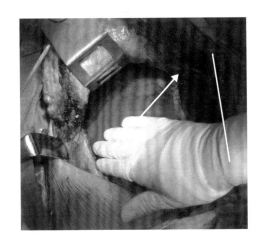

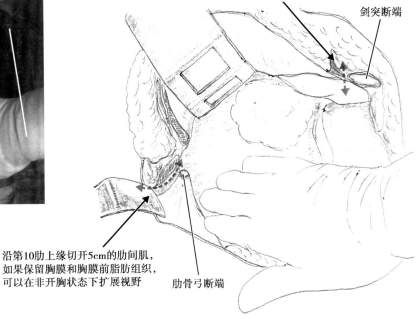

切断腹直肌和剑突的连接处,更容易上抬肋骨

剑突断端

沿第10肋上缘切开5cm的肋间肌,
如果保留胸膜和胸膜前脂肪组织,
可以在非开胸状态下扩展视野

肋骨弓断端

图 4

（進藤潤一）

第2章 左半肝切除术治疗转移性肝癌

适应证和要点

解剖学上，除尾状叶外，左半肝（S2、S3 和 S4）体积占总肝体积 30% 左右。本科根据幕内标准[1]制定手术适应证，左半肝切除可以保证残肝体积在 60% 以上，如果 ICG-R15<20%，不需要门静脉栓塞术直接进行手术。

左半肝切除术应区别保留尾状叶（Spiegel 叶）的左半肝切除和左半肝 + 尾状叶的切除[2]。两者的肝断面不同，显露肝中静脉后，前者朝向 Arantius 管腹侧，后者朝向下腔静脉前侧离断肝脏。肝门部的处理，在我科采用分别处理的原则[3]。

本章阐述针对转移性肝癌基本的左半肝切除术。

现病史和术前影像学检查

60 岁女性，以发热为主诉就诊我院，详细检查后提示乙状结大肠癌，同时发现肝转移。因乙状结大肠癌合并肠梗阻，准备紧急行腹腔镜下乙状结肠切除 +D3 廓清术。K-ras 基因为野生型。因合并肝转移灶（共 3 个，S2/3 直径 10cm，S4 直径 1.8cm、直径 0.7cm），入组 EXPERT 试验（KRAS 野生型，可切除的大肠癌肝转移的 Ⅲ 期随机对照试验：UMIN00007787），术前行 6 程 FOLFOX+ 西妥昔单抗化疗，肿瘤缩小后手术切除。术前 ICG-R15 是 9.0%。虽然肿瘤处于左外叶，但原来的肿瘤靠近肝中静脉和肝圆韧带，所以选择左半肝切除术。

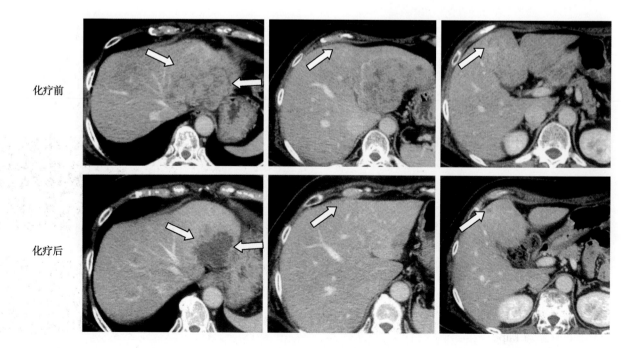

化疗前

化疗后

肝门部脉管分别处理的标准左半肝切除术

手术时间 7 小时 0 分 / 出血量 750ml

■ 开腹探查所见

反 L 形切口开腹，内脏脂肪较多，肝脏明显呈蓝肝现象。在肝外侧区 S2 段发现 5cm 转移灶（T1），与膈肌粘连明显，S4 段也触及 7mm 大小的转移灶。各转移灶因有效化疗均明显缩小。没有腹水，没有腹膜播散。

游离胰头和横结肠以确保术野，游离整个肝脏。右半肝的游离到肾上腺附近，游离左外叶，同时切断 Arantius 管，显露肝左静脉的根部。

非造影以及术中 Sonazoid 超声（IOUS）显示 [4]，除 S2（T1）和 S4（T2）2 个肿瘤之外，沿着裂静脉行造影 US 检查在 Kupffer 期可见肿瘤（T3），肝表面也发现一小肿瘤（T4），诊断转移灶共 4 个。

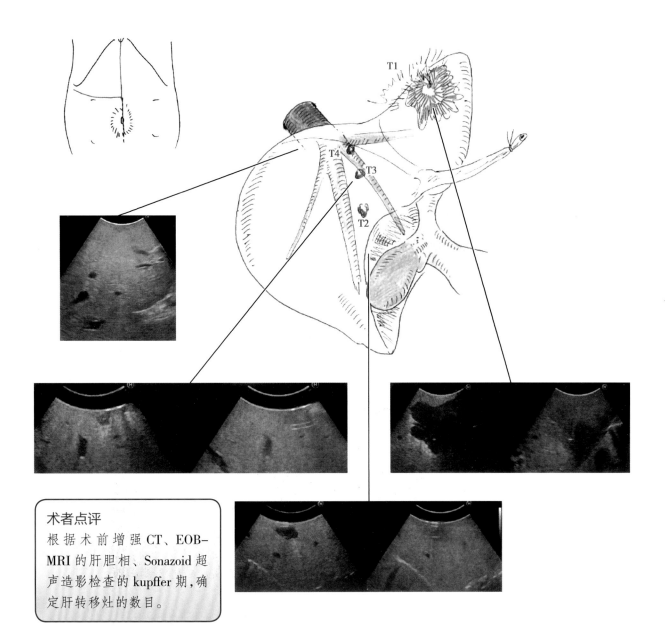

术者点评
根据术前增强 CT、EOB-MRI 的肝胆相、Sonazoid 超声造影检查的 kupffer 期，确定肝转移灶的数目。

■ 肝十二指肠韧带的分离

1. 切除胆囊。

2. 切开肝十二指肠韧带,按照 A2+3、A4、门静脉左支的顺序结扎。逐支结扎切断从门静脉左支分出的 P1。试验阻断动脉及门静脉,按照 A4、A2+3、门静脉左支的顺序双重结扎切断。

3. 沿肝门板上缘分离,结扎 Glisson 系统左支。接下来行胆道造影,实验性胆道钳夹,确认左肝管预定切断部位与肝总管保留足够的距离。血管钳夹住左肝管并切断,断端以 5-0 Prolene 线连续缝合闭锁。

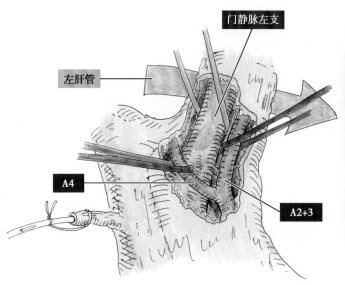

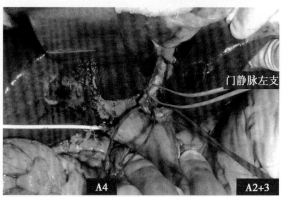

左肝管钳夹前

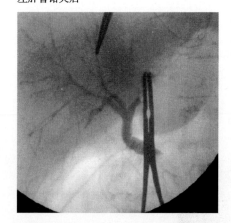

左肝管钳夹后

> **术者点评**
> 左肝管结扎困难时,可以在断肝过程中结扎切断(左肝管)。

> **术者点评**
> 切断胆管过程中最需要注意的是避免损伤汇合到左肝管的右后胆管。在矢状部切断比在 Spiegel 叶处切断更安全,尽可能行胆道造影。

■ 肝离断线的设定

因为存在蓝肝现象,入肝血流全部阻断的区域在肝表面不易分辨,静脉注射吲哚菁绿(ICG)溶液 0.5ml,近红外线相机观察只右半肝显影,由此确定左右半肝的分界线并沿此分界设定断肝线。

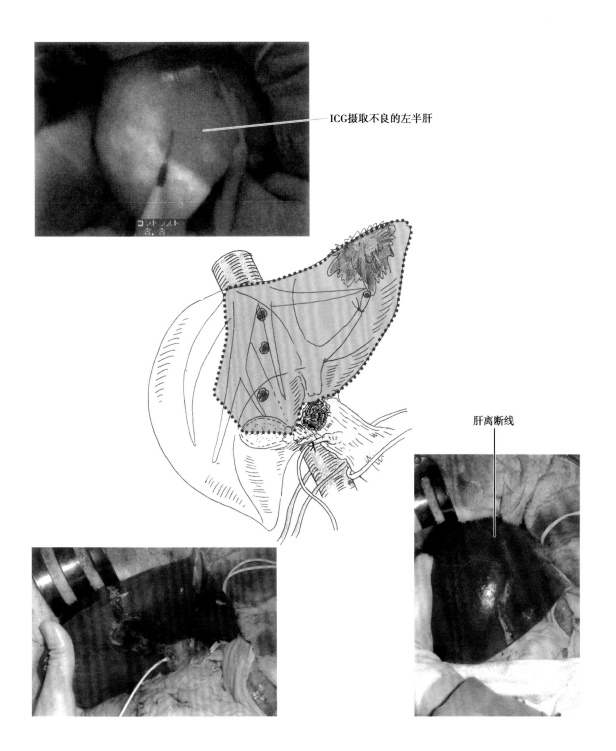

ICG摄取不良的左半肝

肝离断线

■ 肝脏离断

　　1. Pringle 法下，应用钳夹法开始断肝。显露的脉管予以结扎或者使用 LigaSureSmall Jaw 闭锁。因受化疗的影响，肝实质非常脆，而且肝静脉回流增多，断肝困难。切断 V4 的 3 支静脉后显露出肝中静脉，向其头侧和背侧离断。为了减少静脉回流，术中部分阻断下腔静脉，虽能减轻出血，并未减少断肝的困难程度。

　　2. 从腹侧向着 MHV 离断时伴出血，离断左外叶的肝实质后，显露并结扎肝左静脉（LHV）。血管钳夹住 LHV，断端以 4–0 Pronova 连续缝合闭锁。接下来同样连续缝合闭锁裂静脉。

　　3. 切断 LHV 和裂静脉后，再次离断左半肝与 MHV 的相连部分，摘出标本。Pringle 法阻断时间 70 分钟，IVC 部分钳夹时间 30 分钟。

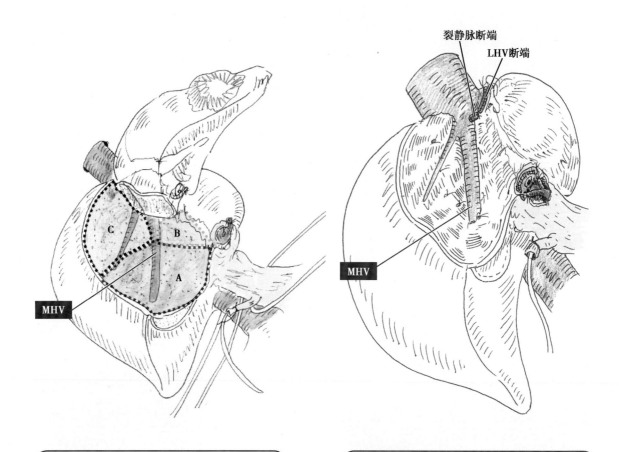

术者点评
断肝的顺序，如图 A、B、C 所示顺序进行离断，本病例中胆管先被切断，B 操作就变得容易。C 离断后再从 B 方向开始，双向离断。控制 MHV 出血同时，最终切断 LHV。

术者点评
转移性肝癌病例中，显露 MHV 没有肿瘤学意义。

■ 冲洗,引流,关腹

　　自胆囊管插入胆道造影管,行胆漏试验,确定胆漏部位,以 6–0 Prolene 线缝合闭锁。

　　温生理盐水 3 000ml 冲洗腹腔,肝断面和 Glisson 鞘外露部分涂以 3ml 医用生物蛋白胶,右膈下留置 24Fr 引流管,关腹。

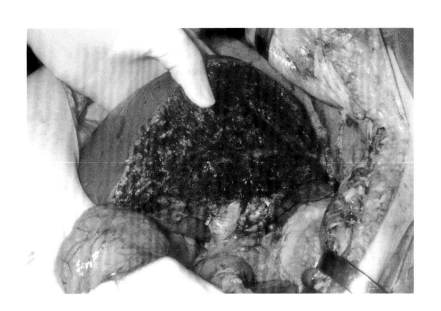

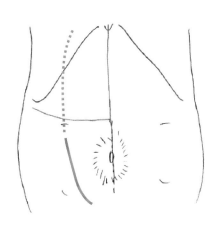

病理诊断

肝转移性腺癌,切缘阴性(T1~T4)。

脂肪变性,肝窦扩张。

T1~T4 是摘出的 4 个肿瘤,病理上与乙状结大肠癌肝转移相符。肿瘤的大部分已坏死,边缘可见活跃的肿瘤细胞,背景肝组织受化疗的影响已经脂肪化,肝窦扩张。

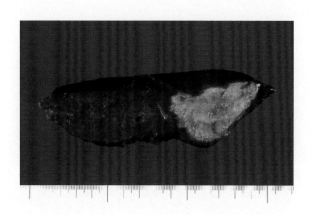

术后经过

未见胆漏,第 1 天拔除引流管,顺利过渡到第 11 天出院。

根据个人意愿,未进行术后辅助化疗。术后第 3 个月发现肝 S6 单发转移灶,行肝 S6 段部分切除术。首次肝切除术后 10 个月,二次肝切除术后 7 个月后无复发生存中。

总结

这是一个乙状结肠癌肝转移、术前化疗后行左半肝切除的病例。

术式中的要点,有以下 3 点:

1)术中通过上抬右半肝可控制断肝时的出血,并应预先游离右半肝。

2)保留尾状叶时,靠近门静脉脐部的起始部确定门静脉左支后再处理。

3)从解剖学角度考虑应显露 MHV 的全长。

(阪本良弘,谷　圭吾)

参考文献

1)Makuuchi M et al:Surgery for small liver cancers. *Semin Surg Oncol* **9**:298-304, 1993

2)幕内雅敏,長谷川博,山崎　晋:肝左葉切除術の要点—とくに左尾状葉温存術式について. 手術 **39**:1095-1102, 1985

3)Kokudo N, Aoki T:Hepatic hilar transection method for liver surgery(with video). *J Hepatobiliary Pancreat Sci* **19**:9-14, 2012

4)Takahashi M et al:Contrast-enhanced intraoperative ultrasonography using perfluorobutane microbubbles for the enumeration of colorectal liver metastases. *Br J Surg* **99**:1271-1277, 2012

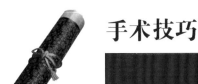

手术技巧

安全有效的肝脏游离

肝脏的游离,是安全实行肝切除术不可缺少的技术。在操作中,会出现问题的解剖学变异不多,将步骤、与助手的合作标准化,以进行安全的肝脏游离。

肝上下腔静脉的显露

靠近肝脏切断肝镰状韧带,左右分离镰状韧带接近下腔静脉,其与肝静脉根部之间只有疏松的结缔组织。沿着肝脏电刀小心剥离,确定肝右静脉和肝中静脉、肝左静脉形成的共干。在这个操作中,一助以左手向足侧牵拉,展开术野。

右半肝的游离

1. 切断肝肾韧带

如图1所示,一助的右手将肝脏向头侧牵拉,左手将右肾向足侧牵拉,展开肝肾韧带。术者电刀切开自下腔静脉右缘至右三角韧带间的筋膜。

2. 切断右冠状韧带

为了防滑,一助的双手用纱布扶住肝脏,稍向腹侧上抬并向左牵拉。术者切断冠状韧带,用电刀靠近肝脏分离肝裸区。

3. 切断右三角韧带

同图1所示,一助分别向头侧腹侧牵拉肝脏,向足侧牵拉右肾。术者切断肝外侧的右三角韧带。

4. 剥离右肾上腺

肿瘤存在于下腔静脉附近或行右后叶或右半肝切除时,右侧肾上腺的剥离是必要的。首先,于下腔静脉右侧缘显露右肾上腺头侧和足侧。术者以左手食指自肾上腺头侧伸入下腔静脉和肾上腺之间,接着

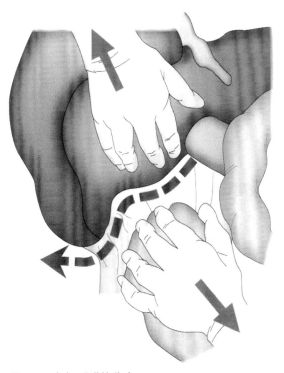

图1 肝肾间系膜的分离

沿着下腔静脉壁自足侧剥离。钳子带线通过,边牵拉边用电刀剥离肾上腺和肝脏之间筋膜。如有出血,结扎已穿过的线以控制出血。

因右侧肾上腺和肝脏粘连的部分为肾上腺外侧1/3,所以自粘连少的内侧开始剥离是关键[1]。从肾上腺内侧开始剥离时,注意肝短静脉汇入肾上腺静脉的情况[2],与右后下肝静脉伴行的情况(图2)。

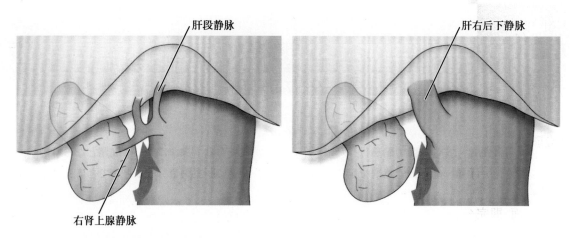

图2　剥离肾上腺内侧时注意静脉的走行

5. 肝短静脉的处理

肝短静脉的处理从足侧开始,根据粗细准确处理其下腔静脉侧很重要。需要悬吊切断肝右静脉时,结扎切断下腔静脉韧带[3]。

▍左半肝的游离

向足侧牵拉左半肝,展开左冠状韧带,沿肝缘切开韧带。左三角韧带内因走行迷走胆管,予结扎切断。然后术者左手将左外叶向腹侧牵拉,切断下腔静脉侧残留的冠状韧带,确认肝左静脉的根部。在此视野下,左半肝和 Spiegel 叶之间可见 Arantius 管走行,根据需要结扎切断 Arantius 管。

▍尾状叶的游离

切开小网膜与肝脏的连接处,显露 Spiegel 叶。术者左手向腹侧上抬 Spiegel 叶并向右牵引,自足侧向头侧切开与下腔静脉间的韧带。结扎切断下腔静脉韧带后视野变大,Spiegel 叶背侧的肝短静脉就容易处理了。

（三瀬祥弘）

参考文献

1）幕内雅敏ほか：肝切除のための開腹法と肝遊離. 臨外 **43**：832-834, 1988
2）吉田　修ほか：副腎の手術. 消外 **20**：1177-1183, 1997
3）Makuuchi M et al：Extrahepatic division of the right hepatic vein in hepatectomy. *Hepatogastroenterology* **38**：176-179, 1991

第3章 右前叶切除术治疗肝细胞癌

适应证和要点

肝右前叶切除术是适用于肝细胞癌局限于右前叶、转移性肝癌侵犯右前叶 Glisson 鞘、肝内胆管癌等的术式[1-3]，是解剖性肝切除术中技术性最难的术式之一，包含主肝静脉的两个平面，即完全离断沿肝中静脉的主门静脉裂和沿肝右静脉（RHV）的右门静脉裂，离断面积是解剖性肝切除术中最大的。因此，肝实质离断中控制出血尤其重要。

现病史和术前影像学检查

60 岁男性，因糖尿病肾病就医行透析治疗，增强 CT 发现肝细胞癌，肝炎病毒检查阴性。

既往史中，除了糖尿病 20 年，还有肾功能不全、糖尿病视网膜病变、腰椎椎管狭窄、过敏症。

AFP 0.8ng/ml，PIVKA-Ⅱ349mAU/ml，ICG-R15 2.2%
CT 评估右前叶体积占全肝体积的 22.0%

造影 CT 动脉期

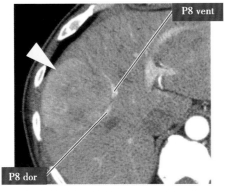

肝脏第Ⅷ段内存在动脉期增强的 7cm 的肿瘤，接近 P8 vent 和 P8 dorsal 的门静脉分支

造影 CT 门脉期和延迟期

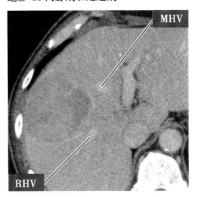

门脉期和延迟期肿瘤增强减退。与 MHV 和 RHV 并不接近

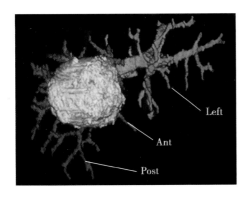

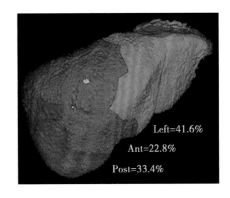

肝门部脉管分别处理的标准肝右前叶切除术

手术时间 6 小时 50 分 / 出血量 180ml

■ 开腹,第 9 肋间开胸

反 L 形切口开腹,因肿瘤直径 7cm,在右侧第 9 肋间开胸以确保良好的视野。因受透析的影响,肝呈暗红色,质地软,考虑肝功能良好。

应用 Sonazoid 术中超声(IOUS),发现肿瘤浓染,kupffer 期呈低回声,肿瘤以外的部分没有发现浓染或遗漏。

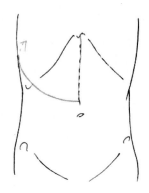

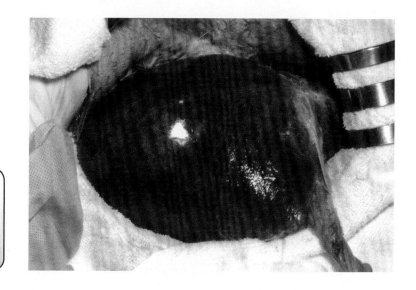

术者点评

在 RHV 附近断肝,尤其是切除肝脏大肿瘤时,增加右侧开胸会使视野良好,提高安全性。

■ 肝脏的游离

分别仔细剥离肝镰状韧带、左右三角韧带、肝肾韧带、右肾上腺。自下腔静脉游离右半肝时,认清肝右后下静脉和肝右中静脉,在保留的同时在其头侧悬吊 RHV。

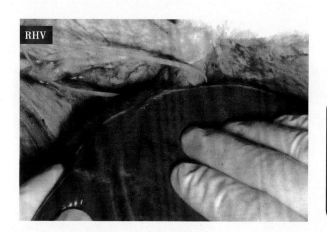

术者点评

在肝右前叶切除术中,肝断面显露出 RHV 和 MHV。悬吊 RHV,充分游离右半肝以便断肝过程中可用左手更好地展开术野。

■ **肝门部处理**

　　1. 摘除胆囊。

　　2. 剥离肝十二指肠韧带右侧,确认肝右动脉(RHA)并悬吊,接着悬吊肝动脉右前支(Ant HA)和右后支(Post HA)。部分患者在肝动脉右后支分叉部的末梢侧发出 A5,予以结扎切断。

　　3. 接着分离悬吊门静脉右支,接着悬吊右前叶门静脉分支(Ant PV)。P6 的一支独立走行在脏面,悬吊 P6 及右后叶门静脉分支(Post PV)。

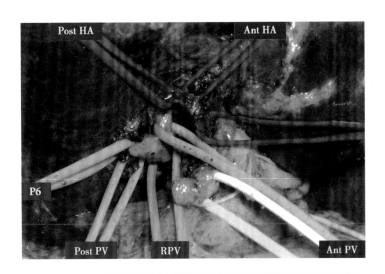

> **术者点评**
>
> 在肝门部脉管分别处理的过程中,肝动脉的分离悬吊是可行的,但门静脉的分支多样,分支部位较深时,因损伤肝门部的门静脉支非常危险,不应勉强结扎切断。

■ **断肝线的设定**

　　试验阻断后结扎切断肝动脉和门静脉的右前支。肝表面呈现缺血区域时,IOUS 确认肿瘤是否包括在内,必要时重新标定断肝线。经胆囊管插入胆道造影管,准备术中胆道造影。

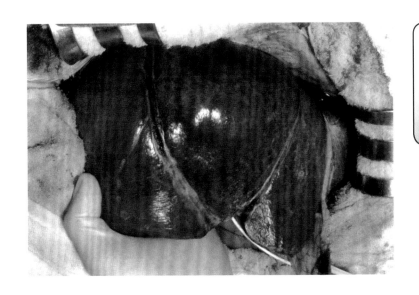

> **术者点评**
>
> 肝门部处理后,应用 IOUS 再次确认肿瘤是否真正包含在肝脏表面呈现的缺血区域内,因为肿瘤常横跨多个区域。

■ 离断肝脏（前半部分）

1. Pringle 法下，以钳夹法开始断肝。显露的脉管或结扎切断，或用 LigaSure Small Jaw 闭锁后切断。几乎未见自肝静脉的回流。首先显露 MHV 主干，因出现深部出血，稍后处理 V8。

2. 然后自腹侧向右前叶 Glisson 鞘（Ant G）的根部进行离断，分别悬吊 Ant G 和 G6，行术中造影，钳夹 Ant G 后确认胆管右后支显影良好。然后，穿过并结扎 Ant G，在其根部追加缝扎二重结扎离断。

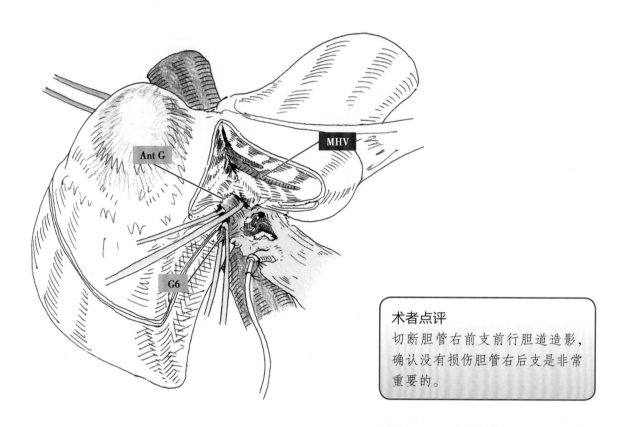

> **术者点评**
> 切断胆管右前支前行胆道造影，确认没有损伤胆管右后支是非常重要的。

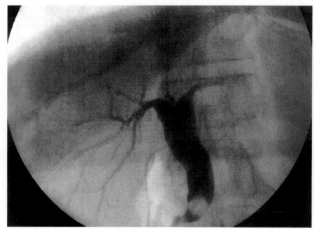

通过造影观察到右后叶胆管显影

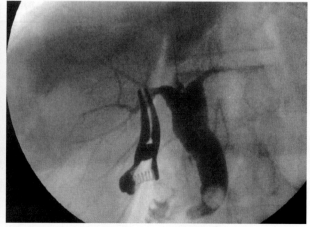

阻断右前叶 Glisson 鞘后，确认右后叶胆管显影良好

■ 离断肝脏（后半部分）

　　3. Ant G 切断后，边显露 RHV 边离断 Ant G 和 RHV 之间尾状叶下腔静脉旁部的肝实质，朝下腔静脉方向离断。结扎切断引流右前叶的 RHV 支。剥离到先前已经悬吊了的肝右静脉的根部。

　　4. 再次从 MHV 入手，结扎切断 V8，最后离断残留的尾状叶肝实质，摘除标本。

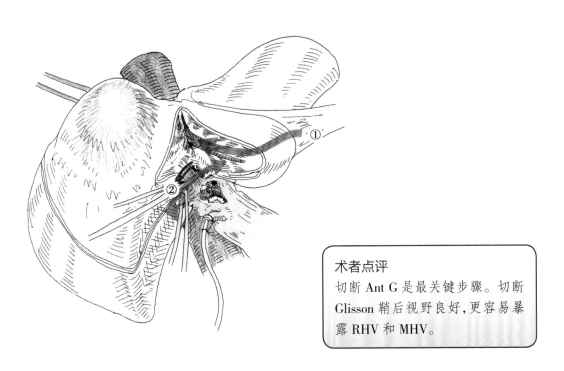

> **术者点评**
> 切断 Ant G 是最关键步骤。切断 Glisson 鞘后视野良好，更容易暴露 RHV 和 MHV。

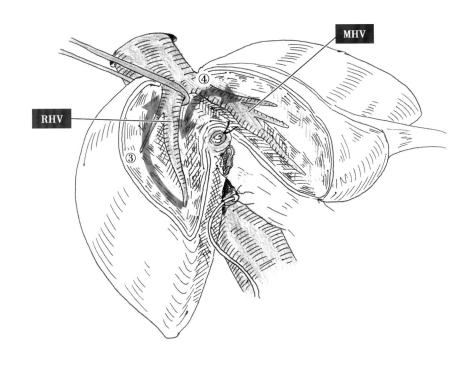

■ 止血、胆漏试验

充分确认止血后,行胆漏试验。发现 G6 胆漏,5-0 Prolene 线缝合闭锁。

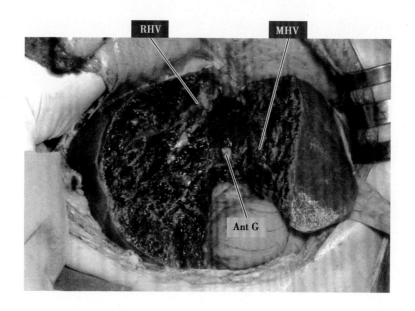

■ 冲洗,留置引流管,关腹

温生理盐水 2 000ml 冲洗净腹腔,肝断面涂以 3ml 医用生物蛋白胶。留置 1 根 16Fr 胸腔引流管(下图,黑线)、1 根 24Fr 肝断面引流管(下图,绿线)。关胸、关腹。

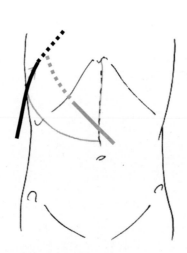

病理诊断

中分化肝细胞癌,单发结节型(70mm×63mm×45mm)。eg.fc(+),fc-inf(+),sf(+),s0,vpl,vv0,va0,b0,im0,切缘阴性。

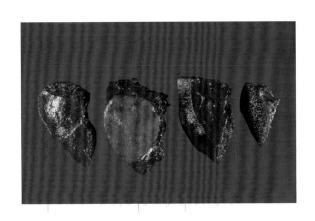

术后经过

术后发现胆漏,但很快减少,第 8 天拔除引流管,重新开始透析,第 20 天顺利出院。术后过了 4 年半,无复发生存中。

总结

这是一例合并糖尿病肾功能不全透析中的患者,发现 7cm 大的肝细胞癌,行右前叶切除术。

术式中的重点有如下 3 点:

1)肿瘤直径大的患者行肝右前叶切除术时增加右侧开胸,可确保良好视野。

2)切断右前叶 Glisson 鞘之前一定要行胆道造影,对避免右后叶 Glisson 鞘的损伤十分必要。

3)在肝断面显露 MHV 和 RHV 至根部。

(阪本良弘, 伊藤橋司)

参考文献

1) Makuuchi M et al：Personal experience of right anterior segmentectomy(segments Ⅴ and Ⅷ)for hepatic malignancies. *Surgery* **114**：52-58, 1993

2) DeMatteo RP et al：Anatomic segmental hepatic resection is superior to wedge resection as an oncologic operation for colorectal liver metastases. *J Gastrointest Surg* **4**：178-184, 2000

3) Billingsley KG et al：Segment-oriented hepatic resection in the management of malignant neoplasms of the liver. *J Am Coll Surg* **187**：471-481, 1998

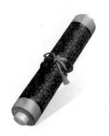

手术技巧

解剖性肝切除的肝门部脉管的分别处理

肝门部脉管的分别处理法和 Glisson 鞘一并处理法

Glisson 鞘一并处理法[1]的操作虽简单,但悬吊 Glisson 鞘或多或少会伴随出血,因为存在尾状叶支,悬吊本身有时也很困难。另外,右侧 Glisson 鞘的一并处理很可能损伤胆总管或左肝管,所以定为禁忌。一方面,了解分别处理法适用于什么样的病例;另一方面,剥离 Glisson 鞘内动脉和门静脉时,花费工夫避免损伤是有必要的。

另外,如果一并处理 Glisson 鞘的二级分支,与分别处理法相比,前者的胆管切断线更靠近末梢侧。在肿瘤邻近肝门部的情况下,选择分别处理法更合适。

本节通过代表病例分别详细阐述了左半肝切除和右半肝切除术。

扩大手术视野和脉管剥离的原则

切开 Glisson 鞘的浆膜,剥离结缔组织,按照肝动脉、门静脉、胆管的顺序进行剥离。①为了预防肝动脉内膜损伤,不能直接用镊子夹持,可悬吊后轻轻牵拉,或用镊子提起周围结缔组织剥离血管。早些悬吊动脉,再沿肝动脉进行剥离更高效。②门静脉剥离中,安全悬吊门静脉左右支的要点是要先处理尾状叶支。肝门部门静脉损伤止血困难,要慎重操作。③胆管实际上包含在是 Glisson 鞘剥离动脉、门静脉后残留的组织内。动脉、门静脉切断后,包含右侧一级分支和二级分支胆管的 Glisson 鞘更容易悬吊。断肝前能切断胆管的话,离断肝实质时的手术视野更好,如果是困难的情况下不要勉强,在肝实质离断过程中切断胆管即可。肝动脉和门静脉切断前试验性钳夹,切断胆管时要行术中胆道造影。

左半肝切除术

术前,先确认肝左动脉有没有来自胃左动脉的分支变异。然后,确认肝中动脉(A4)是在门静脉左支脐部水平来自肝左动脉的分支,还是在肝门部与肝左动脉独立的分支。

1. 肝左动脉剥离

在尾状叶切除病例中如图 1 所示的 A 线,保留尾状叶病例中的 B 线处切开筋膜,从肝固有动脉到肝左动脉,通过视诊、触诊多能辨识,仔细确认其走行。

2. 门静脉左支剥离

通过剥离动脉的背侧,可以分清门静脉主干或门静脉左支。尾状叶切除病例中,切断尾状叶支,充分显露门静脉左支根部开始的一段主干,以便能安全结扎切断(图 2)。保留尾状叶病例中确认 P2 分支后,紧邻其中枢侧悬吊以保留尾状叶支(图 3),但当残端过短不能安全结扎切断时,不要拘泥于保留。

3. 左肝管剥离

肝实质离断前剥离困难的情况下不要勉强进行。开始离断肝实质后,显露左侧肝门板后向头背侧方向充分离断实质更容易确保剥离的安全性。尾状叶切除术时,切开 Spiegel 叶和尾状突之间的肝实质至肝门部附近。

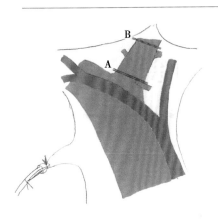

图 1　左半肝切除时的处理线
A. 切除尾状叶时；B. 保留尾状叶时

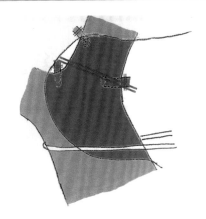

图 2　切除尾状叶时的门静脉结扎要点

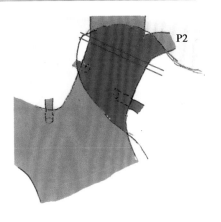

图 3　保留尾状叶时的门静脉结扎要点

右半肝切除术

1. 肝右动脉剥离

如图 4 的线上切开筋膜，由于肝右动脉多走行在肝总管的背侧[2]，向腹侧牵拉胆囊管同时剥离结缔组织，可在肝总管右背侧确认肝右动脉。辨识困难的时候，沿胆囊动脉向根部寻找。

2. 门静脉右支的剥离

剥离肝右动脉的头侧、背侧时，可确定门静脉右支。离断背侧的淋巴组织以扩大视野。悬吊门静脉右支时，因牵拉走行向尾状突的尾状叶支而出血会比较麻烦，因此发现后先结扎切断。胆总管的背侧存在很厚的淋巴组织，向深部切断这些淋巴组织可暴露门静脉主干的右侧壁，也可在此悬吊并向头侧剥离以显露门静脉右支。

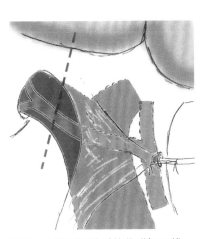

图 4　右半肝切除时的浆膜切开线

3. 右肝管剥离

Glisson 鞘一并处理法的要领在于右肝管的悬吊。断肝过程中右肝管的剥离使用同左半肝切除时一样的技巧，即在头侧和背侧要充分离断肝实质。

（有田淳一）

参考文献

1) Takasaki K：Glissonean pedicle transection method for hepatic resection：a new concept of liver segmentation. *J Hepatobiliary Pancreat Surg* **5**：286-291, 1998

2) Imamura H et al：Anatomical keys and pitfalls in living donor liver transplantation. *J Hepatobiliary Pancreat Surg* **7**：380-394, 2000

3) Yamane T et al：Intrahepatic ramification of the portal vein in the right and caudate lobes of the liver. *Acta Anat*（*Basel*）**133**：162-172, 1988

4) Kokudo N, Aoki T：Hepatic hilar transection method for liver surgery（with video）. *J Hepatobiliary Pancreat Sci* **19**：9-14, 2012

适应证与要点

肝右后叶切除术的适应证:针对以肝右后叶为主的肝细胞癌病例及肿瘤邻近肝右后叶 Glisson 鞘的病例,并且 ICG-R15 值 <20%。

肝细胞癌治疗指南提出:针对肝损害程度 A 级,且肿瘤个数只有一个的情况下推荐肝切除术或射频消融术。如果直径 >3cm 以上的肿瘤只推荐肝切除术[1]。肝切除术推荐解剖性肝叶切除术。直径 <5cm 以下的肝细胞癌的荷瘤区域,在显微镜下确认侵犯门静脉的概率为 40%,肝内转移的概率为 30%[2]。解剖性切除术在生存率上有优势[3,4]。

本章节介绍了针对肝右后叶 35mm 肝细胞癌的经典右后叶切除术。在我科分别处理肝门、离断肝脏的过程中,需要对胆管及末梢侧包括肝动脉、门静脉的肝右后叶 Glisson 鞘进行离断。对于控制出血,我们通常采用 Pringle 法及下腔静脉部分阻断法。如果无较粗的肝右后下静脉,肝右后叶切除后在肝脏离断面会显露出较长的肝右静脉(RHV)。

现病史及术前影像

40 余岁男性患者,体检发现 HBsAg 阳性,诊断为慢性乙型肝炎,半年前开始服用恩替卡韦,腹部超声发现肝右后叶有一个直径 35mm 肿瘤,CT 和 MRI 提示典型的肝细胞癌,考虑行肝右后叶切除。

术前影像重建计算:肝右后叶体积是 438ml,占全肝的 31.6%。ICG-R15 在正常范围,考虑可安全施行肝右后叶切除。

ICG-R15 6.4%
肿瘤标记物 AFP 5ng/ml,AFP L3 0.5%。PIVKA-Ⅱ 292mAU/ml

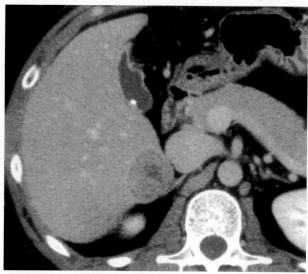

术前增强 CT:确认 S6 段有圆形肿瘤,早期增强,后期造影剂洗脱(wash out)

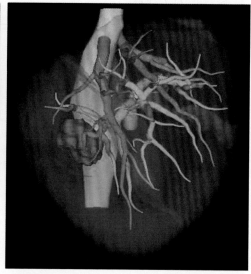

术前模拟图像可见肝右后叶(绿色)及肿瘤(红色)

分别处理肝门的规范化肝右后叶切除术

手术时间 8 小时 / 出血量 990ml

■ 开腹探查所见

　　J 字形切口开腹后, 从第 9 肋间向右开胸, 确认无腹水及腹膜种植转移等表现。肝脏表面凹凸不平, 边缘轻微钝化。与术前诊断相同, 发现肝右后叶 30mm 的肿瘤。

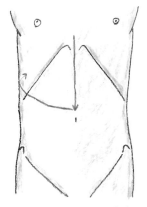
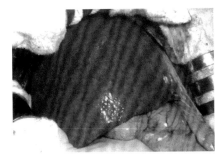
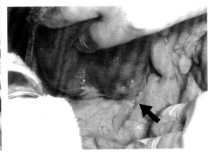

■ 游离右半肝(1)

　　1. 保护性牵引右半肝的同时, 下拉右肾显露右半肝的侧面, 以下腔静脉(IVC)为目标切开肝肾韧带。靠近肿瘤侧须逐次进行切离、推进。

　　2. 切断右三角韧带, 向头侧充分游离裸化肝脏。

　　3. 分离至尾侧后, 向左尾侧牵拉右半肝, 并从右侧分离膈肌。

　　4. 确认分离 IVC 右侧壁的右肾上腺的尾侧及头侧, 使用尖端钝的血管钳(钳夹碎肝脏的血管钳)夹住 1 号丝线, 在肾上腺做标记。结扎右肾上腺, 用电刀切开肝脏的边界。

　　5. 在右侧膈肌下放入 2 枚纱垫。

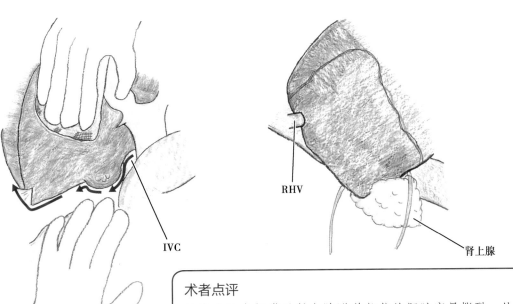

IVC

RHV

肾上腺

> **术者点评**
> 注意右三角韧带及肾上腺附着部位的肝脏容易撕裂。从脏面视野良好处充分游离肝脏 S7 背侧, 第一助手的左手放在此处, 右手和左手抱住右半肝向左尾侧牵拉, 保持右半肝外侧的术野。此时, 左半肝推至左上腹部可以保持良好的视野, 但注意不要损伤脾。

■ **术中超声**

可以确认病变为直径 29mm 的伴有晕圈征的马赛克状肿瘤,门静脉右后支(Post PV)邻近 P6、P7 分叉部位,使用 Sonazoid 造影剂 1ml 静脉注射后进行超声造影检查。造影后血管相可以很好显示病变,确认 Kupffer 期洗脱。在 Kupffer 期观察全肝并确认无其他病变。

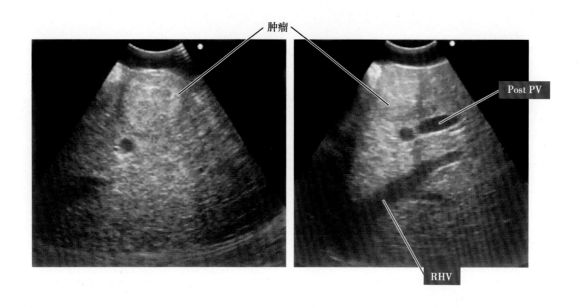

■ **胆囊切除**

切开胆囊颈部周围浆膜后,分离暴露胆囊管和胆囊动脉。结扎离断胆囊动脉后,从底部向胆囊床进行分离。最后用 2-0 丝线结扎离断胆囊管并取出胆囊。胆囊管断端切开半周后插入带球囊的胆道造影管 5cm,用 2-0 丝线结扎固定。

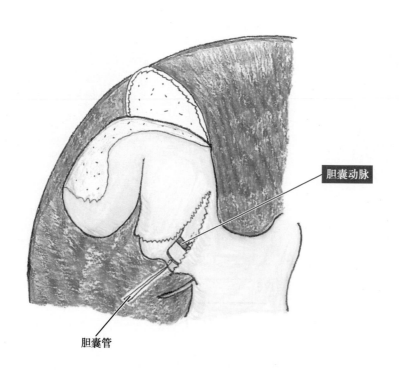

■ 处理肝门

    1. 从胆囊动脉断端向第一肝门进行分离,并暴露肝右动脉(RHA)后用彩色吊带牵引。然后在末梢侧分别悬吊肝动脉右后支(Post HA),肝动脉右前支(Ant HA)。

    2. 肝十二指肠韧带右背侧的浆膜扩大切开后分离露出门静脉主干用吊带牵引。向末梢侧进行分离,背侧分出的尾状叶分支的一支进行结扎离断。按门静脉右支(RPV)、门静脉右后支(Post PV)、门静脉右支(Ant PV)的顺序分别悬吊。最后悬吊门静脉左支(LPV)。

肝动脉的剥离,显露

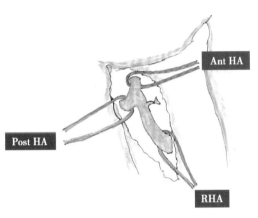

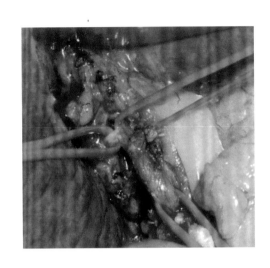

门静脉的剥离,显露

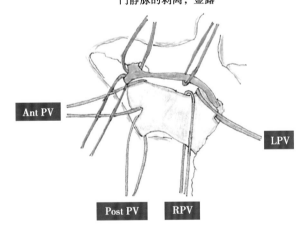

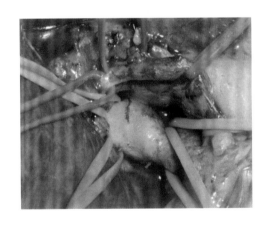

术者点评

一旦损伤门静脉右前支和门静脉右后支的分叉处的尾状叶支则很难止血。因此从周围进行充分游离后,再分离根部的分支。

■ **肝动脉右后支和门静脉右后支的离断**

阻断肝动脉右后支、门静脉右后支，使用超声确认肝右前叶的动脉、门静脉血流，肝脏右前叶、右后叶的分界出现缺血线，用电刀进行标记。脏面阻断血流区域从胆囊床延伸至右侧。用 3-0、4-0 丝线双重结扎并离断肝动脉右后支。肝动脉右后支的保留侧使用 3-0 丝线结扎，再用 4-0 Ti-Cron 线缝扎。末梢侧(离断侧)使用血管钳夹住并离断。4-0 Ti-Cron 线进行连续往返缝合封闭。

试阻断

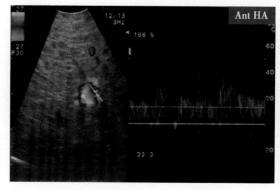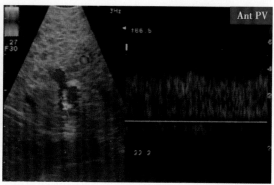

右后叶肝动脉,门脉的切断

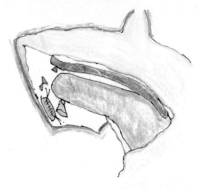

> **术者点评**
>
> 门静脉残端充分游离后进行结扎。切除侧用血管钳夹闭,尽可能行连续缝合止血。

缺血线

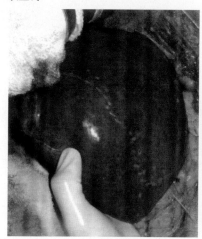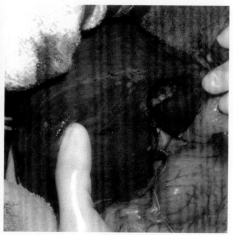

■ 游离右半肝（2）

　　从尾侧结扎分离后处理肝短静脉，发现一支较粗的肝短静脉，在肝侧使用 2-0 丝线结扎后用 3-0 Ti-Cron 线缝扎。在下腔静脉侧使用血管钳钳夹后使用 4-0 Ti-Cron 线连续缝合缝闭血管。可以用电刀切开下腔静脉韧带，悬吊肝右静脉。

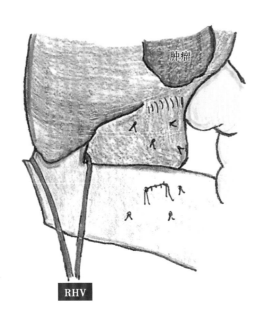

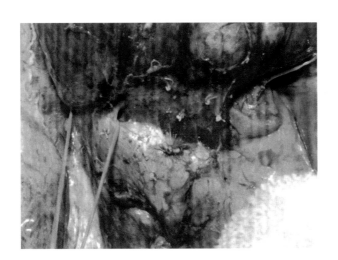

■ 离断肝脏

　　Pringle 法阻断肝门,Pean 钳钳夹法结合 LigaSure 离断肝脏。离断过程中肝静脉的出血明显,中途行肝下下腔静脉主干阻断,在离断的后半部分,将 IVC 部分阻断。Pringle 法总阻断时间为 108 分钟,IVC 部分阻断时间为 52 分钟。

　　1. 从肝 S5、S6 的分界处开始进行离断,首先暴露出 RHV 末梢支。在膈面、脏面分别同时进行离断。

　　2. 大致确定离断面后,边保留 RHV 肝右前叶侧边向中枢侧进行暴露。以膈面为中心进行离断,中途结扎切断向肝右后叶延伸的 V6。

　　3. 大致分离离断面后,注意防止 RHV 分支撕裂,以脏面为中心离断肝脏。在肝右后叶 Glisson 鞘头侧的肝实质中大致离断后使用血管吊带牵引肝右后叶 Glisson 鞘。使用哈巴狗血管钳阻断 Glisson 鞘后进行术中胆道造影。确认胆管切离部位距胆管右前支有一定距离后,使用 1 号丝线结扎肝右后叶 Glisson 鞘,用 2-0Ti-Cron 进行缝扎并切断。

　　4. 肝门板切断后,从尾侧向头侧离断肝脏,结扎切断汇入 RHV 的 V7 及 superficial RHV,离断尾状叶后取出标本。使用湿手套按压 5 分钟止血。

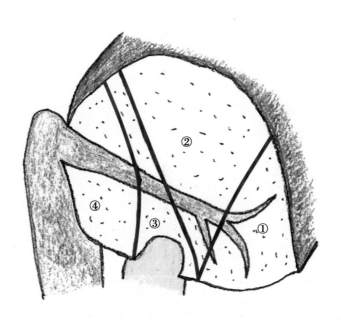

> **术者点评**
>
> 步骤①:首先确定离断面的方向,在未确定离断面方向的状态下进行离断,容易向膈面或者脏面偏离,无法达到预想的切离面。
>
> 步骤②:离断肝脏,需要完整的暴露静脉,为了避免撕裂肝静脉分支,进行分离时需要沿纵轴方向暴露肝静脉。离断线与肝静脉成垂直关系时,离断肝静脉分支容易撕裂分叉处,不易在离断面暴露肝静脉。
>
> 步骤③:为了容易分离出 Glisson 鞘,需要离断 Glisson 鞘头侧的肝实质。切断 Glisson 鞘后更容易暴露离断面,可以展开良好的视野。
>
> 步骤④:将左手放入 RHV 背侧,边控制静脉出血边进行操作。

悬吊右后叶 Glisson 鞘,切断

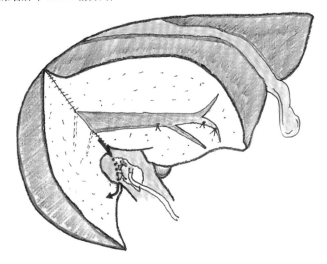

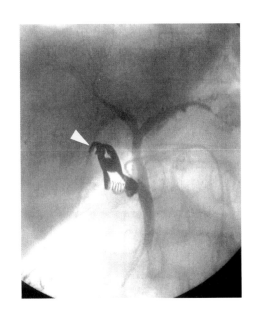

离断结束后

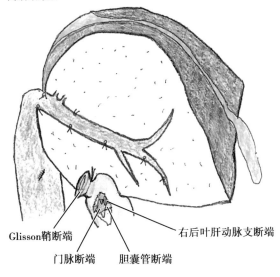

Glisson鞘断端

门脉断端　　胆囊管断端

右后叶肝动脉支断端

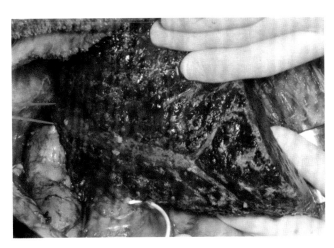

■ 腹腔冲洗、关腹

　　使用温热生理盐水 2 000ml 冲洗并确认止血情况,经胆道造影管注入空气进行漏气测试确认无胆漏。在肝脏离断面涂抹纤维蛋白胶后拔除胆道造影管。最后双重结扎切断胆囊管。

　　在肝脏断面留置 24Fr 引流管,右胸腔内留置 16Fr 引流管,创面下放入防粘连膜后逐层关腹结束手术。

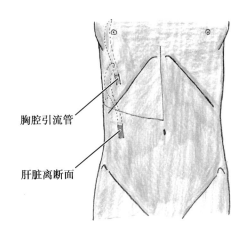

胸腔引流管

肝脏离断面

第一篇 肝脏手术

病理诊断

中分化肝细胞癌

35mm×30mm×28mm 单发结节型,eg,fc(+),fc-inf(+),sf(+),s0,vpl,vv0,va0,b0,切缘距肿瘤边界(8mm)

pT3N0M0 Ⅲ期。

背景肝脏呈 F3/A1 慢性肝炎表现。

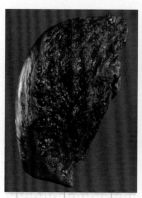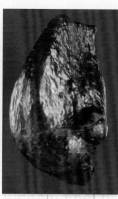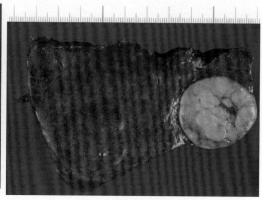

术后经过

术后未发现胆漏,术后第 3 天拔除肝离断面的引流管。术后第 4 天拔胸腔引流管。调节利尿剂量后持续服用螺内酯至术后第 10 天出院。

术后 1 年,肝 S5 段 1cm 复发灶,施行射频消融术

术后 1 年半,出现肺多发转移灶,持续服用索拉菲尼。

术后 3 年半,肝 S7 段直径 1.7cm 复发灶,施行射频消融术。

术后 5 年,针对肺转移持续服用索拉菲尼。

总结

针对慢性乙型肝炎病史的肝右后叶直径 35mm 肝细胞癌进行肝右后叶切除术。

术式要点主要归为以下 3 点:

1)充分游离及安全地处理肝门。

2)离断肝脏的步骤。

3)控制肝静脉出血。

(市田晃彦,阪本良弘)

参考文献

1) 日本肝臓学会(編):科学的根拠に基づく肝癌診療ガイドライン 2013年版,金原出版,東京,2013
2) Makuuchi M et al:Ultrasonically guided subsegmentectomy. *Surg Gynecol Obstet* **161**:346-350,1985
3) Hasegawa K et al:Prognostic impact of anatomic resection for hepatocellular carcinoma. *Ann Surg* **242**:252-259,2005
4) Matsumoto T et al:Clinical impact of anatomical liver resection for hepatocellular carcinoma with pathologically proven portal vein invasion. *World J Surg* **40**:402-411,2016

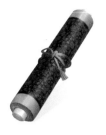

手术技巧

控制肝静脉压的方法

开腹手术的出血控制

开腹肝切除控制出血的方法为：①处理肝门；②肝门部分血流阻断；③离断肝脏时操作精细且损伤小；④迅速确认切断夹闭脉管；⑤控制肝静脉压。

1. 处理肝门的方法：分离肝门再分别处理动脉及门静脉的方法，以及统一处理的 Glisson 鞘的方法。关于分别处理方法请参照手术技巧 – 肝胆手术③。

2. 常温下肝门阻断方法指 Pringle 法及单叶阻断法 [1] 为代表的肝门血流阻断法。常规阻断 15 分钟肝门血流，5 分钟再灌注。通过随机试验得到正常肝脏的阻断时间可以延长至 30 分钟 [2]。

3 和 4. ④关于肝脏离断法及夹闭脉管方法请参照"手术技巧 – 肝脏手术⑤"。

控制肝静脉压

5. 关于控制肝静脉压有：①降低 1 次换气量 [3]；②限制术中补液量；③阻断下腔静脉或肝静脉 [4]；④放血 [5]；⑤上抬肝脏；⑥反 Trendelenburg 体位 [6]，均是有效的方法。

针对肝切除方法对全世界知名的 94 家医院的肝胆外科进行问卷调查，有 42 家医院回复 [7]。关于控制肝静脉压的技巧如图 1 所示，多数为选择性阻断肝静脉及阻断下腔静脉的方法。关于阻断下腔静脉的随机对照试验结果为阴性。

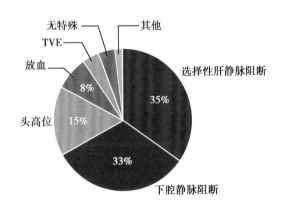

图 1　与肝切除方法相关的调查 – 肝静脉压控制的不同方法

但是 Pringle 方法下即使离断肝脏还是肝静脉压过高，因此针对回血过多的病例，为了有效保障阻断下腔静脉来降低血压，因此需要与麻醉科医生共同协调。

另外，头高位（反 Trendelenburg 体位）也有效。

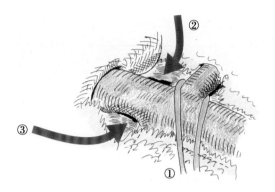

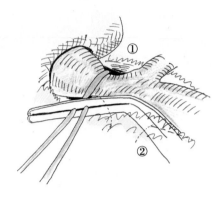

图 2
①游离十二指肠后确认左肾静脉
②使用血管吊带悬吊，充分游离头侧的下腔静脉左侧
③在右肾静脉头侧游离下腔静脉右侧

图 3
①使用吊带悬吊牵引肝下下腔静脉，此处不存在腰静脉
②试阻断血流确认血压有无变化

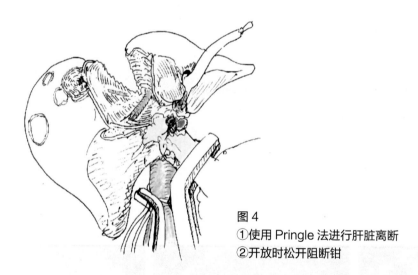

图 4
①使用 Pringle 法进行肝脏离断
②开放时松开阻断钳

（阪本良弘）

参考文献

1) Makuuchi M et al：Safety of hemihepatic vascular occlusion during resection of the liver. *Surg Gynecol Obstet* **164**：155-158, 1987

2) Esaki M et al：Randomized clinical trial of hepatectomy using intermittent pedicle occlusion with ischaemic intervals of 15 versus 30 minutes. *Br J Surg* **93**：944-951, 2006

3) Hasegawa K et al：Effect of hypoventilation on bleeding during hepatic resection：a randomized controlled trial. *Arch Surg* **137**：311-315, 2002

4) Kato M et al：Effect of infra-hepatic vena cava clamping on bleeding during hepatic dissection：a prospective randomized controlled trial. *World J Surg* **32**：1082-1087, 2008

5) Hashimoto T et al：Intraoperative blood salvage during liver resection：a randomized controlled trial. *Ann Surg* **215**：686-691, 2007

6) Yoneda G et al：Reverse Trendelenburg position is a safer technique for lowing central venous pressure without decreasing blood pressure than clamping of the inferior vena cava below the liver. *J Hepatobiliary Pancreat Sci* **22**：463-466, 2015

7) Mise Y et al：A worldwide survey of the current daily practice in liver surgery. *Liver Cancer* **2**：55-56, 2013

第 5 章 针对混合型肝癌的肝中叶切除术

适应证及要点

肝中叶切除术指肝右前叶及肝 S4 段的解剖性切除术。主要适用于横跨两叶的肝细胞癌。虽然右前叶的 Glisson 鞘在根部离断,如果能确认数根向 S4 段方向走行的 Glisson 鞘则需要分别离断之。因右前叶及 S4 段血液主要回流到肝中静脉(MHV),因此可以离断 MHV,但类似本章所示的病例,MHV 主要供应 S6 血流的情况可以保留 MHV。

该情况与肝右前叶相似的因离断面较大,离断面暴露肝右静脉(RHV),因此控制血流极其重要。因为肝切除容积占全肝的一半,对于重度肝硬化的病例较难施行。

关于肝中叶切除术在 1972 年由 McBride 和 Wallace 最初报告[1],在日本 1989 年由国立癌研究中心的长谷川教授等报道了肝中叶切除术的治疗结果[2]。报告提出针对 14 例肝细胞癌阻断半叶血流进行肝叶切除,其中 1 例出现围手术期死亡外,6 例病例均在术后 5 年存活。

现病史及术前影像

70 岁女性,因体检行腹部 B 超发现肝 S48 段有直径 6cm 的肝脏肿瘤。既往无肝炎病史,无饮酒史。肿瘤标记物 PIVKA-II 为 250mAU/ml,CA19-9 为 38U/ml,轻度升高。

肿瘤位于 S8/4,与 MHV 尚有距离,确认附近可见可疑的肝内转移子灶。术前影像学诊断为混合型肝癌。

术前影像学检查显示 S6 段静脉汇入 MHV,因此决定行保留 MHV 的肝中叶切除术。但即使不保留 MHV,非淤血性残肝率为 50.5%,达到我科处理规范标准。

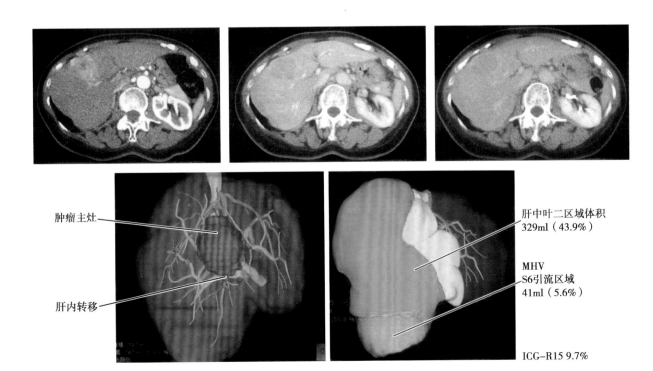

肿瘤主灶

肝内转移

肝中叶二区域体积
329ml(43.9%)

MHV
S6引流区域
41ml(5.6%)

ICG-R15 9.7%

保留肝中静脉的肝中叶切除术

手术时间 7 小时 20 分钟 / 出血量 100ml

■ 开腹探查所见

1. 因为肿瘤体积较大,所以暴露肝静脉时为了获得良好的术野,进行反 L 字形开腹,在右第 9 肋间开胸。肝实质类似正常肝脏的慢性肝炎表现。除 S4/8 的原发肿瘤灶以外确认其他 2 处肝内转移。

2. 游离全肝后,再游离右肾上腺。确认较粗的肝右后下静脉,离断下腔静脉韧带。

3. 术中超声检查确认肿瘤未侵犯 MHV,考虑其回流 S6 段的静脉血,因此需要保留该静脉。

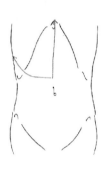

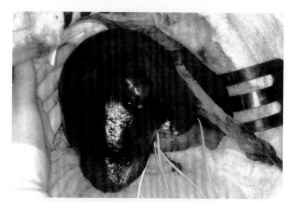

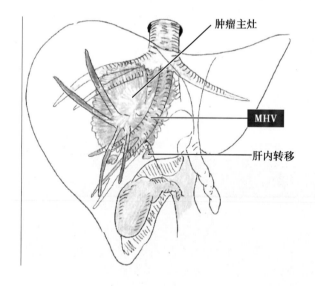

肿瘤主灶

MHV

肝内转移

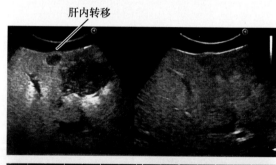

肝内转移

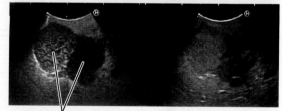

在肿瘤主灶内存在差异性造影表现

> **术者点评**
>
> 术前诊断混合型肝癌较困难,用 Sonazoid 术中超声造影检查对于确认肝内小转移有效。可以提供更多信息。

■ 超声造影

通过 Sonazoid 超声造影检查明确 2 处肝内转移之外,另外发现与肿瘤主灶显影特点显著不同的"冲突癌"——混合型肝癌。

■ 游离肝门

　　1. 胆囊切除后，在胆管右侧确认肝右动脉（RHA）后予以悬吊。接着悬吊门静脉右支（RPV），前后叶门静脉分支（Ant PV）。此时，结扎离断尾状叶分支。肝动脉的右后叶分支（Post HA）在门静脉头侧呈"北绕型"[3]。

　　2. 试阻断前叶的肝动脉（Ant HA）以及门静脉分支（Ant PV），确认右后叶血供不受影响后分别结扎离断右前叶的动脉及门静脉。

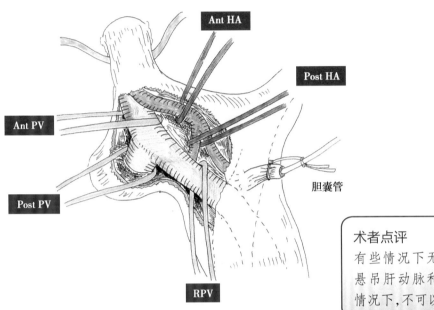

术者点评

有些情况下无法像这样确实地悬吊肝动脉和门静脉。在这种情况下，不可以强行处理肝门。

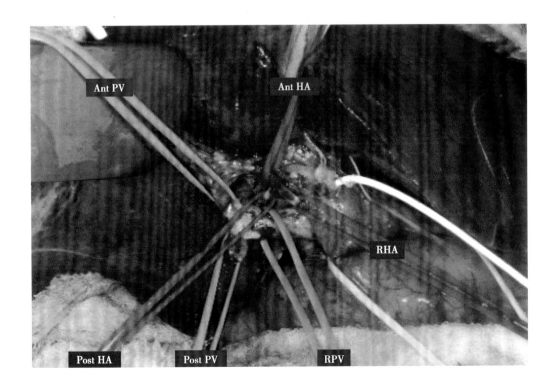

■ 离断右前叶 Glisson 鞘

　　1. 离断右前叶的肝动脉及门静脉后，谨慎处理并悬吊右前叶 Glisson 鞘（Ant G）。此时首先离断被称为胆囊板的 Ant G 腹侧的结缔组织，小心从左侧及右侧分离延续至构成肝门板的 Ant G，使用弯曲角度较大的血管钳完成血管悬吊。

　　2. 从胆囊管进行胆囊造影。使用血管钳把持 Ant G，确认右后叶胆管支根部无狭窄后，将右前叶胆管的 Ant G 进行贯穿缝合一道加结扎一道二重结扎后离断。

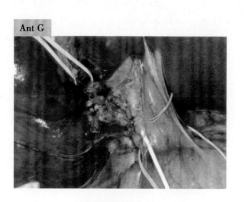

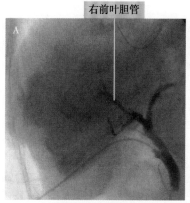 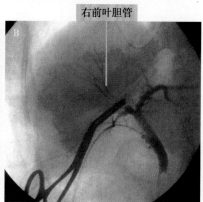 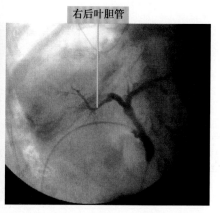

A. 夹闭 Ant G 前的胆管造影照片
B. 夹闭 Ant G 时的胆管造影照片
C. 离断 Ant G 后叶及左肝管的造影照片

术者点评
胆道造影是必需的操作。特别需要注意有无右后叶胆管的狭窄及损伤。

离断肝脏（1）

1. 沿肝脏表面出现的淤血区域，右侧预切离线设定在右前和右后叶之间，左为肝镰状韧带的右侧。

2. 运用 Pringle 法钳夹、离断肝脏。使用 Ligasure 闭锁细的脉管，大于 3mm 以上的脉管进行结扎后离断。悬吊下腔静脉，特别是离断右前后叶间隙时联合使用半肝阻断方法。

3. 首先离断 S4 和镰状韧带。所有 S4Glisson 鞘进行结扎离断至 MHV 根部。

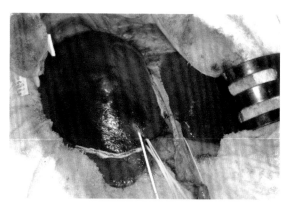 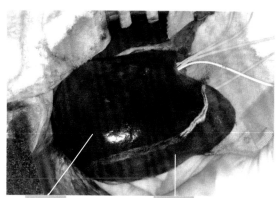

右前叶　　　　右后叶

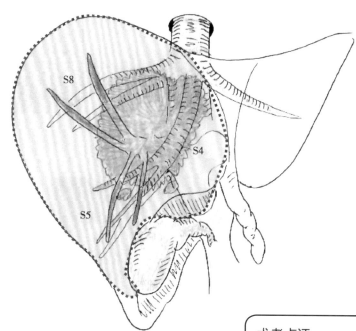

术者点评

如果结扎动门静脉，右前后叶的缺血区域界限也不清晰的情况下，可以尝试夹闭右肝动脉后再明确缺血区。

■ 离断肝脏(2)

　　1. 首先离断右前叶的边界,然后确认 MHV 末梢支,向主干侧分离。该患者因有肝右后下静脉,RHV 只引流 S7 段。向头侧分离肝脏游离 RHV 分支,再向下腔静脉方向游离。

　　2. 因为 AntG 根部位于 MHV 背侧,因此在肝离断面把 MHV 分离至其背侧。

　　3. 最后结扎、切断回流 S5 或 S8 静脉血的 MHV 分支,使用血管钳夹闭后切断相对较粗的 V8 分支,将其连续缝合即完成肝中叶离断。

　　Pringle 时间一共 105 分钟,下腔静脉部分阻断时间为 34 分钟。

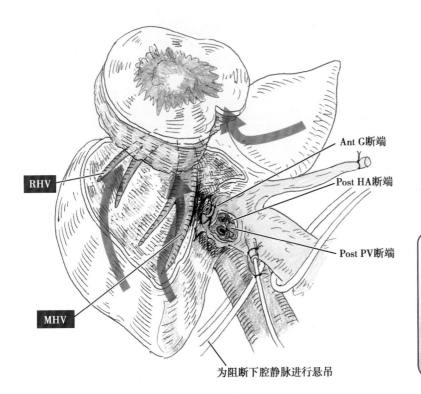

RHV

Ant G断端

Post HA断端

Post PV断端

MHV

为阻断下腔静脉进行悬吊

术者点评

遇到肝静脉向背侧分支较多的情况时,适当部分阻断下腔静脉可明显减少出血。但此时容易造成血压过低,因此需要与麻醉科医生协同处置阻断。

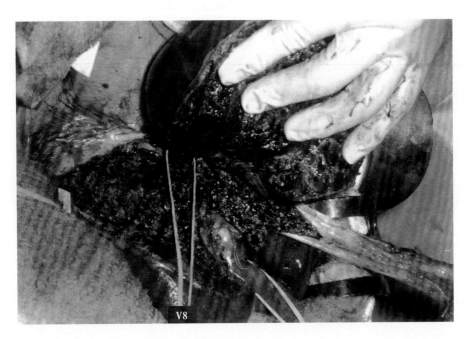

V8

▓ 放置引流和关腹

　　向胆道引流管注入空气,行胆汁漏试验,将胆漏处以 5-0 丝线结扎缝合,腹腔内冲洗 3 000ml 温热生理盐水后,确认无出血,最后在肝脏表面涂抹纤维蛋白胶。

　　胸腔内留置 16Fr 胸腔引流管,肝脏离断面留置 24Fr 引流管后关腹。

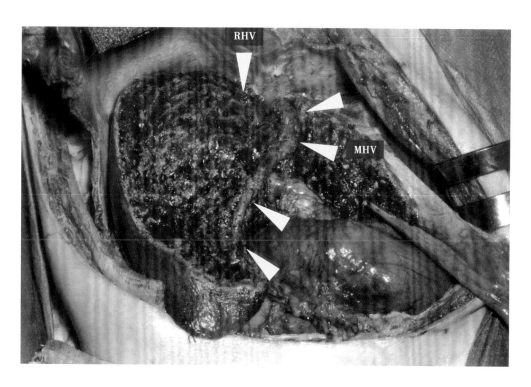

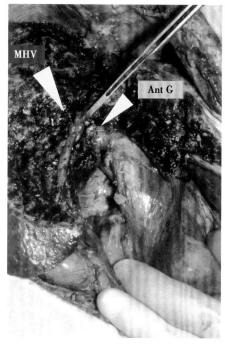

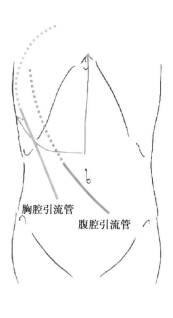

病理诊断

胆管癌肝细胞癌混合型 3.8 cm×3.6cm。S4,eg,fc(+),fc-inf(+),sf(+),s0,vp1,vvl,va0, im(+),sm(-),LN(0/1),CH,pT4N0M0,StageIVA［根据原发性肝癌处理规约(第6版)］。

病理学诊断为广义的混合型肝癌。具有明显的肝细胞癌以及肝内胆管癌成分,但因未发现两种细胞的相互迁移,因此归为 Allen-Lisa B 型,连续型结节,就是所谓的"冲突癌"。

肝内转移结节也被诊断为肝细胞癌成分的转移。

术后经过

术后无特殊并发症,术后第 11 天出院。

术后 1 年后复发 2 处肝内转移,再次行手术治疗。

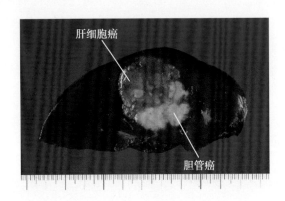

总结

本例为横跨肝 S4、S8 的混合型肝癌的肝中叶切除术病例,肝离断面较宽,为显露及保留 RHV 和 MHV 的解剖性肝切除,出血量仅 100ml。

术式要点有以下 3 点:

1)需要操作肝门部时阻断入肝血流,离断肝脏前如能结扎、切离右前叶的 Glisson 鞘,则之后的操作变得容易,当然在肝脏离断过程中切断也没有问题。

2)为了避免损伤右后叶胆管导致狭窄,必须做胆道造影。

3)肝离断面较宽,但只要控制肝静脉压,沿肝静脉精细的离断肝脏就可以有效减少出血量。

(阪本良弘,新川寛二)

参考文献

1) McBride CM, Wallace S：Cancer of the right lobe of the liver：a variety of operative procedures. *Arch Surg* **105**：289-296, 1972

2) Hasegawa H et al：Central bisegmentectomy of the liver: experience in 16 patients. *World J Surg* **13**：786-790, 1989

3) Kokubo T et al：Use of a right lateral sector graft in liviing donor liver transplantation is feasible, but special caution is needed with respect to liver anatomy. *Am J Transplant* **16**：1258-1265, 2016

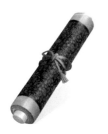

手术技巧

肝钳夹法和使用器械离断肝脏

离断肝脏的方法、器械

离断肝脏的方法有：使用 Pean 钳夹碎肝实质，在此过程分离出脉管时结扎分离的肝钳夹法（Clamp crushing，CC），该法易控制出血，且不必使用特殊器械，因此被广泛应用。我科以 CC 法为研究对象，探讨 ultrasonic dissector（CUSA）[1]、saline–linked radiofrequency coagulator（dissecting sealer）[2]、bipolar vessel–sealing device（LigaSure precise）[3]等器械是否更有效，因此针对上述器械进行 RCT 研究，主要评价出血量或肝离断时间等项目，未发现使用器械进行肝离断更具优势。根据 Cochrane review 及其他 Meta 分析中的依据：以不使用能量装置的钳夹法为金标准[4]。

在这之后，能量设备的开发和持续改良，其性能不断提升。本文将对 2012 年 1 月引进的 Harmonic FOCUS Long Curved Shears 和 2011 年 7 月引进的 LigaSure Small Jaw 在肝脏离断中有效性评价的 RCT（UMINCTR：C000008372）[5]进行介绍。

Harmonic FOCUS long Curved Shears

与以往型号相比该器械的组织的钳夹能力、闭合能力有所提高。由于器械长度加长，对于深部术野可进行稳定的切离，凝固[6]。

离断肝脏时如果肝脏表面没有粗的脉管，那么可以活用刀刃，将其直接垂直插入肝实质，进行肝离断。这样操作更接近于既往使用血管钳，直接使用能量装置破碎肝实质及暴露脉管。

LigaSure Small Jaw

改良发生器（ForceTriad Energy Platform）后，可以用比以往更短时间完成血管的闭合。输出开关的按钮及切开按钮的位置改良后术者无需换手，即可直接闭合组织后直接切断[7,8]。

离断肝脏时使用钳子暴露脉管后再使用 LigaSure 进行闭合和离断。

关于肝离断时使用各种器械的临床试验概要

东京大学肝胆外科及日本大学消化外科的 2 家医院针对不伴有多器官合并切除，以及胆道重建的择期肝切除患者进行临床试验。

①不使用能量器械的对照组（C 组）、②使用超声凝固切开装置群（U 组：使用 harmonic）和③ bipolar vessel-sealing device 群（B 组：使用 Ligasure）的 3 组应用最小化法 1∶1∶1 分配患者。主要评价项目是术中离断肝脏的出血量，次要评价项目是肝脏离断时间，离断速度，术中总出血量，术后并发症的发生率。U 组和 B 组统称能量装置组 E 组，首先比较 C 组和 E 组间的研究结果（out come）若发现 C 组和 E 组间存在有统计学差异的项目，再将其以 C 组、U 组、B 组间两两配对进行比较。

东京大学肝胆外科以往病例的肝切除术的出血量的中位数为 315ml，假设使用能量装置后出血量能控减少 100ml（30%），需要纳入 333 个病例，考虑到病例中途退出试验的可能性，最终目标设定为 350 例。

登录 380 人患者，最终 C 组为 116 人，U 组 122 人，B 组为 123 人进行分析。肝切除术中出血量：E 组的中位数为 190ml（范围 0~3 575ml），C 组的中位数为 230ml（范围 0~1 570ml），因此 E 组的出血量更少（$P=0.048$），有统计学差异（图 1）。

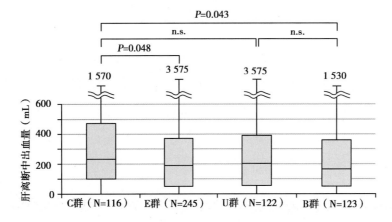

图 1　肝离断中出血量的比较

肝切断速度：E 组更为快速（$P=0.004$）；以 Clvien-Dindo 分类规定，grade Ⅲ 以上的并发症发生率在两组间没有统计学差异（$P=0.242$）。配对分析的结果显示：与钳夹法相比，B 组比 C 组在肝离断中的出血量更少。出血量减少是提高肝切除效果的重要体现。本 RCT 的研究结果提示：CC 法和能量装置合用可以有效降低出血量。

（市田晃彦）

参考文献

1) Takayama T et al：Randomized comparison of ultrasonic vs clamp transection of the liver. *Arch Surg* **136**：922-928, 2001

2) Arita J et al：Randomized clinical trial of the effect of a saline-linked radiofrequency coagulator on blood loss during hepatic resection. *Br J Surg* **92**：954-959, 2005

3) Ikeda M et al：The vessel sealing system（LigaSure）in hepatic resection：a randomized controlled trial. *Ann Surg* **250**：199-203, 2009

4) Gurusamy KS et al：Techniques for liver parenchymal transection in liver resection. *Cochrane Database Syst Rev* 2009：（1）CD006880

5) Ichida A et al：Randomized clinical trial comparing two vessel-sealing devices with crush clamping during liver transection. *Br J Surg* **103**：1795-1803, 2016

6) HARMONIC FOCUS Long Curved Shears［ETHICON web site］.〈http://www.ethicon.com/healthcare-professionals/products/advanced-energy/harmonic/harmonic-focus-long〉［Accessed July 8, 2016］

7) LigaSureTM Small Jaw Open Instrument［COVIDIEN web site］.〈http://www.covidien.com/surgical/products/vessel-sealing/ligasure-small-jaw〉［Accessed July 8, 2016］

8) Ponsky TA et al：Experience with a new energy source for tissue fusion in pediatric patients. *J Laparoendosc Adv Surg Tech A* **19**［Suppl 1］：S207-S209, 2009

第**6**章 解剖性 S8 切除术治疗伴肉眼癌栓的肝细胞癌

适应证及要点

　　肝细胞癌（HCC）常合并门静脉癌栓，是影响术式及预后的重要因素。伴有肉眼癌栓 HCC 一般预后不良，但也有接受根治性切除后获得相对良好预后的报道[1,2]。伴有癌栓的肝癌切除术时连同血管一同切除的 en bloc 技术，在技术操作的简便性及根治性方面都有较好的运用前景，但伴有癌栓的肝癌病例大多伴有肝功能不良，扩大肝切除较困难。此外，对于 Vp3、Vp4 受侵犯的高度进展病例，将血管一并切除的 en bloc 操作较困难。在此种情况下应选择保留血管并掏出癌栓。有报道认为如果癌栓不破碎，通过精细的操作，可得到与 en bloc 切除相当的疗效[3]。对于肝癌伴癌栓的手术治疗是需要熟练掌握的技术。

现病史及术前影像

　　患者为 70 余岁男性、既往有饮酒史和明确的酒精性肝硬化史。体检发现 AFP 升高，详细检查后发现肝脏 S8 有 3cmHCC 肿瘤。CT 及 B 超，发现肿瘤往门静脉内侧延展的癌栓，P8 完全闭塞，确认癌栓尖端达到门静脉前叶枝（Vp2），从根治角度提示行右前叶切除术，但 ICG-R15 指标为 32%，肝储备功能较差，因此决定行 S8 解剖性切除术 + 癌栓取出术。

术前 CT

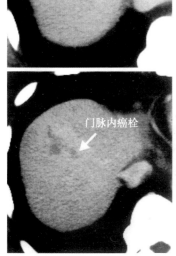

术前超声波

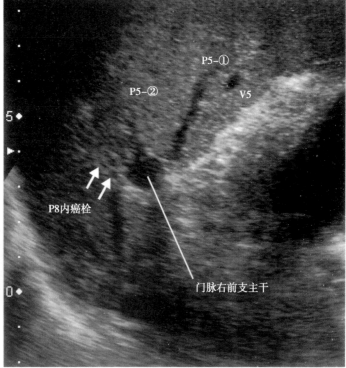

肝 S8 解剖性切除伴门静脉内癌栓取出术

手术时间 4 小时 / 出血量 310ml

■ 开腹探查所见

从剑突部至脐上,往第 9 肋间方向进行逆 L 字切开开腹。确认无腹水及种植转移,肝表面不光滑,边缘钝,呈现肝硬化表现。切除剑突后未离断肋骨,展开术野。

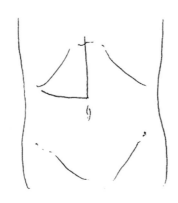
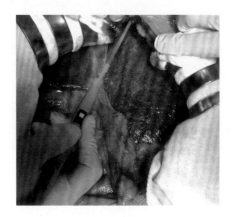

■ 游离、术中超声检查

从肝上部暴露下腔静脉后,暴露肝右静脉(RHV),肝中静脉(MHV)根部(图中①),继续向右肝游离至肾上腺外缘,用血管吊带牵引肝十二指肠韧带(图中②)。此时行术中超声(IOUS,fundamental IOUS)在普通模式下扫查后,用 Sonazoid 造影剂行造影 IOUS,发现 S8 段 3cm 肿瘤并向 P8 内浸润致门静脉癌栓(PVTT),并延伸达到前叶主干区域(Vp2),确认粗大的 P5 分支有 2 根,未发现其他的新病灶。虽然从根治角度看应行右前叶切除术,但 ICG-R15 指标为 32%,肝储备功能较差。因此决定行 S8 解剖性切除术 + 癌栓取出术。

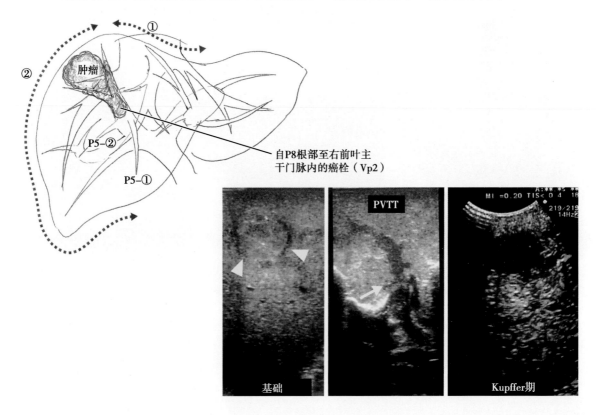

自P8根部至右前叶主
干门脉内的癌栓（Vp2）

■ 胆囊切除、标记

胆囊切除后进行肝右动脉(RHA)的分离、用血管吊带牵引。因为 P8 完全被癌栓闭塞，使用多普勒 IOUS 未确认血流信号。因此尝试阻断 RHA 发现如照片所示 S8 因缺血而变白后即可明确界限，用电刀标记 S8 区域。

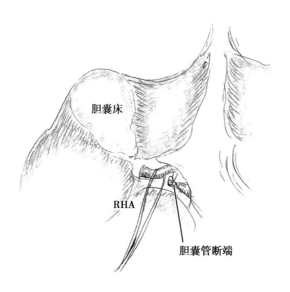

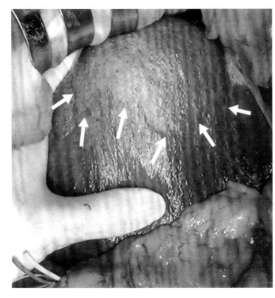
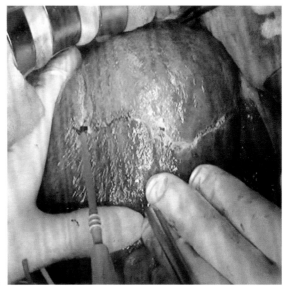

术者点评

解剖性切除术时根据门静脉分支供应的区域进行靛卡红染色为最基本的方法，但是该区域有很多分支较难染色，以及伴有门静脉癌栓时需要使用对比染色等通过其他途径的穿刺方法。像此例门静脉完全闭塞的情况可以尝试动脉夹闭的方法。

■ 离断肝脏

　　静注氢化可的松 100mg,通过 Pringle 方法离断肝脏。首先从门静脉主干分叉处开始解剖游离,确定 MHV 并显露其至根部,游离结扎 V8 分支,继续向尾侧 S8/5 界限开始分离至门脉右支分叉处,确定 RHV,同样将 MHV 显露至根部。处理从 S8 背侧汇入至 RHV 的 V8d。S8 的 Glisson 鞘(G8)有癌栓暂不处理,离断 S8 背侧后左右离断面即可连通。保留 G8,S8 则被完全游离。

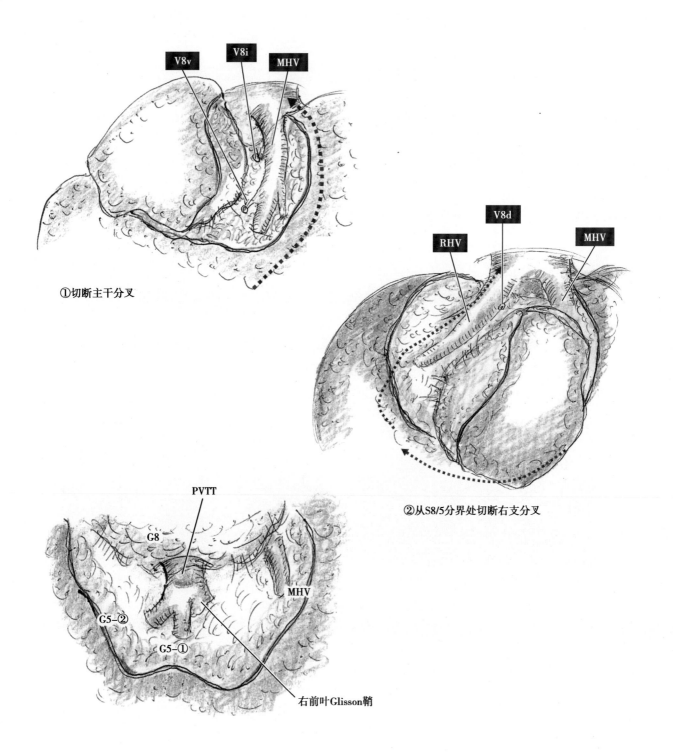

①切断主干分叉

②从S8/5分界处切断右支分叉

■ 肝 S8 解剖性切除,取出癌栓

使用超声再次确认癌栓的尖端后,在 G5 根部水平,右前叶 Glisson 鞘主干用血管钳夹闭,切开 G8,避免癌栓破碎的前提下,环状切开 P8 血管壁,从右前叶主干取出癌栓标本,G8 断端准备连续缝合,松开血管钳适量放血冲刷后,Glisson 鞘断端使用 3-0 Ti-Gron 线进行连续缝合封闭。

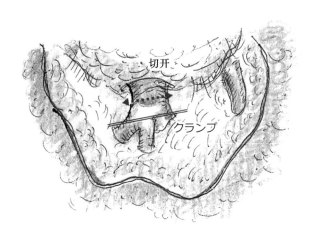

切开

クランプ

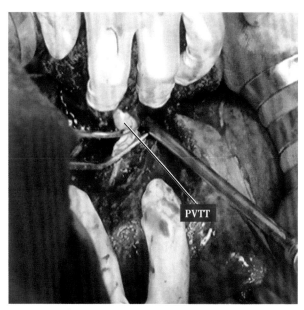

PVTT

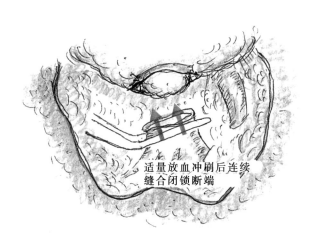

适量放血冲刷后连续
缝合闭锁断端

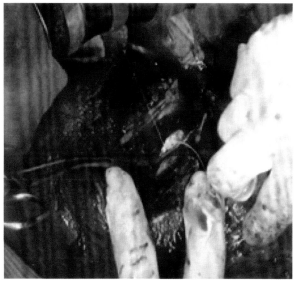

术者点评

对类似该病例,如果不能确认预切离缘时使用剥离技术,从血管内取出癌栓后残余门静脉放血冲刷,这样可以防止癌细胞残留。

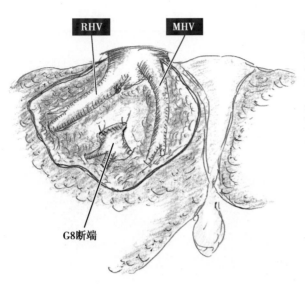

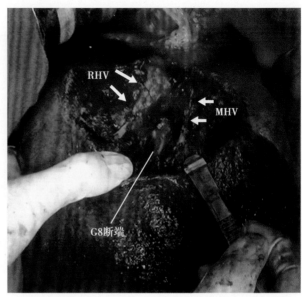

■ 止血,关腹

　　确认无出血后在胆囊管断端插入导管,并注入空气进行胆漏试验,确认无胆汁瘘。腹腔冲洗在肝脏离断面涂抹纤维蛋白胶,在右侧腹部于离断面留置软引流管1根,在肝门及左肝膈肌面敷以防粘连膜后逐层关腹结束手术。

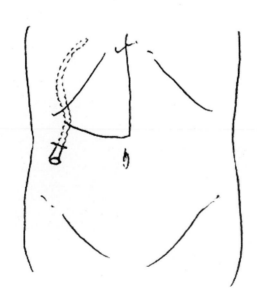

病理诊断

肝细胞癌 S8 St 32mm 单纯结节周围增生型。

Eg(+), fc(+), fc−inf(+), sf(−)s0, vp2, vv0, va0, b0, im0, p0, LC(F4A2)。

术后经过

术后发现难治性腹水,经利尿剂后进行治疗,最后症状减轻。第 16 日拔除引流管,第 24 日症状缓解出院。术后 8 个月未确认复发。

总结

对于 ICG−R15 30% 的重度肝功能损害伴门静脉癌栓(Vp2)的 HCC 行解剖性肝切除术并行癌栓取出术。虽然因肝功能不全进行了必要的腹水控制治疗,但没有大并发症发生,至今术后经过 8 个月未复发。

术式要点有以下 2 点:

1)有癌栓的血管病例先离断肝脏,再处理血管。

2)经超声确认癌栓位置再切开门静脉,小心翼翼的从血管取出癌栓后利用血液自身的冲刷防止癌细胞的残留。

粗暴的操作易导致肿瘤癌栓破裂,所以必须使用适当的力度进行手术操作。

(進藤潤一)

参考文献

1) Minagawa M, Makuuchi M：Treatment of hepatocellular carcinoma accompanied by portal vein tumor thrombus. *World J Gastroenterol* **12**：7561-7567, 2006

2) Minagawa M et al：Selection criteria for hepatectomy in patients with hepatocellular carcinoma and portal vein tumor thrombus. *Ann Surg* **233**：379-384, 2001

3) Inoue Y et al：Is there any difference in survival according to the portal tumor thrombectomy method in patients with hepatocellular carcinoma? *Surgery* **145**：9-19, 2009

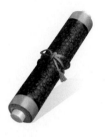

手术技巧

离断肝脏的顺序和肝静脉的暴露

一般肝细胞癌是通过门静脉进展,因此需要解剖性切除营养肿瘤的门静脉分支。从解剖学角度看,区域及亚区域间多数情况有较粗的肝静脉分支走行。如果正确的进行解剖性切除必然暴露很长很广的肝静脉分支。然而有细分支汇入肝静脉,如果不处理好容易导致意外大出血。如何控制出血量及清晰地显露肝静脉,是肝胆外科医生的必须掌握的技术,也是外科医生的展露手技的关键。

离断肝脏的基本顺序

首先使用电刀沿预切离线切离肝脏被膜,基本上靠近门静脉侧开始切离。使用 Pean 钳夹碎肝实质后,残端的组织以 3-0 或 4-0 丝线结扎。1mm 以下的细组织使用电刀烧断或使用各种能量装置封闭血管后离断。在我科根据 RCT 结果多数使用 Ligasure Small Jaw 或超声刀[1]。使用 Pean 钳时与预切离线垂直切开,钳子的打开幅为 1cm。通过超声检查,在主要脉管及肿瘤离断面确认位置关系后进行离断。

显露肝静脉

显露清肝静脉,经超声检查确认目标肝静脉的位置关系后向该方向离断肝脏,暴露部分肝静脉后沿静脉走行显露血管壁,进行肝实质的破碎离断。静脉有多根细小分支。此时不应牵拉其根部,而因沿其静脉壁轻柔地离断肝实质。对于肝静脉周围的细小分支,使用钳夹法较有优势。为了避免撕裂肝静脉,需要细致地用血管钳将肝组织夹碎(图 1a)。对于静脉分支需一根一根细致结扎,或用能量装置封闭后切离(图 1b)。对于非常细的分支不必进行结扎,可以用镊子从肝实质向肝静脉主干牵出(图 2)。一旦出血,即使是少量出血也要确切的止血后再进行下一步操作。

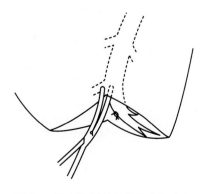

图 1a 以血管钳沿肝静脉走行方向
　　　 离断肝实质

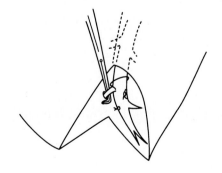

图 1b 对于显露的肝静脉细支以丝线
　　　 结扎或能量工具离断

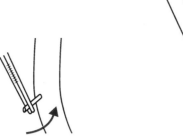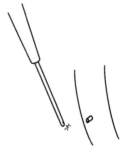

切除侧的静脉断端以电刀电灼止
血,多数可以自然止血

图 2　保留侧的肝静脉的细小分支以镊子夹住后轻轻提拉即可止血

针对静脉壁出血的策略

离断时发生意外出血情况下,最重要是避免在狭窄视野下进行慌乱的止血。刚出血时多数情况出血点不多,如果强行止血,反而会扩大出血点。因此首先需要冷静,切实压迫及将整体肝脏上抬后即可减少出血速度。先用止血棉填充出血点后用纱布进行按压,再确认出血点及其周围的组织,冷静思考该肝静脉能否处理。出血量减少后离断周围的肝实质并展开术野。肉眼确认出血点进行结扎血管或结扎缝合出血点。强行使用大针缝合不仅不是有效的止血操作,反而易损伤周围要保留的脉管。如果肝静脉破损时第一时间选择血管线缝闭,如果结扎技巧拙劣则会导致静脉壁破口越来越大,无法补救。遇到这种情况时结扎因轻柔,使破口逐渐减小,务必不要撕裂。涂抹纤维蛋白胶后修破口的方法有时也非常有效。

助手的作用

助手在肝脏离断过程中担任重要任务。第一助手适当开离断面,即使对于纤细的脉管也要准确、快速的进行结扎。第二助手在手术操作过程中注意不要妨碍术者,使用吸引器吸取血液保持良好的术野。此时要留心,用吸引器头从静脉根部向末梢侧进行轻轻地滑动进行吸引(图 3)。

如果反向进行吸引操作反而容易使吸引器头插到肝静脉分叉处,更容易损伤静脉造成不必要的出血。需要时刻留意,将吸引头与肝实质保持一定距离,仅仅吸引渗出的血液。

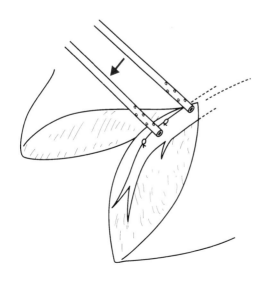

图 3
吸引器头从肝静脉根部向末梢
进行滑动,避免损伤肝实质及静
脉分支,微微触碰即可

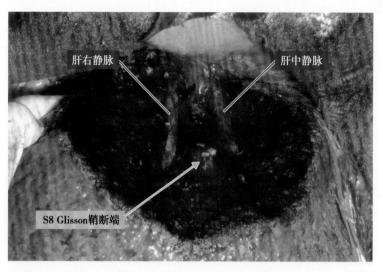

图 4
S8 解剖性切除后在肝段面显露肝右 / 肝中静脉的长轴

总结

　　肝胆外科的基本功是暴露肝静脉,最重要的是耐心、细致的操作,通过反复积累经验最终可以成功达到如图 4 所示的断面。

(長谷川潔)

参考文献

1) Ichida A et al：Randomized clinical trial comparing two vessel-sealing devices with crush clamping during liver transection. *Br J Surg* **103**：1795-1803, 2016

第**7**章 肝左外叶切除治疗肝细胞癌

适应证及要点

　　肝脏左外叶切除是 S2+3 的解剖学性肝切除 [1]。肝细胞癌、转移性肝脏肿瘤、肝内胆管结石等是主要的适应证。从肝脏储备功能角度，ICG-R15 数值小于 20% 为最佳 [2]。

　　该术式主要从剥离门静脉脐部、处理肝门开始离断肝实质 [3]，以及门静脉脐部左侧的肝实质离断，再进行 Glisson 鞘处理这两种方法。该术式虽离断面比较小，头尾方向呈直线，但一旦开始离断肝实质，G2、G3 的 Glisson 鞘处理，左肝静脉及裂静脉的处理等重要脉管的处理需连续进行。

　　在腹腔镜肝切除中，最初定型化的解剖性肝切除即为肝左外叶切除 [4]。2010 年腹腔镜肝左外叶切除与肝部分切除一起纳入保险，成为比较广泛开展的术式 [5]。

　　本章节介绍开腹下定型的肝左外叶切除，以供参考。

现病史及术前影像

　　50 余岁女性，作为 B 型肝炎（HBV）携带者随访观察。最近 5 年来规范口服恩替卡韦，肝功能稳定，在定期筛查的腹部超声检查中，发现肝脏 S3 肿瘤性病变。增强 CT 提示 S3 一枚 47mm×33mm 大小不均匀早期高强化，静脉期强化退出的肿瘤性病变。门静脉及肝静脉内未见明显瘤栓，EOB-MRI 的 dynamic study 提示与 CT 同样的早期高强化表现，肝胆期可见均匀的 EOB 摄取降低区域，肝脏内未发现其他病变。

　　综上，诊断为肝脏 S3 单发的典型肝细胞癌，T2N0M0，Ⅱc 期。肿瘤个体比较大，接近门静脉脐部，因此是开腹下肝左外叶的适应证。

肿瘤标志物：PIVKA-Ⅱ 3.3ng/ml，PIVKA-Ⅱ 591mAU/ml
ICG-R15 1.6%

增强 CT，动脉早期

EOB-MRI 的肝胆期

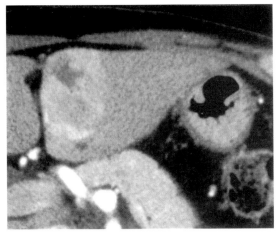
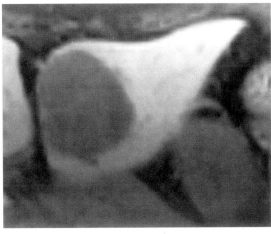

开腹下定型的肝左外叶术

手术时间 3 小时 / 出血量 250ml

■ **开腹**

使用上腹正中切口,探查腹腔,确认腹腔内无播散转移。肝脏边缘锐利,表面光滑柔软,呈正常肝脏表现。主要病灶位于 S3 足侧脏面,外生性生长,肉眼可见,可触及肿瘤样病变表现。

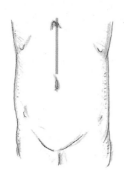
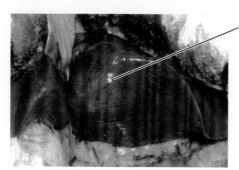

肝S3肿瘤

> **术者点评**
> 关于手术切口没必要拘泥于正中切口,为了显露良好的视野,反 L 形切口也可以采用。

■ **肝脏游离**

肝脏左外侧叶下方垫一枚纱布,开始肝脏游离。从镰状韧带开始,向左侧冠状韧带方向进行切开,并离断左侧三角韧带。要一边留意从胃左动脉(LGA)发出的分支副左肝动脉(AcLHA),一边将左肝脏面从小网膜剥离。离断 AcLHA。再度返回头侧,仔细地剥离周围组织,显露并识确认左静脉。

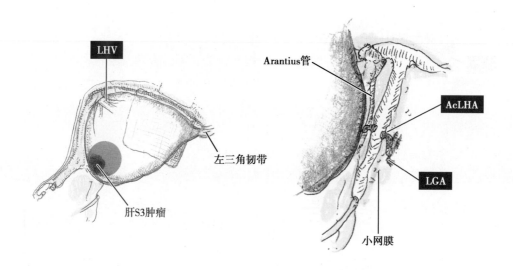

■ **术中超声**

　　术中超声（IOUS）可见直径 46mm、边缘清晰、内部回声不均的肿瘤。声诺维（Sonazoid）超声造影可见早期浓聚,Kupffer 期洗脱。除该肿瘤外,未新检出其他病变。

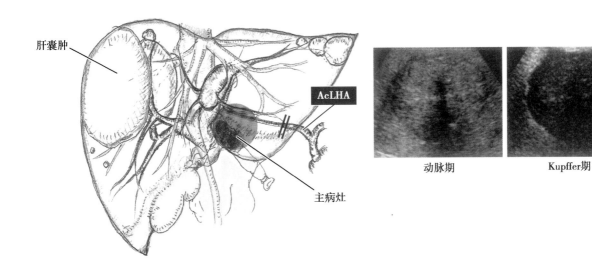

动脉期　　　　　　Kupffer期

■ **门静脉脐部的处理**

　　将肝圆韧带向头侧牵引,展开肝脏脏面。切开门静脉脐部的浆膜,处理数支动脉分支。然后,将在观察范围内的、在其背侧走行的从门静脉脐部（UP）发出的门静脉分支一支一支分别处理。在本例中,A2、A3 均从 AcLHA 分出,在肝门处未观察到粗大的动脉分支。此外,在肝脏离断过程中将 P2、P3 的主干分支。

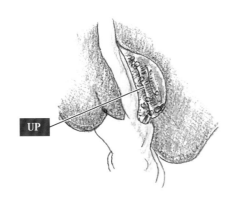

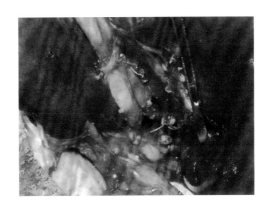

> **术者点评**
> 在本例中,A2、A3 是从胃左动脉发出的,即使剥离门静脉脐部,也难以确认 A2、A3 的主干。但是,在此处将 A2、A3 分别结扎离断,进而离断 P2、P3,从而将左肝外侧区域的入肝血流阻断是可能的。

■ **肝脏离断**

　　1. Pringle 法下以 clamp crushing 法行肝实质离断,较细的脉管以超声刀夹闭或者结扎后离断。

　　2. 首先识别 G3,然后是 G2 的 Glsson 鞘,分别进行包括贯穿缝扎的双重缝合将其封闭。Z 在肝脏离断面显露出部分裂静脉,沿此推进肝实质离断。

　　3. 在肝脏离断的最终阶段,显露 LHV,用血管钳将包括分支在内的 LHV 夹闭,移除标本。LHV 的断端以 4-0 Ti-Cron 线连续缝合封闭。肝脏阻断时间为 25 分钟。

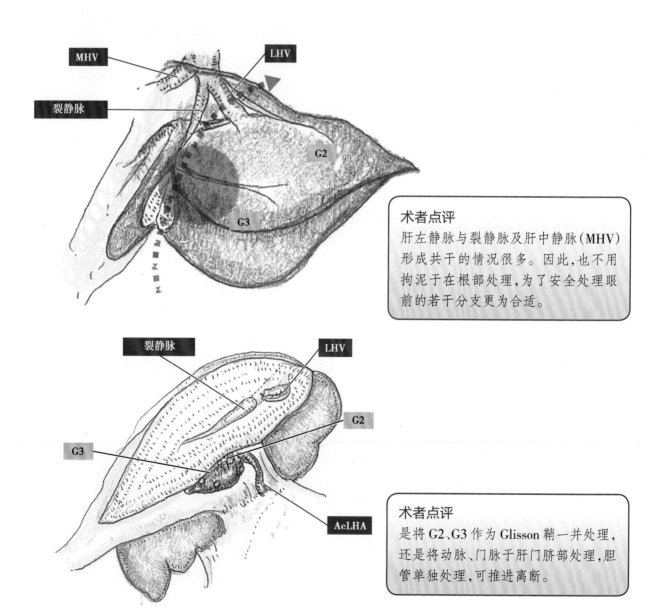

术者点评
肝左静脉与裂静脉及肝中静脉(MHV)形成共干的情况很多。因此,也不用拘泥于在根部处理,为了安全处理眼前的若干分支更为合适。

术者点评
是将 G2、G3 作为 Glisson 鞘一并处理,还是将动脉、门脉于肝门脐部处理,胆管单独处理,可推进离断。

■ 关腹

　　肝脏离断面的止血及确认无胆漏后,在离断面涂抹纤维蛋白胶。于肝脏离断面留置 24Fr 引流管后,逐层关腹。

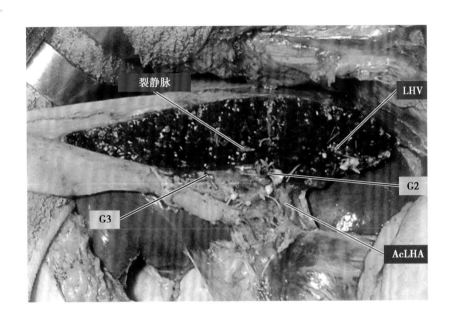

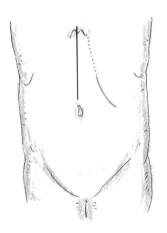

病理诊断

中分化肝细胞癌,L,S3,45mm×42mm×35mm,单结节型伴结节外生长,eg,im(0),fc(+),fc-inf(+),sf(+),s0,vp0,vv1,va0,b0,sm(-),f0-1。

病理为中央粗大条索状结构形成的中分化腺癌,确认静脉受侵袭。背景肝为F0/A0-1程度的慢性肝炎表现。

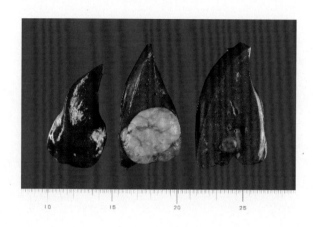

术后经过

术后恢复良好,术后第16天出院。术后已随访4年,目前无复发生存中。针对B型肝炎的恩替卡韦持续口服中,HBV-DNA低于2.1 Log copies/ml,肝功能维持在正常范围。

总结

本章记述了开腹下定型肝左外叶术治疗肝细胞癌。

该术式的要点,可概括为以下3点:

1)本例采用的是上腹部正中切口,但根据具体病例,也可采用反L形切口以获得足够的视野,保证在良好的视野下进行。

2)介绍了门静脉脐部的脉管处理方法及肝圆韧带左侧进行肝实质离断,Glisson鞘的处理方法。

3)LHV与MHV形成共干。没有必要拘泥于从LHV的根部处理血管。

(冲永裕子,長田梨比人,長谷川潔)

参考文献

1) Couinaud C：Surgical Anatomy of the Liver Revisited，1989
2) 幕内雅敏ほか：肝硬変合併肝癌治療のStrategy．外科診療 **29**：1530-1536，1987
3) 山本雅一ほか：肝門部グリソン鞘一括処理による左区域(肝左葉)切除．臨外 **61**：233-238，2006
4) Wakabayashi G et al：Standardization of basic skills for laparoscopic liver surgery：towards laparoscopic donor hepatectomy．*J Hepatobiliary Pancreat Sci* **16**：439-444，2009
5) Kawaguchi Y et al：Survey results on daily practice in open and laparoscopic liver resections from 27 centers participationg in the second International Consensus Conference．*J Hepatobiliary Pancreat Sci* **23**：283-288，2016

第**8**章 中肝叶切除治疗肝细胞癌

适应证及要点

尾状叶,特别是腔静脉旁部,是 3 支主要肝静脉及肝门板、下腔静脉(IVC)所包围的区域[1,2],针对这个部位发生的肿瘤手术切除在技术上往往难度很大。前入路至肝中静脉(MHV),离断 MHV 的左侧肝实质继而显露并切除尾状叶的方法[3],单独尾状叶切除的方法(高位背侧切除)[4],与左半肝、S8 及后区域等联合切除等方法[5]文献均有报道。发生于尾状叶的单发肝细胞癌(HCC)与发生于其他区域的 HCC 相比,虽预后相当,但发生于腔静脉旁部的 HCC 的切除往往出血量较多,且容易切缘阳性[5]。

米兰大学的 Torzilli 医生将包含 MHV 的肝中央部分的小范围切除作为小肝中叶切除术进行过报告。从肝脏腹侧入路至 IVC 前方将肝脏剜除,切除后相当于在肝脏实质完成隧道样切除[6,7]。中肝叶切除是不以肝门为入路的。本章介绍一例对发生于 S4~8 以及 S1 的 HCC,实施进行经肝门部入路的中肝叶切除,整块切除的病例。

现病史及术前影像

80 余岁女性患者,体检时腹部超声确认肝 S4 存在一个约 2cm 大小的肿瘤,进一步的精细检查时,发现肝脏 S4-8 为还有病变(2 个),另确认 S1 的腔静脉旁部存在 1 个肿瘤,考虑诊断为 HCC。除既往感染 B 型肝炎(HBV)外,无其他肝脏疾病史。

AFP 260ng/ml,PIVKA-Ⅱ140mAU/ml,ICG-R15 9.7%
CT 容量分析法观察,包括尾状叶在内的左肝体积占 48%,右前叶占 24%

增强 CT:动脉期
S4~8 界限内确认存在动脉期强化的
3cm 肿瘤

增强 CT:静脉期
S4~8 的肿瘤呈低密度表现

EOB-MRI,从肝胆期 S1 的 Spiegel 叶看,可见一枚似从正前方骑跨下腔静脉的 2cm 肿瘤

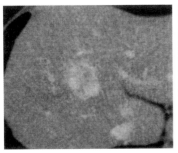
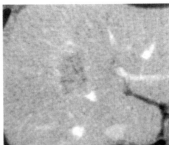
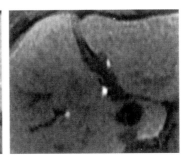

肝门入路的中肝叶切除

手术时间 7 小时 20 分钟 / 出血量 110ml

■ **开腹探查所见**

1. 向第 10 肋间以"反 L 字切口"开腹。确认无腹水,肝脏表面可见凹凸不平的可疑慢性肝病表现。首先从左侧游离横结肠和胰头部,悬吊左肾静脉,以确保广阔的视野。

2. 用术中超声观察,发现横跨 S4~8 的直径 3~4cm 肿瘤主灶,将 MHV 明显推挤至背侧,在 S4 内存在可疑的肝内转移灶。S1 的腔静脉旁部可见直径 2cm 的 HCC,与 IVC 接近。

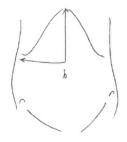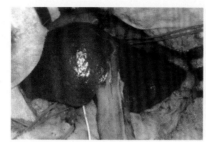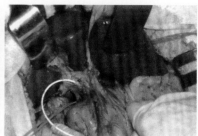

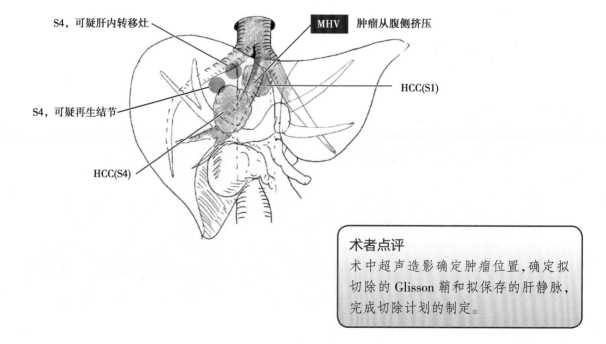

术者点评
术中超声造影确定肿瘤位置,确定拟切除的 Glisson 鞘和拟保存的肝静脉,完成切除计划的制定。

■ 从下腔静脉开始游离

1. S1 的肿瘤位于腔静脉旁部,由于无法从 IVC 开始进行完全的尾状叶剥离并安全地切除,因此从肝脏的右侧开始进行肝脏的游离。

2. 确认从右后下静脉发出的肾上腺静脉分支,结扎后离断。进而将右后下静脉本身也进行双重结扎后离断。离断右侧腔静脉旁韧带后,以血管带将肝右静脉(RHV)进行悬吊。

3. 将 Spiegel 叶的尾状叶静脉的肝脏侧双重结扎,IVC 侧以 Satinsky 钳夹闭后离断,4-0Ti-Cron 线连续缝合。Spiegel 叶包绕下腔静脉背侧,如下图所示从右侧入路将其与下腔静脉完全游离。

4. 完全地游离尾状叶完毕后,将肝左与肝中静脉的共干以血管带悬吊。

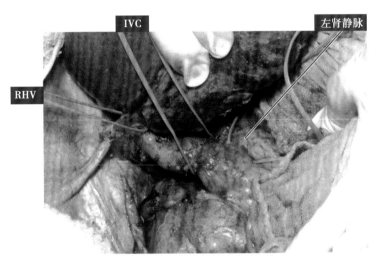

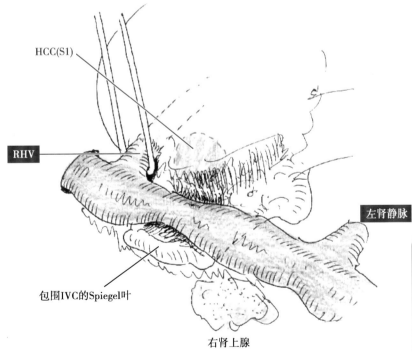

> **术者点评**
>
> 切除尾状叶腔静脉旁部的肿瘤时,将尾状叶从 IVC 上完全游离是进行安全肝切除必不可少的步骤。

■ IOUS

将尾状叶从下腔静脉完全游离后,进行术中 Sonazoid 超声造影。在术前考虑为肝内转移的 S4 的 2 个肿瘤中,头侧的肿瘤在非造影超声中呈低回声,Kupffer 期呈低回声,诊断为肝内转移。但是,足侧的肿瘤在非造影超声中呈低回声,Kupffer 期观察不清,考虑诊断为再生结节。

■ 肝脏离断线划定

P8 vent 染色,进而用 ICG 荧光法确认染色区域,未见与染色法相比存在明显差异,S4 右侧的 S8 vent 的一部分支配领域被成功染色。肝离断线以 S8 vent 的一部分为右侧缘,肝圆韧带为左侧缘,Spiegel 叶全部切除,在尾状叶的足侧不包含尾状突,依次划定预定切除线。由于位于 S1 的 HCC 与 RHV 位置比较接近,以 RHV 作为尾状叶的右侧缘。

联合 MHV 切除,离断线毗邻相对简单,打算行 S4+S8 vent 及 S1(Spiegel 叶 + 腔静脉旁部)整块切除。为获得良好的视野,计划以肝门板为中心,离断肝实质并向左右展开进行中肝叶切除。

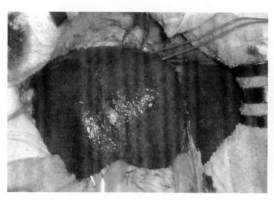
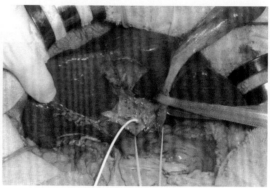

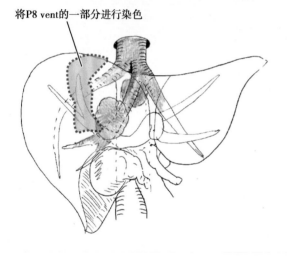

将P8 vent的一部分进行染色

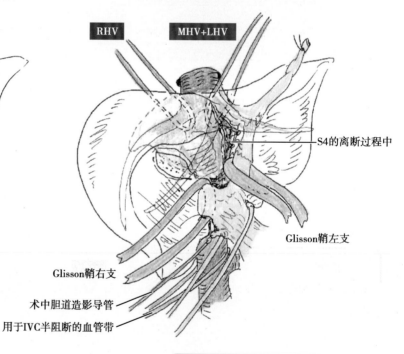

RHV　　MHV+LHV

S4的离断过程中

Glisson鞘左支

Glisson鞘右支

术中胆道造影导管

用于IVC半阻断的血管带

> **术者点评**
> Glisson 鞘一并处理的要点是,将左支及右支以血管带悬吊,这对于尾状叶周边的离断很有帮助。

■ 为肝离断而行的辅助的血管带圈套

在肝脏游离的阶段,已经悬吊了 IVC、RHV、MHV+LHV。进而离断 Arantius 管,行左肝管的悬吊后,通过 Penrose 引流管进行追加牵引。初始未行 Glisson 鞘右支的悬吊,在肝离断进行中也用 Penrose 引流管进行 Glisson 鞘右支的牵引。

■ 肝脏离断

使用 Pringle 法，即 clamp crushing 法夹碎肝实质，所遇脉管以 LigaSure Small Jaw 封闭或结扎。较粗大的 Glisson 鞘追加 Ti-Cron 线缝扎，静脉的切除侧以连发钛夹或 LigaSure 封闭。肝实质离断的按以下步骤进行。

1. 牵引肝圆韧带的同时，沿门静脉左支脐部与 S4 之间进行离断。将通往 S4 的 5~6 支 Glisson 鞘分支结扎离断。离断后直到 Glisson 鞘左支的悬吊部位与 Arantius 管平行，离断左外叶与尾状叶的间隙，直至头侧直到达 LHV 的根部。从肝门板通向尾状叶的小分支分别结扎离断。

2. 右侧推进 S8-S5 的离断，将 MHV 的主干于末梢处双重结扎后离断。进而确认 S8 vent 的 Glisson 鞘，在偏末梢的位置将其结扎离断。然后，沿插入尾状叶背侧的左手示指的方向进行垂直离断肝脏，在 RHV 的左侧将肝脏实质完全离断直至 IVC 表面。

3. 肝门板周围的视野改善后用左手示指将 Spiegel 叶向头侧提拉的同时，分别确认从肝门板发出通往腔静脉旁部及 Spiegel 叶的 Glisson 鞘并双重结扎后离断。通过以上操作，标本就只和 MHV 连接。

4. 剥离 MHV 和 LHV 分叉处周围的肝实质（这个时候由于左手仍置于 MHV 背侧进行压迫因此比较安全），将 V8 双重结扎并离断后，以血管钳将 MHV 夹闭后离断，移除标本。MHV 断端以 4-0 Ti-Cron 线连续缝合封闭。

Pringle 阻断时间为 60 分钟。

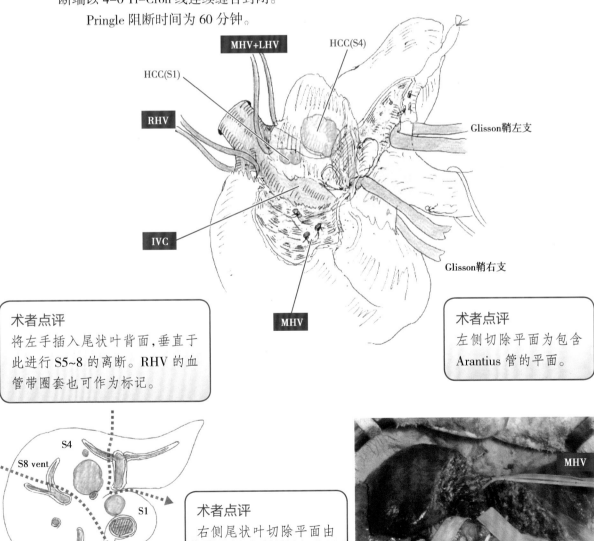

术者点评
将左手插入尾状叶背面，垂直于此进行 S5~8 的离断。RHV 的血管带圈套也可作为标记。

术者点评
左侧切除平面为包含 Arantius 管的平面。

术者点评
右侧尾状叶切除平面由牵引右侧 Glisson 鞘进行操作的过程中确定。

■ 胆漏试验,腹腔冲洗,放置引流管,关腹

　　利用胆道造影导管进行数次胆漏测试,可疑胆漏处以 5-0 Prolene 线缝扎。特别是以肝门板及尾状叶周边为中心确认是否存在胆漏,直到测试满意为止。

　　腹腔内以 3 000ml 温生理盐水冲洗,肝脏离断面涂抹 3ml 纤维蛋白胶。于肝创面留置 24Fr 引流管,将肝圆韧带固定,逐层关腹。

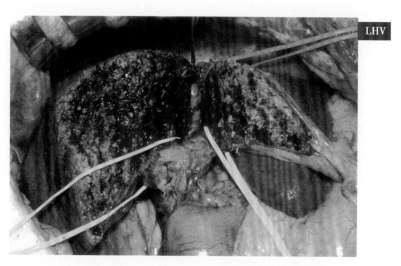

Glisson 鞘右支

Glisson 鞘左支

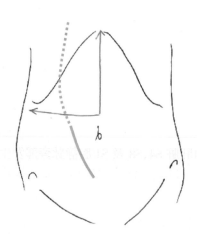

病理诊断

肝脏多发肝细胞癌,部分肝切除。

(1)中 – 低分化肝细胞癌,多结节融合型,S4,3.5cm×2.5cm×2.5cm,S4,eg,fc(+),fc–inf(+),sf(+),s0,vp1,vv0,va0,b0,sm(−)。

(2)低分化肝细胞癌,多结节融合型,2.5cm×1.5cm×1.5cm,S1,eg,fc(+),fc–inf(+),sf(−),s0,vp1,vv0,va0,b0,sm(−)。

(3)高分化肝细胞癌,单结节型,0.5cm×0.5cm×0.3cm,S4,eg,fc(−),sf(−),sf(−),s0,vp0,vv0,va0,b0,sm(−)。

(4)高分化肝细胞癌,单结节型,0.8cm×0.7cm×0.5cm,S4,eg,fc(−),sf(−),sf(−),s0,vp0,vv0,va0,b0,sm(−)。

慢性肝炎(F3A1)伴脂肪性肝炎。

共确认肝细胞癌 4 个。

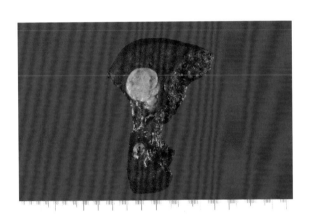

术后经过

术后未出现胆漏,第 14 天出院。

术后 4 个月时确认出现肝右叶的肝内复发及肝门部淋巴结转移,给予索拉非尼治疗。

总结

对于 80 余岁患者的肝脏 S4、S8 及 S1 腔静脉旁部发生的肝细胞癌,本例施行了尽量保留剩余肝脏的包含尾状叶在内的经肝门入路的中肝叶切除术。很遗憾术后早期出现了复发,但是也确实完成了尽可能减少肝体积损失的安全的切除。

该式式的要点,主要有以下 3 点:

1)切除腔静脉旁部的肿瘤时,第一步即是将尾状叶从下腔静脉完全游离下来。将左手插入尾状叶背面,这样可以从腹侧开始推进安全的肝脏离断。

2)将左右 Glisson 鞘分别悬吊,这样在进行肝门板和尾状叶之间的剥离时会容易一些。

3)RHV 的保留及 MHV 的离断均是要点。

(阪本良弘,新川宽二)

参考文献

1) Kumon M：Anatomical study of the caudate lobe with special reference to the portal venous and biliary branches using corrosion liver casts and its clinical application. *Liver Cancer* **6**：161-170, 2017

2) 公文正光：肝鋳型標本とその臨床応用. 肝臓 **26**：55-60, 1985

3) Yamamoto J et al：An isolated caudate lobectomy by the transhepatic approach for hepatocellular carcinoma in cirrhotic liver. *Surgery* **111**：699-702, 1992

4) Takayama T et al：High dorsal resection of the liver. *J Am Coll Surg* **179**：72-75, 1994

5) Sakamoto Y et al：Prognosis of patients undergoing hepatectomy for solitary hepatocellular carcinoma originating in the caudate lobe. *Surgery* **150**：959-967, 2011

6) Torzilli G et al：A new systematic small for size resection for liver tumors invading the middle hepatic vein at its caval confluence；mini-mesohepatectomy. *Ann Surg* **251**：33-39, 2010

7) Torzilli G et al：Conservative hepatectomy for tumors involving the middle hepatic vein and segment 1：the liver tunnel. *Ann Surg Oncol* **21**：2699, 2014

8) Billingsley KG et al：Segment-oriented hepatic resection in the management of malignant neoplasms of the liver. *J Am Coll Surg* **187**：471-481, 1998

第9章 保留肝实质肝切除术治疗左右肝多发大肠癌肝转移

适应证和要点

对于大肠癌肝转移的治疗方案随着包括分子靶向药在内的化学治疗的进步而不断变化,但是,肝切除术的重要性并未改变,我们科室对大肠癌肝转移的治疗方针为:①如果能够安全的进行肝切除术,则不考虑肿瘤的大小、个数以及位置的限制[1];②以局部切除为原则;③对于无法切除或切除困难的病例则通过术前新辅助化疗,寻找进一步治疗的机会;④对于残肝的再次肝切除应持积极的态度[2,3]。基于临床实验的研究,目前没有证据显示围术期辅助化疗能够提高大肠癌肝转移的术后生存率,但是术后进行辅助治疗是得到一致赞同的[4]。

在这里我们选择了难以治疗的左右肝多发肝转移的病例。对于肝转移灶的切除并不进行规则性肝切除,而是以局部切除为原则,保留肝实质的肝切除术预后良好,最近,美国MD安德森癌症中心的研究报告也支持这一点[5]。将这种对于多发肝转移的保留肝实质的术式称为 parenchymal-sparing hepatectomy,在欧洲将局部肝切除后类似"瑞士奶酪"的术式称为 Swiss cheese he-patectomy 或者 cherry picking hepatectomy。本病例并未获得远期生存,但是放弃外科切除治疗对患者的预后还是有较大影响的[6],应积极地进行切除。

现病史及术前影像学

40 岁男性,以血便为主诉,2 期直肠癌伴左右肝多发肝转移,KRAS 野生型,转移瘤数量为 19 个,入组 NEXTO 试验(对于肝转移瘤无法切除或切除困难的 KRAS 野生型大肠癌,在使用 FOLFOX+ 西妥昔单抗方案进行化疗后探讨肝转移瘤 R0 切除率以及安全性 UMIN000007923),进行 4 疗程化疗。

ICG-R15 为 7.7%。

血清 CEA 初次检查 11.5ng/ml,化疗后复查降至 6.8ng/ml。

术前 EOB-MRI 检查明确诊断转移瘤共为 24 个。

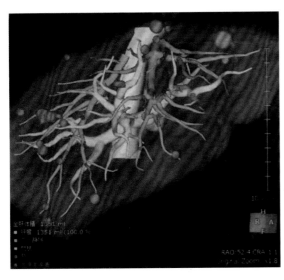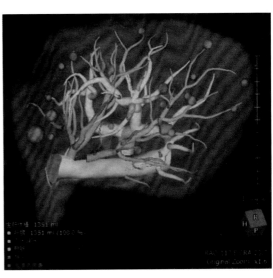

保留肝实质的肝切除术

手术时间 10 小时 20 分 / 出血量 600ml

■ 开腹,确认肿瘤

取反 L 形切口进入腹腔,明确原发灶周围并未有腹膜转移,直肠的病变能够切除,通过术前 EOB-MRI 的检查,术中使用 Sonozoid 进行超声造影确认全部 24 个肿瘤的位置。

> **术者点评**
> 切除多个肿瘤在术前制定切除计划是非常重要的,责任医生应预先依据标记制成立体图像,将每个区域分配编号进行整理,术者应详细阅读影像学资料,在脑海中明确肿瘤的大小及位置,对于切除肿瘤是非常必要的。

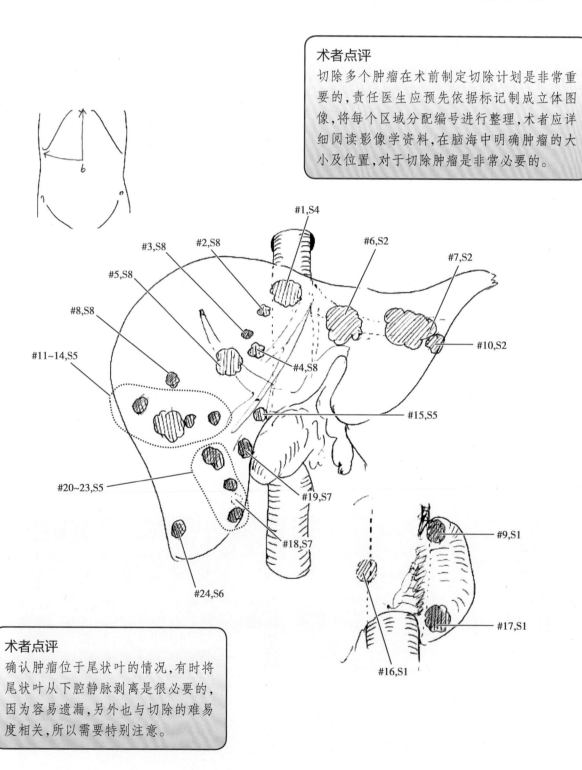

> **术者点评**
> 确认肿瘤位于尾状叶的情况,有时将尾状叶从下腔静脉剥离是很必要的,因为容易遗漏,另外也与切除的难易度相关,所以需要特别注意。

■ 尾状叶的游离

在 24 个肿瘤中有 3 个位于尾状叶,其中一个位于静脉旁,因此,将尾状叶与下腔静脉完全剥离至只剩下 3 条主要连接的肝静脉。

切除胆囊,将胆道造影管从胆囊管伸入,观察创面有无胆汁漏出。

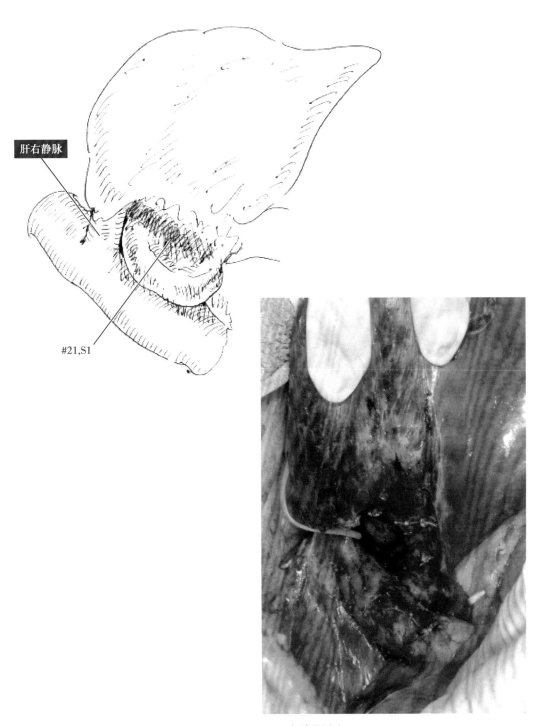

肝右静脉

#21,S1

#21 已切除的图示

■ 肝切除设计

依照肿瘤的位置,计划对左肝的 2 处、尾状叶的 3 处、右前叶的 3 处及右后叶的 3 处总计 11 处进行局部切除。

术者点评

应用术中超声对每一处特定的切除区域仔细地进行标记,Sonozoid 的效果会在 1~2 小时会后逐渐减弱,必要时可以追加。

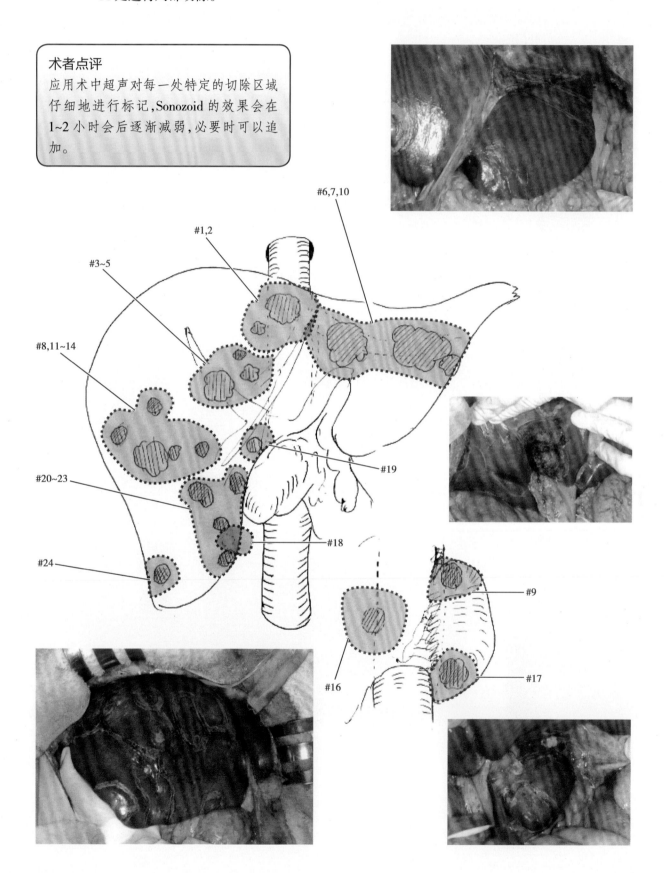

■ 肝脏的离断

　　肝脏离断在肝门血流阻断的前提下使用钳夹法进行,对于显露的管道系统进行结扎或者使用 LigaSure 夹闭后离断。左外叶的肿瘤紧贴左肝静脉,将之剥离,将 S5 的肿瘤从中肝静脉剥离,因为肿瘤全部位于靠近肝表面的位置,肝切除本身的难度并不高。

　　肝门阻断时间总计 140 分钟。

> 术者点评
>
> 肝脏离断时间常常需要超过 2 个小时,所以使用间歇性的肝门阻断可以控制出血量,使手术能够安全的进行,最长的间歇性肝门阻断时间为 5 小时以上[7]。

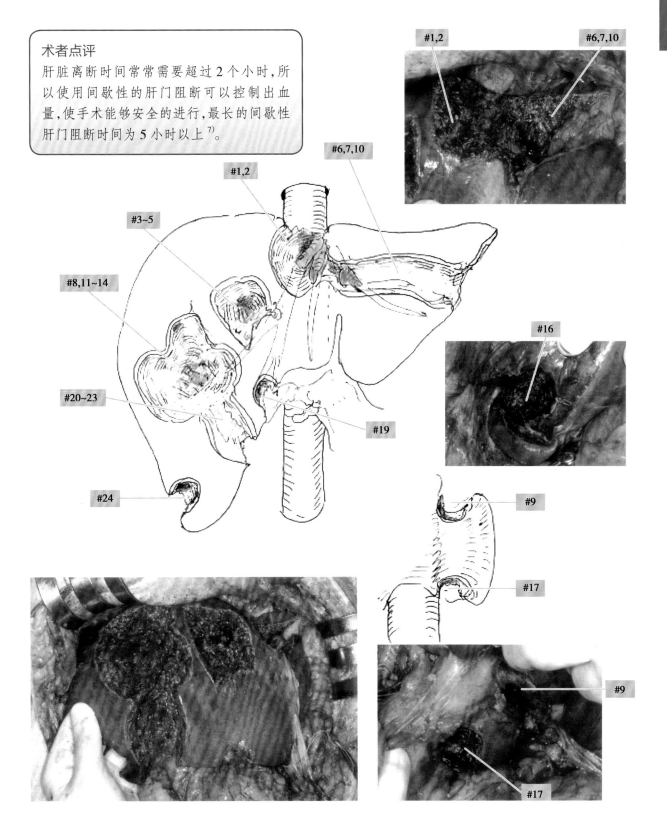

■ 止血，冲洗腹腔，引流，关腹

仔细进行创面止血后，经胆道造影管注入空气，观察有无胆汁漏出，对漏点使用 6-0 Prolene 线缝扎。在肝离断面留置 3 根引流管后关腹。

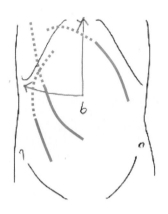

> **术者点评**
>
> 因为肝脏离断面的面积很大，所以发生胆汁漏的概率是很高的，为了使胆汁漏的发生控制在最小，要反复进行胆汁漏试验。

病理诊断

腺癌肝脏转移。

24 个结节。

组织学考虑全部为直肠癌转移的管状腺癌，肿瘤内可见部分纤维化、坏死及泡沫样巨噬细胞的聚集，考虑术前化疗多少有些效果，，并确认了所有切除瘤体内残存的可见癌细胞。

24 个肿瘤中只有 S3 的一处肿瘤的切缘为阳性，其他的肿瘤切缘均为阴性。

术后经过

术后第 1 天引流液中胆红素的浓度全部在 2.0mg/dl 以下，予以全部拔管，在那之后，出现了腹水感染以及血清总胆红素升高至 4.5mg/dl，经过保守治疗后好转，术后第 20 天出院。

术后第 6 周进行了腹腔镜下直肠前切除术，切除了直肠癌的原发灶，病理回报 T3(SS)，pN3(6/22)。

但是出院后 1 个月行增强 CT 发现残肝出现多发肝转移，开始使用 FOLFOX 及 AVASTIN 治疗，由于疾病的进展在 10 个月之后又进行了 FOLFOX 及 AVASTIN 治疗，在那 2 个月后又使用伊立替康及西妥昔单抗进行治疗，但是病情继续进展，伴随肝转移的扩大以及肺转移和大动脉淋巴结的转移，于肝切除术后 1 年 9 个月死亡。

总结

对年轻患者的 11 处直肠癌伴左右肝多发性肝转移进行了实质保留的肝脏切除术。

术式的要点主要有以下 3 点：

1）依据术前 EOB-MRI 进行制图，需要在术者的脑中建立影像。

2）术中使用 Sonozoid 造影，使用术中超声确定全部肿瘤的位置，进行标记。

3）对于尾状叶以及深部的肿瘤需要将尾状叶从下腔静脉完全剥离，通过对主要肝静脉的预阻断能够降低肝脏离断的难度。

（阪本良弘，新川宽二）

参考文献

1) Saiura A et al：Liver resection for multiple colorectal liver metastases with surgery up-front approach：bi-institutional analysis of 736 consecutive cases. *World J Surg* **36**：2171-2178, 2012

2) Oba M et al：Survival benefit of repeat resection of successive recurrences after the initial hepatic resection for colorectal liver metastases. *Surgery* **15**：632-640, 2016

3) Takahashi M et al：Repeat resection leads to long-term survival：analysis of 10-year follow-up of patients with colorectal liver metastases. *Am J Surg* **210**：904-910, 2015

4) Hasegawa K et al：Perioperative chemotherapy and liver resection for hepatic metastases of colorectal cancer. *J Hepatobiliary Pancreat Sci* **19**：503-508, 2012

5) Mise Y et al：Parenchymal-sparing hepatectomy in colorectal liver metastasis improves salvageability and survival. *Ann Surg* **263**：146-152, 2016

6) Oba M et al：Discrepancy between recurrence-free survival and overall survival in patients with resectable colorectal liver metastases：a potential surrogate endpoint for time to surgical failure. *Ann Surg Oncol* **21**：1817-1824, 2014

7) Sakamoto Y et al：Pringle's maneuver lasting 322 min. *Hepatogastroenterology* **46**：457-458, 1999

第一篇　肝脏手术

第10章 化学治疗后降期的肝切除

适应证和要点

随着细胞毒性抗癌药和分子靶向药等新型化疗药物的兴起,大肠癌的治疗方案每年都在发生着变化。另一方面,对于大肠癌肝转移的标准治疗方案仍为肝切除术,原则上不受限于肿瘤个数的影响[1],同时对于再发的肝转移瘤,积极地进行再次手术有助于术后生存率的提高[2]。

但是,左右肝多发肝转移的治疗仍然是难点,绝不能说肝切除术的成果预示着预后良好[3]。对于这种进行性的肝转移瘤病例,近年来术前新辅助化疗的应用有机会使之转变为可能切除的肝转移瘤[4]。在我们科室的临床试验中,对无法切除的 KRAS 野生型的大肠癌肝转移病例应用 FOLFOX 联合西妥昔单抗能够使之降期,下面介绍一例降期后成功进行一期肝切除术的病例。

现病史及术前影像学

60 岁女性,诊断为乙状结肠癌行乙状结肠切除术,术后 1 年行 CT 检查发现双叶多发肝转移瘤,因为肿瘤明显侵及肝静脉,无法行手术治疗,入组 NEXTO 试验(对于肝转移瘤无法切除或切除困难的 KRAS 野生型大肠癌,在使用 FOLFOX+ 西妥昔单抗方案进行化疗后探讨肝转移瘤 R0 切除率以及安全性 UMIN000007923),应用 4 个疗程 FOLFOX+ 西妥昔单抗方案。

应用 RECIST 确认肿瘤体积减小 39%,评估为 PR(部分缓解),可以行手术切除。

ICG-R15 为 4.1%,肝功能良好。

术前化疗前

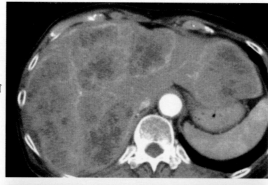
术前化疗后

联合右肝静脉切除的肝 S478 部分切除术

手术时间 6 小时 0 分 / 出血量 280ml

■ 开腹，处理，术中超声

　　1. 取反 L 形切口进入腹腔，横向切口至第 11 肋间，确保充分的视野，可见少量混浊的腹水，无法确认腹腔种植转移，可见前次手术创面的脂肪粘连，尽可能的进行分离，肿瘤主要集中在膈面的 S874，紧贴膈肌。

　　2. 应用术中超声确认右肝静脉（RHV）受到肿瘤的侵及，与中肝静脉（MHV）尚有距离，但 V8 受到侵及。

　　3. 处理右肝，游离右侧肾上腺，肾上腺没有紧贴肝脏，结扎、离断数只肝短血管，离断右侧下腔静脉韧带，对 RHV 进行悬吊。

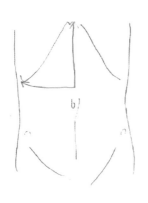

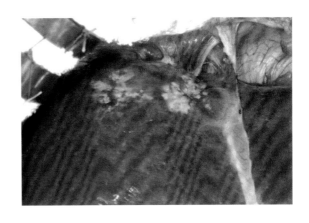

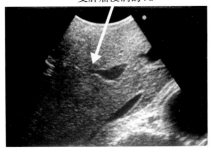

受肿瘤浸润的 V8

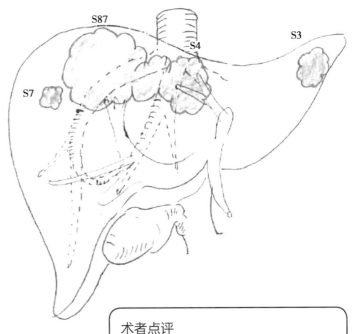

S87　S4　S3　S7

> **术者点评**
> 应用术中超声的要点是确定血管和肿瘤的距离，在脑海中确定切除方法。

■ 夹闭右肝静脉后淤血区域的评估

　　夹闭预阻断的 RHV, 肉眼看不出肝脏表面的颜色变化, 通过超声的多普勒模式观察 RHV 主干血流阻滞, V5 出现逆流, 确认与 MHV 存在交通支, 进一步夹闭右肝动脉, 肝脏表面的颜色没有变化。

　　考虑即使离断 RHV, 保留的前后段出现淤血、坏死的可能性也很小, 所以施行了联合 RHV 离断的肝部分切除术。

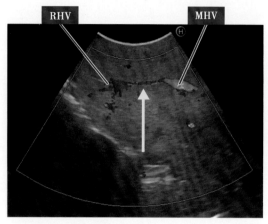

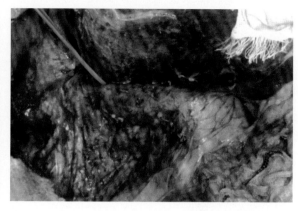

RHV 和 MHV 的吻合支

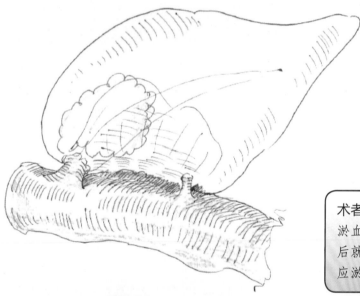

术者点评

淤血区域不明显的时候, 夹闭右肝动脉后就会变得很明显, 这是因为阻断了供应淤血区域的动脉流入血[5]。

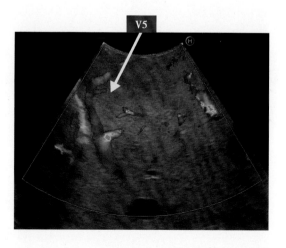

■ 确定肝脏预定切割线

在横跨 S784 的肿瘤外侧保留 1cm 的边缘,在此确定部分切除的切割线,制定下一步的手术计划。

1. 将 RHV 在根部以及中间 2 处离断,无需重建血管。

2. MHV 的主干保留,在 V8 根部离断。

3. 对于 Glisson 鞘,应将 G8、G7、G4、G1(下腔静脉部)全部离断。

4. 将左手充分的伸入到肝背侧,这样从腹侧离断的时候就能安全的与背侧贯通。

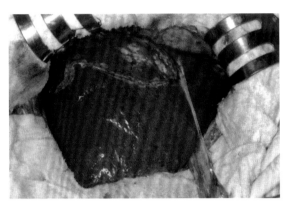 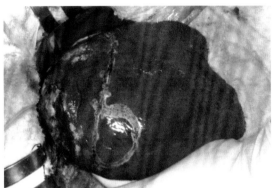

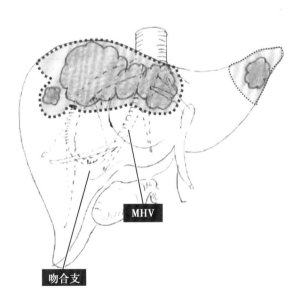 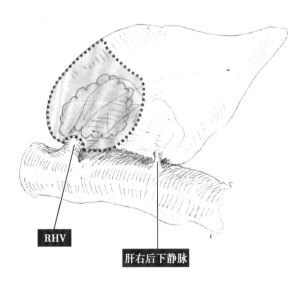

MHV

吻合支

RHV

肝右后下静脉

术者点评

一边使用超声波定位,一边仔细的确定预定切割线,因为转移性肝癌的切缘保证阴性是非常重要的。

■ **肝脏的离断**

在肝门血流阻断的前提下使用钳夹法开始肝脏的离断,应用 LigaSure 夹闭血管,按照以下的顺序离断:

1. S78 肝实质与 RHV 末端共同离断。
2. 离断 S8 Glisson 鞘。
3. 离断 S4 Glisson 鞘。
4. 从 MHV 的前壁暴露出右侧壁。
5. 将从 MHV 分出的 V8 离断。
6. 离断尾状叶下腔静脉部的 Glisson 鞘。
7. 将 RHV 内侧的 S7 肝实质离断。

肝切除过程如下图,RHV 仅做悬吊,之后再次夹闭 RHV:

1. 将 RHV 末端双重结扎后离断。
2. 在 RHV 中心处使用血管钳夹闭后移除标本,肝静脉断端使用 5-0Prolene 线连续缝合。

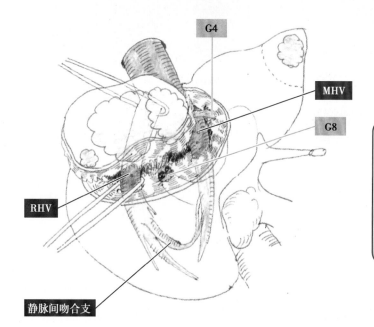

术者点评

RHV 并未全部切除,因此切除应在左手的把握下进行,为了能够控制肝静脉的出血,需要熟练地将左手的手指伸到尾状叶的背侧来进行贯通切除。

仅有 RHV 与切除肝相连

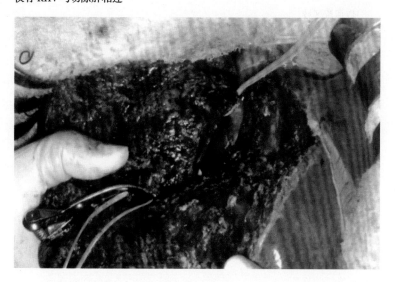

■ S3 部分切除

继续进行 S3 的部分切除,将 G3 以及 G2 的末支双重结扎后离断,最后结扎。离断左肝静脉的末支。

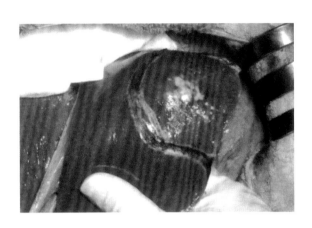

■ 通过吲哚菁绿(ICG)荧光法评估淤血区域

静脉注射 ICG 溶液 0.1ml 后,使用红外线照相机观察肝脏表面,能够确认肝实质内 ICG 的蓄积情况,淤血区域的 ICG 摄取较低 [6],RHV 返流区域的 ICG 摄取只是轻度下降。

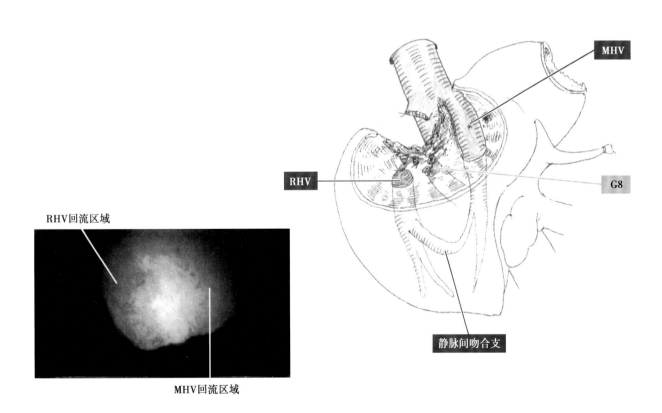

RHV回流区域

MHV回流区域

MHV

RHV

G8

静脉间吻合支

■ 止血,检查创面,关腹

使用多普勒超声再次确认 V5 和 MHV 的吻合支。

肝脏创面止血良好,并且无胆汁漏。

腹腔内使用温水 3 000ml 冲洗,留置引流管后关腹。

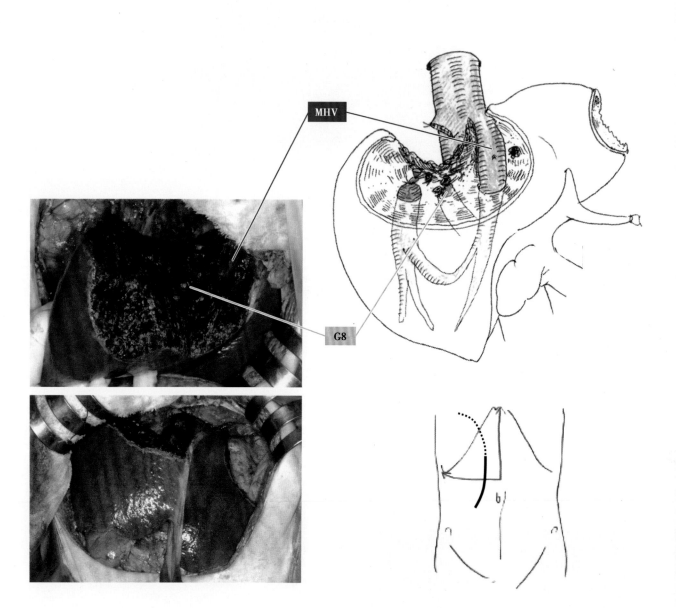

病理诊断

转移性腺癌。

切除肿瘤数为 7 个,其中 1 个肿瘤的切缘阳性。

侵及 RHV 血管壁,未侵透内腔,V8 未侵及。

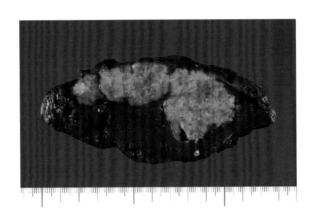

术后经过

术后无胆汁漏及肝功能不全,术后第 8 日为控制血糖转入内科,术后第 19 日出院,按照临床试验的要求术后进行 8 个疗程 FOLFOX+西妥昔单抗方案的辅助化疗,目前术后 3 年,肿瘤无复发。

总结

对无法切除的左右肝多发大肠癌肝转移病例,以降期为目的进行 FOLFOX+西妥昔单抗方案化疗能够使 39% 的肿瘤缩小,评估为 PR(部分缓解),可以进行肝部分切除术和术后辅助治疗。

术式的要点主要有以下 3 点:

1)在侵及静脉的肝转移瘤的切除中,不仅仅是缺血区域,保留肝的淤血区域也应该在切除计划内,必要时应准备进行静脉血管重建。

2)将切除的肝脏握在左手中,贯通离断尾状叶,即所谓的肝脏隧道[7]。

3)使用多普勒超声进行肝静脉的血流评估,肝脏表面的淤血区域评估是通过 ICG 荧光法来进行的。

(阪本良弘)

参考文献

1) Saiura A et al：Liver resection for multiple colorectal liver metastases with surgery up-front approach: bi-institutional analysis of 739 consecutive cases. *World J Surg* **36**：2171-2178, 2012

2) Oba M et al：Survival benefit of repeat resection of successive recurrences after the initial hepatic resection for colorectal liver metastases. *Surgery* **159**：632-640, 2016

3) Sakamoto Y et al：Is surgical resection justified for stage IV colorectal cancer patients having bilobar hepatic metastases? An Analysis of survival of 77 patients undergoing hepatectomy. *J Surg Oncol* **102**：784-788, 2010

4) Folphrecht G et al：Tumor response and secondary resectability of colorectal liver metastases following neoadjuvant chemotherapy with cetuximab：the CELIM randomized phase 2 trial. *Lancet Oncol* **11**：38-47, 2010

5) Sano K et al：Evaluation of hepatic venous congestion: proposed indication criteria for haptic vein reconstruction. *Ann Surg* **236**：241-247, 2002

6) Kawaguchi Y et al：Portal uptake function in veno-occlusive regions evaluated by real-time fluorescent imaging using indocyanine green. *J Hepatol* **58**：247-253, 2013

7) Torzilli G et al：Conservative hepatectomy for tumors involving the middle hepatic vein and segment 1：the liver tunnel. *Ann Surg Oncol* **21**：2699, 2014

<table>
<tr><td>第**11**章</td><td>针对两叶多发大肠癌肝转移
ALPTIPS 1 期</td></tr>
</table>

适应证和要点

如果预估大部肝切除后残肝体积较小时,则通过栓塞拟定切除肝脏的门静脉分支,以促进预留残肝的再生,从而避免肝切除术后肝功能不全,即门静脉栓塞术(portal vein embolization,PVE)。1982 年,幕内最早实施了门静脉栓塞术,[1,2]。本科室针对 ICG-R15 数值不到 10%,预留残肝(future liver remnant,FLR)体积不足 40% 的患者以及 ICG-R15 值大于 10%,小于 20%,而 FLR 不足 50% 的病例术前行 PVE[3]。

PVE 后 80% 的病例可实施之后肝切除,有 20% 的病例因为各种各样的原因无法实施肝切除[4]。无法满足肝切除要求的原因中 80% 为等待期间肿瘤进展,因此自 PVE 开始至肝切除实施之间的 3~8 周等待期内也存在需要重视的问题[5]。对于这一问题的解决策略,近年来欧洲、南美等地的中心正在实施一种称为 "ALPPS(associating liver partition and portal vein ligation for stage hepatectomy)" 的 2 期肝切除方法[6]。ALPPS 的 1 期手术,是将预定切除肝脏的门静脉结扎,肝 S4 完全离断,中肝静脉亦进行分离。之后,残留的左肝快速再生,7~10 日后行 2 期根治手术。与 PVE 相比的肝再生速度和再生率等方面具有优越性,但同时并发症和死亡率也较高[7,8]。

本章节和后一章节介绍的 ALPTIPS 手术(associating liver partition and trans-ileocecal portal vein embolization for staged hepatectomy)是 ALPPS 手术的演变,改变门静脉结扎以避免肝门部的手术操作,代之以经回结肠静脉行门脉栓塞术,改变 S4 完全离断,替代为沿 Rex-Cantlie 线部分肝离断。1 期手术和 2 期手术间隔约为 2 周,被认为是肝再生和安全性方面具有较好平衡的良好术式[9]。

现病史和术前图像

70 岁女性,因便血和肛门部疼痛,行大肠镜检查(CF),直肠 Rs 部位发现 2 型病变。另外肛门部肿瘤及右侧腹股沟淋巴结转移、多发肝转移也同时确认。为治疗 Rs 直肠癌(T4aN3M1 Ⅳ期),于本院大肠外科行腹腔镜下高位前入路切除术联合肛门部肿瘤切除术和右侧淋巴结切除术。

肝部分切除的情形(实际完成的术式)FLR　部分切除联合 S3 切除时 FLR 体积 28.3%
体积 35.5%(394ml)　(315ml)

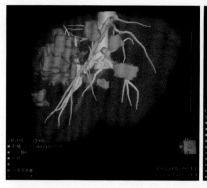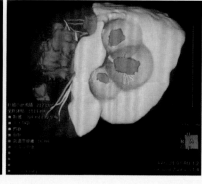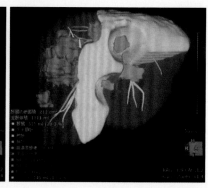

约 1 个月后,两叶多发肝转移治疗为目的,来本科住院。左肝发现 3 个肿瘤,其中一个紧贴 S3 的 Glisson 鞘主干。ICG-R15 的值为 15.6%,有轻度肝功能损害。肿瘤切除后 FLR 体积为 35.5%,而肝 S3 肿瘤若采取切除整个 S3 的方式,则 FLR 体积仅为 28.3%。若按照既往经验给予经皮经肝的门脉栓塞术(PTPE)后再做 1 期肝切除,很难确保充足的 FLR 体积,因此认为该病人适合 ALPTIPS。

左肝部分切除,部分肝离断,经回结肠静脉栓塞门静脉

手术时间 6 小时 10 分 / 出血量 240ml

■ 开腹探查所见

上腹部正中切口入腹,可见前次腹腔镜下切除部位无明显粘连,无腹水及无腹膜转移。继而追加做横行切口,可见肝脏表面平滑,边缘轻度变钝。

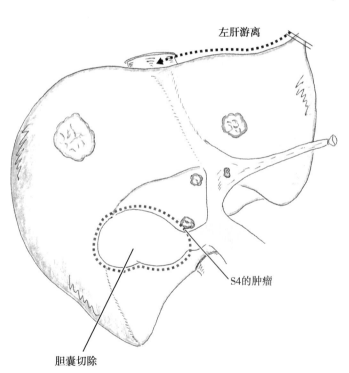

左肝游离

S4的肿瘤

胆囊切除

术者点评
ALPTIPS 1 期手术时最好不要接触到肝十二指肠韧带。

■ 左肝游离,IOUS

1. 打开小网膜囊,离断左三角韧带、冠状韧带,以游离左肝。继而行术中超声检查(IOUS),左肝未确认新发病变。

2. ALPTIPS 时胆囊是可以保留的,但本例患者 S4 胆囊旁有肿瘤存在(下页④),同时为方便肝脏正中离断,所以摘除了胆囊。胆囊管残留较长,双重结扎后切断,结扎线亦保留较长的残端,以备 2 期肝切除时用。

3. Sonazoid 静注 15 分后的 Kupffer 期,再次行 IOUS。左肝仍未见新病变。

第一篇　肝脏手术

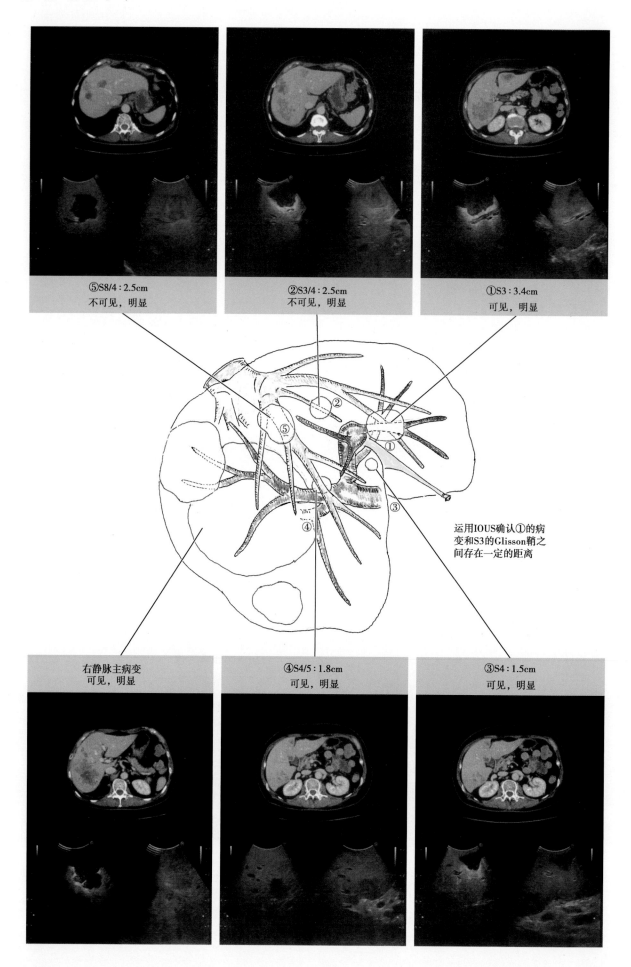

⑤S8/4：2.5cm
不可见，明显

②S3/4：2.5cm
不可见，明显

①S3：3.4cm
可见，明显

运用IOUS确认①的病变和S3的Glisson鞘之间存在一定的距离

右静脉主病变
可见，明显

④S4/5：1.8cm
可见，明显

③S4：1.5cm
可见，明显

■ 肝离断线的设定

　　本次手术将图中所示的病变①、②和③切除，左右叶分界部位的病变④和⑤拟 2 期行右肝切除。部分肝离断（partial partition）的离断线，如下图所示，沿着 Cantile 鞘从肝门开始向头侧分离的部分离断线。

　　病变①以及 S3 的 Glisson 鞘经 IOUS 确认存在一定距离，故采取了保存 S3 的 Glisson 鞘的部分切除。

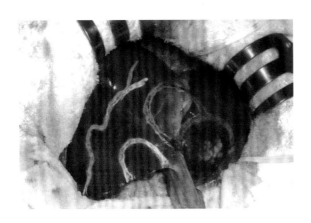

术者点评

部分肝离断以中肝静脉（MHV）的前面露出为止。肝门部尽可能不去处理，以确保 2 期肝切除时的肝脏质量。部分肝离断时，要形成 V 字的谷底，故应注意 MHV 的分支出血及止血处理。

病变④拟2期切除

为实施部分肝离断的切除线

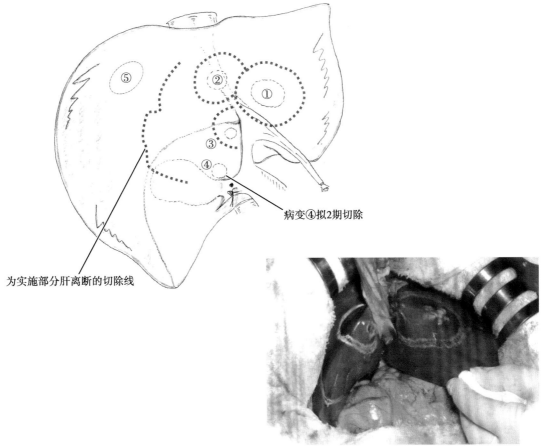

■ 左肝部分切除

Pringle 法下，钳夹法（clamp crushing）进行肝离断，将暴露的脉管予以结扎或者采用 LigaSure Small Jaw 夹闭，切断。

病变①从尾侧将肿瘤翻起，离断过程中将 S3 的 Glisson 鞘的 3 个分支及左肝静脉的一个分支予以切断。

病变②的切除，从病变①的离断面开始，S4sup 方向的 1 个分支分离。

病变③ 切除时将 S4 inf 方向的分支分离，部分切断。

因肝部分切除需要，Pringle 时间总计为 67 分。

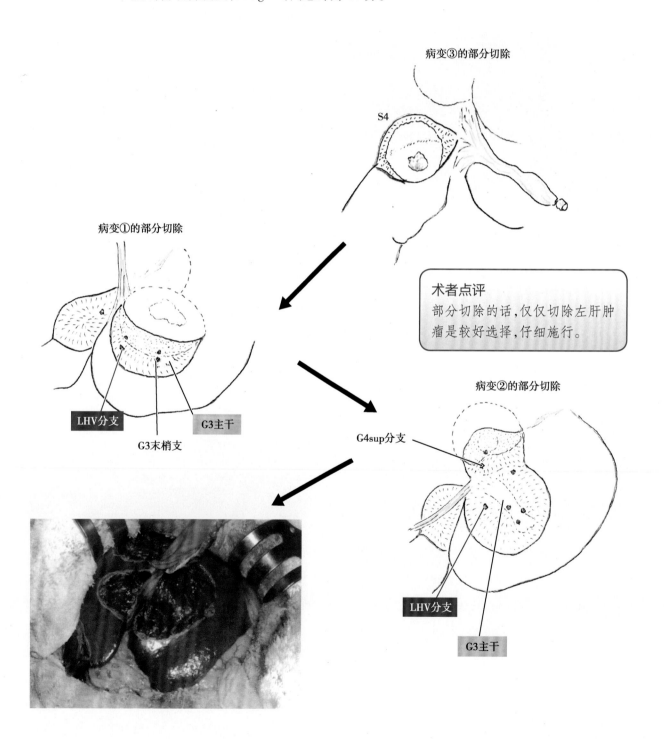

病变③的部分切除

S4

病变①的部分切除

术者点评
部分切除的话，仅仅切除左肝肿瘤是较好选择，仔细施行。

病变②的部分切除

LHV分支   G3主干

G3末梢支

G4sup分支

LHV分支

G3主干

■ 部分肝离断

　　肝离断应沿着 Rex-Cantlie 线进行到中肝静脉（MHV）的 V4、V5 的分叉部的深度为止予以离断。离断是在 Pringle 法阻断下使用钳夹法。单次 Pringle 法的时间为 15 分,时间总计 82 分钟。

　　为检验是否有胆漏,将完全结扎的胆囊管断端结扎线放松,留置胆道造影用的 Tube。S3 的 Glisson 鞘末端因为有胆漏,采用 6-0Prolene 线予以缝扎,并确切止血。肝断面采用纤维蛋白胶 3ml 喷洒。为 2 期手术考虑,部分肝离断部位及肝十二指肠韧带予以防粘连膜敷贴。

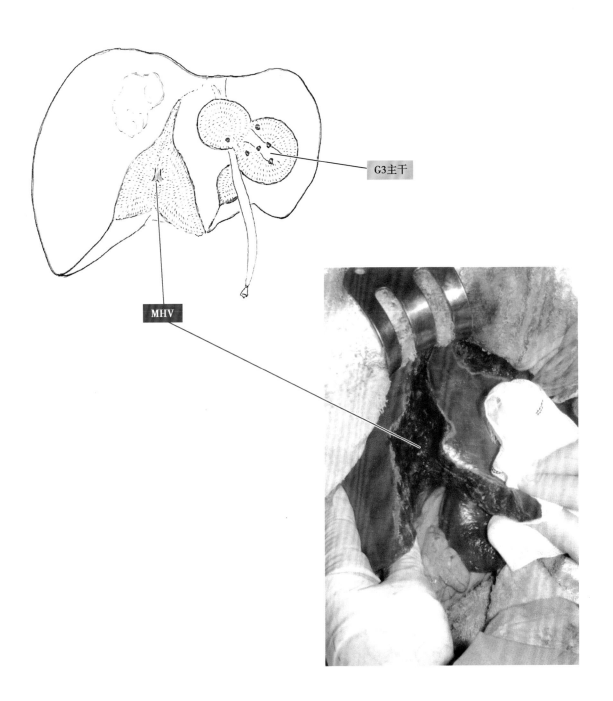

G3主干

MHV

■ **留置鞘管**

从空肠静脉分支处留置操作鞘管。肠系膜脂肪组织较厚时,可用超声确认静脉的走行。肠系膜切开后,空肠静脉予以分离。8 Fr 鞘管 cut down 法留置。

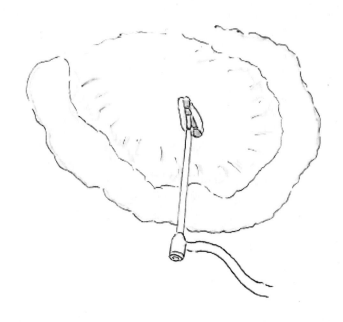

■ **术中门脉栓塞**

使用 MP catheter 6 Fr(balloon 直径 13mm),0.035inch 放射聚焦导线 150cm。SMV-脾静脉汇合部以远部分造影,确认门脉分支形态。

从尾状叶腔静脉旁部分支(paracaval branch)向远侧的门静脉右支次插入导管,在球囊扩张后状态下,首先采用无水乙醇 10ml 注入。5 分钟等待后,造影显示,后部区域分支和 P5 的栓塞不太充分,追加 3ml 无水乙醇。继续等待 3 分钟,再次造影,P5 仍有显影,再次追加 3ml 无水乙醇,等待 3 分钟(无水乙醇共计使用 16ml)。

门脉主干造影显示,右支灌流区域栓塞效果充分。旁部分支给予适度栓塞后,门脉栓塞手术结束。

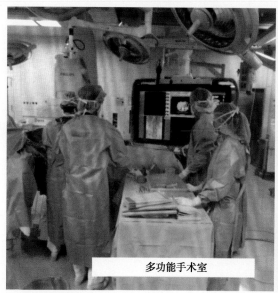

多功能手术室

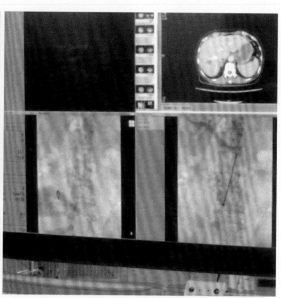

栓塞前

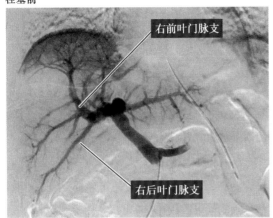

右前叶门脉支

右后叶门脉支

栓塞后

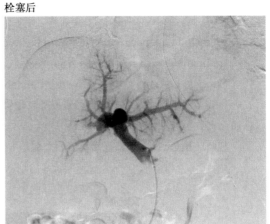

■ 关腹

　　再次确认无出血及胆漏后,温生理盐水 3 000ml,腹腔内冲洗。拔去胆道造影管,胆囊管再次双重结扎。另外,为了方便下次辨认,尼龙丝线在末梢侧结扎并保留一定长度。从左腹部放置 1 根引流管至肝脏离断面。另外,为防止腹腔粘连,于横、纵切口的正下方置防粘连膜一张,逐层关闭腹腔。

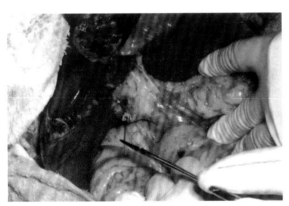

二期手术时方便判定用,留一段尼龙丝线在胆囊管上做牵引标记

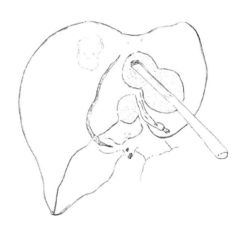

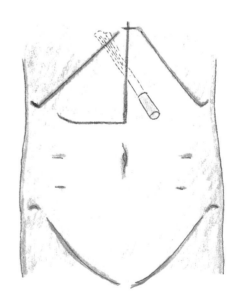

病理诊断

多发性转移性腺癌,肝脏受侵,部分肝切除。

与直肠癌肝转移诊断一致。

切除断端阴性。

组织学提示为腺癌,同既往的直肠癌相似的组织,与直肠癌肝转移诊断一致。

S3 的 Glisson 鞘主干附近可见肿瘤,切除断端阴性。

S3 的肿瘤

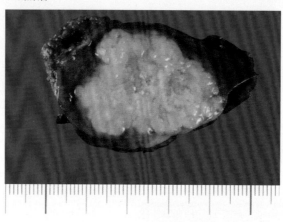

术后经过

术后未发生肝功能不全和胆汁漏等围手术期并发症。

术后第 7 天和第 12 天行 CT 检查,FLR 体积采用 Vincent 评价,结果提示肝脏增大良好,因此决定术后第 14 天行 ALPTIPS 2 期手术(详情参见第 12 章)。

总结

处理残肝体积不足,两叶多发肝转移病例时,既往合并采用 PTPE 的 1 期肝切除,最近欧洲一些中心创用的 ALPPS 手术,我们将其改良后成为 ALPTIPS 手术,并实施了 1 期手术。

ALPTIPS 1 期手术要点,主要有以下 3 点:

1)为了减轻 2 期手术时的粘连,1 期手术时尽量不要在肝门部进行操作,有可能的话,保留胆囊。

2)沿 Rex-Cantlie 线行部分肝离断,保留中肝静脉。

3)可能的话,尽量在有血管造影装置的杂交手术室进行 1 期手术。

(稻垣冬樹,阪本良弘)

参考文献

1）幕内雅敏ほか：胆管癌に対する肝切除前肝内門脈枝塞栓術. 日臨外会誌 **45**：1558-1564, 1984

2）Makuuchi M et al：Preoperative portal embolization to increase safety of major hepatectomy for hilar bile duct carcinoma：a preliminary report. *Surgery* **107**：521-527, 1990

3）Kubota K et al：Measurement of liver volume and hepatic functional reserve as a guide to decision-making in resectional surgery for hepatic tumors. *Hepatology* **26**：1176-1181, 1997

4）Yamashita S et al：Efficacy of preoperative portal vein embolization among patients with hepatocellular carcinoma, biliary tract cancer, and colorectal liver metastases：a comparative study based on single-center experience of 319 cases. *Ann surg Oncol*〔in press〕

5）van Glik TM et al：Controversies in the use of portal vein embolization. Dig Surg **25**：436-444, 2008

6）Baumgart J et al：A new method for induction of liver hypertrophy prior to right trisectionectomy：a report of three cases. *HPB*（*Oxford*）**13**〔Supple 2〕：71-72, 2011

7）Schnitzbauer AA et al：Right portal vein ligation combined with in situ splitting induces rapid left lateral liver lobe hypertrophy enabling 2-staged extended right hepatic resection in small-for-size settings. *Ann Surg* **255**：405-414, 2012

8）Schadde E et al：Early survival and safety of ALPPS. First report of the international ALPPS registry. *Ann Surg* **260**：820-838, 2014

9）Sakamoto Y et al：Associating liver partial partition and transileocecal portal vein embolization for staged hepatectomy. *Ann Surg* **264**：e21-e22, 2016

第一篇 肝脏手术

适应证和要点

本章为前一章提到的 ALPTIPS 2 期肝切除术。

采用容量 CT 分析来计算预留残肝体积(future liver remnant,FLR),参考血生化检测结果,尤其是 ICG-R15 的值,为了 2 期手术安全,应重新检测。在术前有化疗方案(含新抗癌药)实施的肝切除病例,尤其要注意肝脏功能。两叶多发肝转移病例,2 期手术前为防止出现新发病灶,术前有必要行 EOB-MRI 检查和术中超声造影检查。1 期手术后相关的胆漏、感染、肝坏死、出血等并发症存在时,则会降低 2 期手术安全性,因此应高度重视 1 期手术的质量。

现病史和术前图像

现病史请参见前一章。这里是两叶多发肝转移对应的 2 期肝切除的 2 期手术。

ICG-R15 值为 15.6%,轻度升高,提示有轻度肝功损害。不含肿瘤的 FLR 体积为 35.5%,而把肝 S3 的肿瘤采用 S3 切除后的 FLR 体积为 28.3%。如果按照既往的经皮经肝的门脉栓塞术(PTPE)后的 1 期肝切除无法确保充足的 FLR。于是,ALPTIPS(associating liver partial partition and tansileocecal portal vein embolization for staged hepatectomy)1 期实施了联合左肝部分切除 3 个部位、肝脏部分离断、经回结肠静脉门脉右支栓塞术。

术后第 7 日 FLR 体积为全肝的 46.4%、第 12 日 FLR 体积为 50.7%,与术前值比较有 15.2% 的增加。通常情况下 PTPE 术后第 14 日 FLR 体积增加大概 8% 左右[1]。

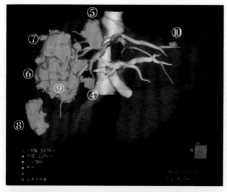

ICG-R15:15.6%
FLR 体积
术前 35.5%
术后第 7 天 46.4%(+10.9% 或 ▲ 46.9%)
术后第 12 天 50.7%(+ 15.2% 或 ▲ 51.2%)

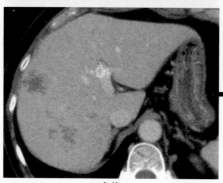

术前

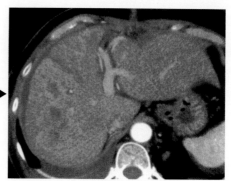

术后第12天

基于肝门分别处理的右肝切除

手术时间 6 小时 15 分 / 出血量 350ml

■ 开腹探查所见

　　反 L 形切口切开,向第 10 肋间方向横行切开,因本次是要行右肝切除,追加了横向切口的长度。由于上次留置了防粘连膜,正中和横行切口下方,肝门部粘连都比较轻,除了少量出血,剥离难度不大。

　　1 期的肝离断部分,肝圆韧带因固定较宽,肝离断面固定牢靠。肝门部因为有胆囊管残段留有较长的尼龙丝线,故很容易确定。

　　术中超声(IOUS)后,确认在肝 S2 末梢有 1.5cm 的新发病变。在 S2 以外未发现新病灶。中肝静脉(MHV)的腹侧位置 S8、4 交界处病变,在肝 S4 适当扩大离断线,保存 MHV 主干情况下判断能够完成切除。

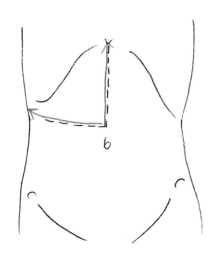

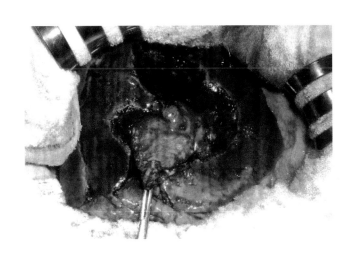

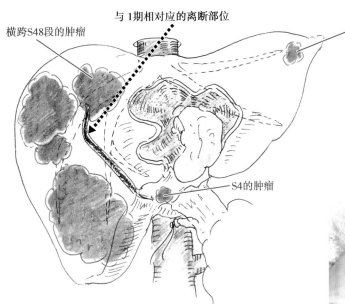

与 1 期相对应的离断部位

横跨 S48 段的肿瘤

2 期判定的新发肿瘤

S4 的肿瘤

术者点评

1 期的术后 2~3 周的粘连大多是可以钝性剥离的,但须注意容易出血。

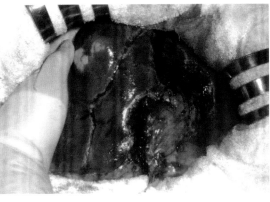

■ 肝门部动脉和门静脉的处理

1. 开放胆囊管,插入胆道造影用的管。

2. 确认胆囊管头侧右肝动脉(RHA)的搏动后,剥离周围组织后将 RHA 悬吊。实验性阻断以确认左肝动脉血流,双重结扎后离断。

3. RHA 背面确认右门脉的前面。淋巴结(LN)#12b2 切除后,露出门脉主干右侧壁,从门脉右支(RPV)发出的 1 支尾状叶分支予以切断,慎重分离 RPV,予以悬吊。实验性夹闭 RPV 后观察确认左支的血流,双重结扎后予以切断。

受到 1 期的肝切除、门脉栓塞术、胆囊摘除等的影响,组织整体质地很硬,分离存在一定困难。

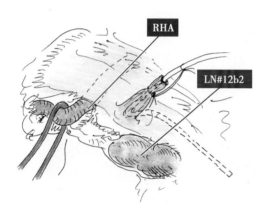

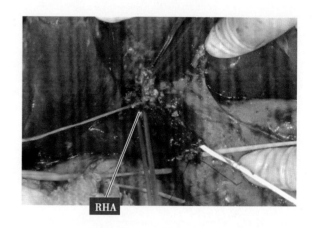

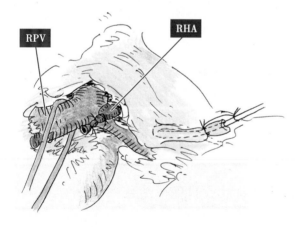

术者点评

因为做过 1 期手术,所以肝门分离有些困难,门脉在困难情况下不必强行分离,可以先行游离肝脏。

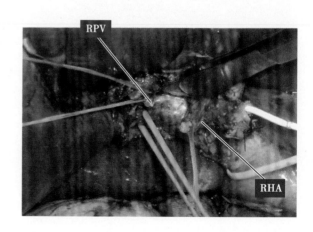

■ 肝脏游离和右肝静脉的切断

　　1. 右肝游离,肝短静脉结扎切断。

　　2. RHV 判定后予以吊带悬吊,血管钳夹闭后切断,4-0 Prolene 线连续缝合闭锁断端。
MHV 和左肝静脉共干部的右侧壁露出为止。

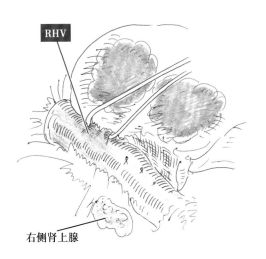

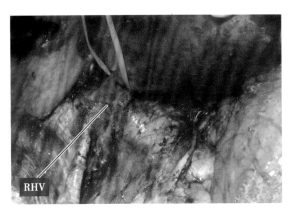

■ 右肝管的离断

　　1. 肝门常温阻断下将尾状突于右肝管下缘离断

　　2. 注意 S4 的肿瘤,于肝门板的头侧腹侧用 Metzenbaum 钳小心剥离。同样从尾侧开始
剥离右肝管后整体悬吊。

　　3. 通过胆道造影管行整体胆道造影,用血管钳夹住预定切断右肝管的位置,再度造影
(右下照片),确认左肝管可以完整显示。

　　4. 血管钳夹住胆管,予以离断,中枢侧断端采用 6-0 的 Prolene 线连续缝合闭锁。

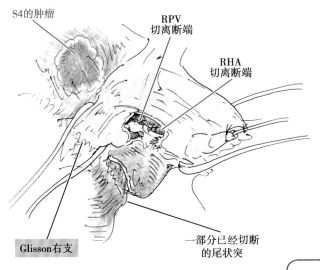

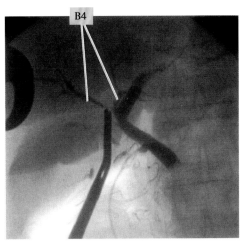

> **术者点评**
>
> 为防止右肝切除后肝总管狭窄,需特别注意
> 肝管切离时的处理。
> ① 右前后叶 Glisson 鞘水平结扎切断。
> ② 右肝管离断前必须造影。
> 以上是原则。

■ 肝脏离断线的设定

右肝管切离后,右肝就如下面照片中那样处于完全缺血的状态。用 IOUS 确认 S4、8 交界的肿瘤位置,若要将肿瘤完整切除,离断线应设定在偏 S4 侧一些。

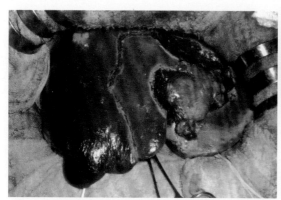
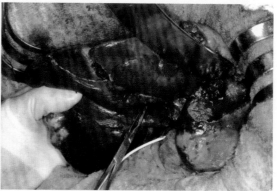

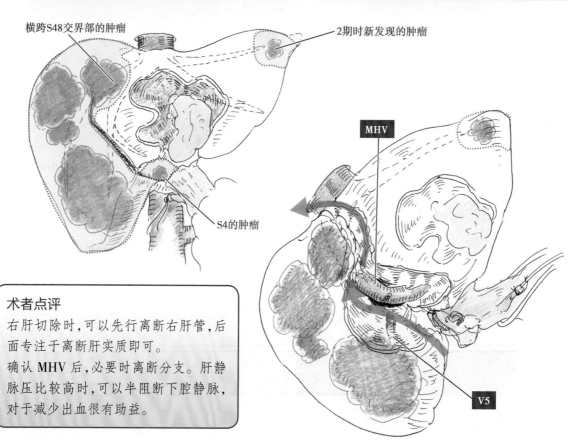

横跨S48交界部的肿瘤

2期时新发现的肿瘤

MHV

S4的肿瘤

V5

术者点评

右肝切除时,可以先行离断右肝管,后面专注于离断肝实质即可。

确认 MHV 后,必要时离断分支。肝静脉压比较高时,可以半阻断下腔静脉,对于减少出血很有助益。

■ 离断肝实质

1. Pringle 法下钳夹法(clamp crushing)行肝离断,小的脉管 LigaSure Small Jaw 予以封闭(sealing),2mm 以上的脉管结扎切断。首先,S45 交界的上次离断部分比较容易分离,MHV 的 V4、V5 分叉部到达后,结扎切断 V5,露出 MHV 的右侧壁。

2. 沿 MHV 向中枢侧离断。因为右肝管已经被切断,MHV 背侧只存在尾状突的肝实质。MHV 背侧处理时,尾状叶向头侧离断,比较粗的右后下静脉应靠近 Glisson 鞘切断。

3. 从 MHV 分出的 V8 判定后,予以结扎离断,右肝摘出。

4. 摘除位于 S4 肝门板腹侧及 S2 的新发肿瘤。

▨ 关腹

1. 肝离断面确切止血。

2. 再次胆道造影,确认左肝管完整。

3. 从胆道造影管注入空气,试验有无胆漏,右肝管切离断端确认有胆漏,给予 6-0Prolene 线缝合闭锁。

4. 多普勒超声确认左肝动脉和左门脉分支血流良好。

5. 腹腔内温生理盐水 3 000ml 冲洗干净,在肝断面和右肝管周围涂布 3ml 纤维蛋白胶,放置引流后关腹。

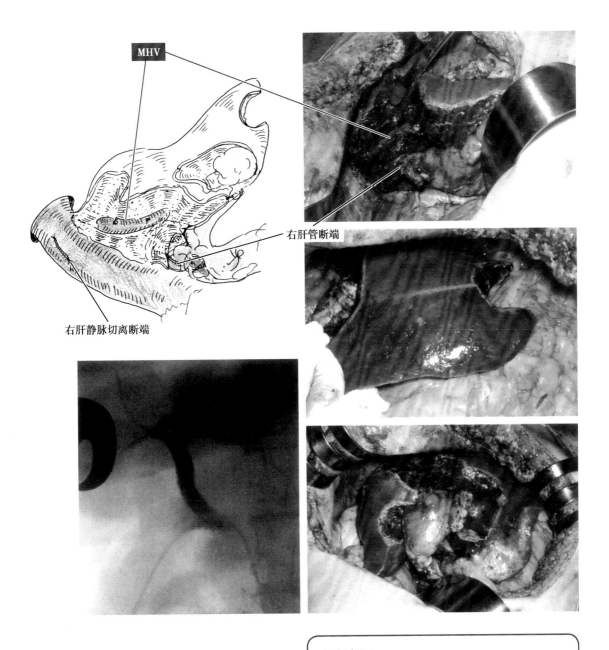

MHV

右肝管断端

右肝静脉切离断端

> **术者点评**
> 关腹前要进行胆漏试验,一旦确认存在胆漏,应将其缝扎,解剖性肝切除时基本不会发生胆漏。

病理诊断

肝内多发转移性腺癌。

切缘阴性。

组织学确认了 7 个转移性肝癌,连同 1 期手术总共切除了 10 个肿瘤。

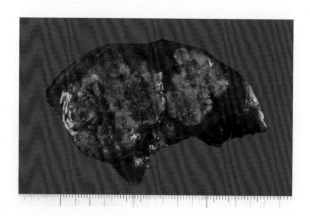

术后经过

术后未发生肝功不全和胆漏。胸腔积液给予胸腔穿刺引流。术后 19 天出院。

术后第 3 个月的 CT 检查提示残肝有 4 个再发肿瘤,给予了靶向药物及全身化疗。FOLFOX+AVASTIN 化疗导致神经障碍的副作用。之后,卡培他滨和 Avastin 联合治疗后肿瘤缩小。

总结

该术式适用于使用 PTPE 联合的 1 期肝切除对两叶多发肝转移病例残肝体积不够的情况。最近欧洲主流的 ALPPS 手术 [2-4] 和改良的 ALPTIPS 手术 [5](右肝切除)2 期手术,术后肝衰和胆漏均未发生,恢复良好后出院。

术式有 3 个要点:

1)1 期手术应尽量避免术后胆漏、出血、缺血、淤血等以避免感染性并发症发生。

2)为减轻 2 期手术时的粘连,尽可能 1 期手术在肝门进行操作。

3)2 期手术时的右肝切除,为右肝管安全处理需要注意①行胆道造影,或者②处理右前、后叶的 Glisson 鞘两个方法可以选择。

两叶多发肝转移的患者术后,再发率较高,需要在术后进行辅助治疗,或者考虑应对肝转移再发时,在再次肝切除的手术周期内引入定期化疗的治疗方案。

(阪本良弘,稻垣冬树)

参考文献

1) Yamashita S et al：Efficacy of preoperative portal vein embolization among patients with hepatocellular carcinoma, biliary tract cancer, and colorectal liver metastases：a comparative study based on single-center experience of 319 cases. *Ann Surg Oncol*[in press]

2) Schnitzbauer AA et al：Right portal vein ligation combined with in situ splitting induces rapid left lateral liver lobe hypertrophy enabling 2-staged extended right hepatic resection in small-for-size settings. *Ann Surg* **255**：405-414, 2012

3) Schadde E et al：Early survival and safety of ALPPS. First report of the international ALPPS registry. *Ann Surg* **260**：820-838, 2014

4) Kokudo N, Shindoh J：How can we safely climb the ALPPS？ *Update Surg* **65**：175-177, 2013

5) Sakamoto Y et al：Associating liver partial partition and transileocecal portal vein embolization for staged hepatectomy. *Ann Surg* **264**：e21-e22, 2016

第13章 伴门静脉癌栓肝细胞癌的左肝切除术

适应证要点

肝细胞癌可以通过门静脉进展,所以门静脉内多可以见到癌栓[1]。门静脉癌栓(PVTT)是肝癌预后不良的因素之一[2,3]。肝细胞癌伴门静脉主干或者对侧肝内一级分支的癌栓,可以应用肝切除的方法,行半肝切除 + 含有癌栓的门静脉整块切除(en bloc 切除),并进行门静脉重建。与不伴有门脉癌栓的肝细胞癌肝切除相比,这种术式仍存在死亡率和并发症高的问题[4]。其原因是,门静脉和对侧一级分支的切除与重建技术难度高、出血多,且切除重建时,有功能的肝实质大范围牺牲所致。为克服这一问题,也可以采用开放门静脉,直视下从门静脉内将癌栓完全剥离取出,采用 peeling off 技术[4],本术式未进行门静脉切除及重建,与整块切除相比,该术式安全简便,长期的效果和整块切除是相同的[4,5]。为避免门脉癌栓的播散,门静脉取栓最好在肝周韧带的游离和肝实质离断之前进行,如果充分显露预定切开的门静脉根部非常必要,也可以先行肝脏的游离和肝实质的离断。

现病历和术前影像

50 余岁女性,30 年前发现乙型肝炎 HBV 阳性,后定期检查,3 年前开始因转氨酶上升而服用恩替卡韦。随访过程中,因肿瘤标志物的上升而行 CT 造影检查,发现肝脏Ⅲ段(S3)直径 40mm 的肝细胞癌及从门静脉的左支开始进展到右支和门脉主干为止的门静脉癌栓(Vp4,见下图,黄色箭头)。为使门静脉癌栓缩小,术前进行了经左肝动脉的肝动脉栓塞疗法(TACE)。TACE 后行 CT 检查发现癌栓内的碘油沉积良好。

	AFP (ng/ml)	AFP L3 (%)	PIVKA-Ⅱ (mAU/ml)
TACE 前	126	40	67
TACE 后	21	35	12

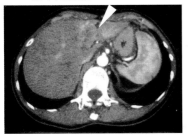

TACE前（动脉期）

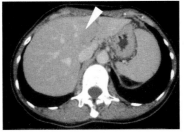

TACE前（门脉期）

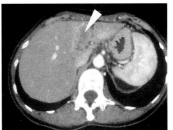

TACE前（平衡期）

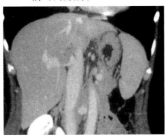

TACE前（门脉期）

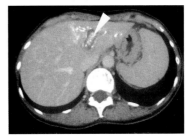

TACE后（门脉期）

左肝切除联合门静脉主干癌栓取出术

手术时间 8 小时 0 分 / 出血量 400ml

■ 开腹所见

上腹正中开腹,并探查腹腔。确认没有肿瘤的播散和其他脏器的转移,横行延长切口,未予开胸。由于术前进行 TACE 治疗导致炎症反应的关系,肝 S3 和横膈膜粘连,剥离横膈膜的腹侧面与肝脏之间的粘连。

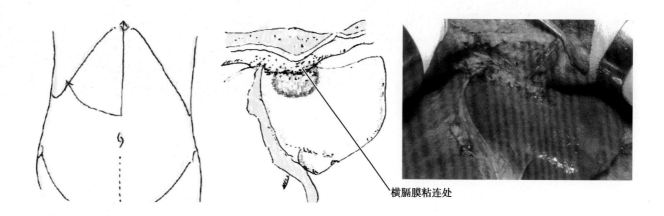

横膈膜粘连处

■ 左肝周围韧带的切离,打开小网膜

从前方开始,剥离冠状韧带达下腔静脉的前方,剥离左上角韧带,露出左肝静脉和中肝静脉的根部,然后切开小网膜,打开小网膜囊。

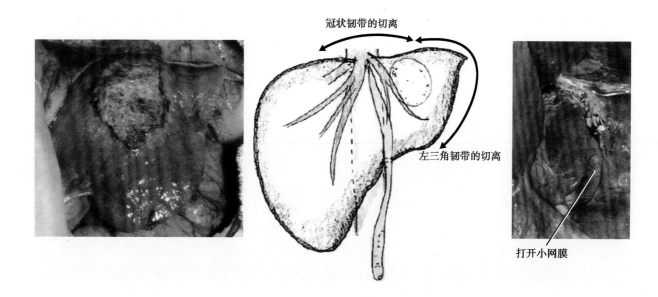

冠状韧带的切离

左三角韧带的切离

打开小网膜

术者点评

门静脉右支主干内的癌栓有向末梢方向播散的可能性,处理肝门取出癌栓之前,尽可能少地剥离肝周围韧带。之后再进行右肝韧带的剥离。

■ 术中超声

　　术中超声进行全肝扫查,原发灶位于 S3,显示为直径 40mm 低回声团,与术前诊断一致,PVTT 的前端深入到门静脉右支(RPV)内。

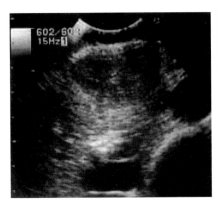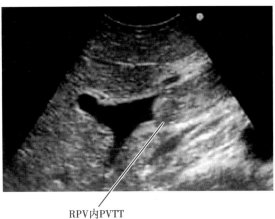

RPV内PVTT

■ 胆囊切除,肝门处理(1)

　　从中肝动脉分出的胆囊动脉在胆囊旁予以结扎切断,保留胆囊管。从胆囊床剥离胆囊,切断胆囊管,摘除胆囊。分离肝十二指肠韧带,确认肝左动脉,这时,可见 12a 区的淋巴结有炎症性的增大,适当暴露术野,予以摘除。左肝动脉行钳夹实验之后予以结扎切断(2-0 丝线或 3-0 Ti-Cron 线)。肝表面可见明显的分界线。

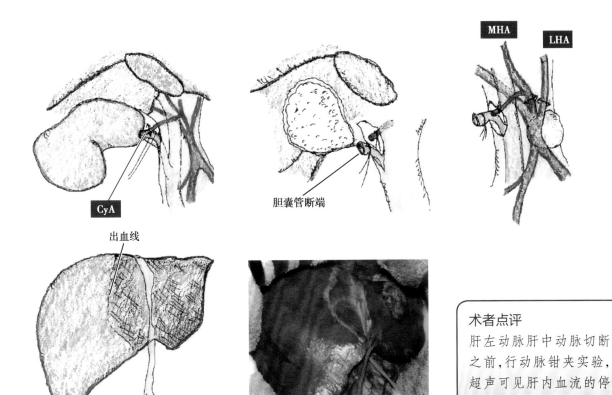

MHA　LHA

CyA

胆囊管断端

出血线

术者点评

肝左动脉肝中动脉切断之前,行动脉钳夹实验,超声可见肝内血流的停滞,这一点很重要。

■ 肝门的处理(2)

继续解剖肝右动脉至其根部,确定门静脉的走行,沿门静脉向头侧分离,确认左支门脉的根部,从左支门脉的根部发出两支尾状叶支门静脉,予以结扎切断,未发现明显的癌栓露出。左支和右支门脉根部予以悬吊。

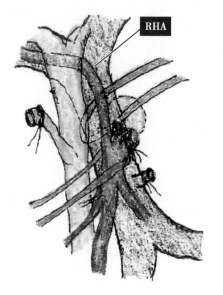
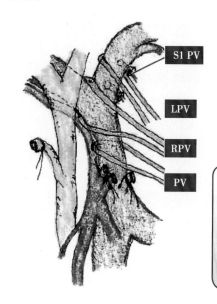

术者点评

左支门脉根部的标记带可以使其背侧发出的尾状叶支得以确切的结扎切断,避免出血。

■ 癌栓的摘除

血管钳钳夹阻断门静脉,沿下图所示部位切开门静脉,用镊子摘除癌栓直到右侧的门脉,见到左侧门脉切开部位有良好的逆流血涌出,血管钳钳夹阻断右侧门脉。左支门脉完全离断,从左支门脉断端观察门静脉腔内有无残留的癌栓予以摘除,暂时开放门静脉血管钳,良好的门静脉血流,也可以将肿瘤癌栓冲出,之后再次阻断门静脉。左支门脉断端应用6-0 Prolene 线连续缝合关闭。门静脉钳夹阻断七分钟。所有阻断开放后,行术中超声检查,确认门静脉癌栓完全去除,门静脉血流良好。

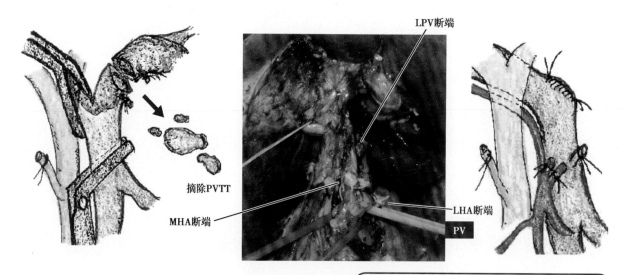

术者点评

为避免左之门静脉断端连续缝合关闭所致的门静脉狭窄,可应用留置生长因子的方法,血流开放后应用术中超声予以确认门静脉的血流。

■ 左肝和右肝的游离

结扎切断 Arantius 管,从 Spiegel 叶和下腔静脉之间开始游离,结扎切断其间的肝短血管,对于 5mm 以上的肝短血管,在下腔静脉侧应用血管钳将其钳夹切断,连续缝合关闭断端。游离右肝,从右侧的三角韧带开始剥离,直至到达右侧肾上腺为止。

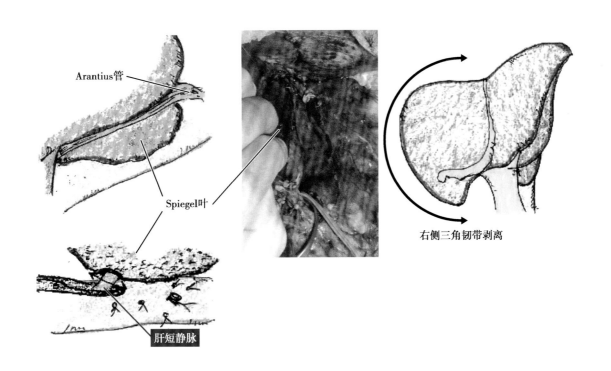

Arantius管

Spiegel叶

肝短静脉

右侧三角韧带剥离

■ 肝脏的离断(1)

电刀标记肝脏的切除线,Pringle 法阻断肝门,应用钳夹法离断肝实质。下图所示,在离断过程中暴露肝中静脉,沿肝中静脉直到肝门部。通过胆囊管断端行术中胆道造影,为防止残留胆管狭窄,在安全的部位应用 2-0 丝线结扎切断左肝管。

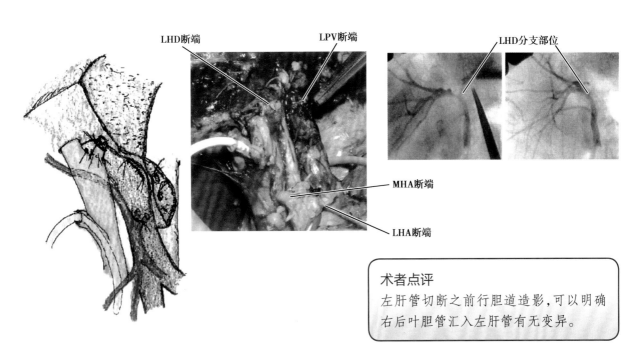

LHD断端   LPV断端   LHD分支部位

MHA断端

LHA断端

术者点评

左肝管切断之前行胆道造影,可以明确右后叶胆管汇入左肝管有无变异。

■ **肝脏的离断(2)**

　　尾状叶离断后,只需处理左肝静脉即可,如下图所示,血管钳钳夹左肝静脉予以离断,取出标本。左肝静脉断端应用 6-0 Prolene 线连续缝合关闭。Pringle 阻断时间共 100 分钟。

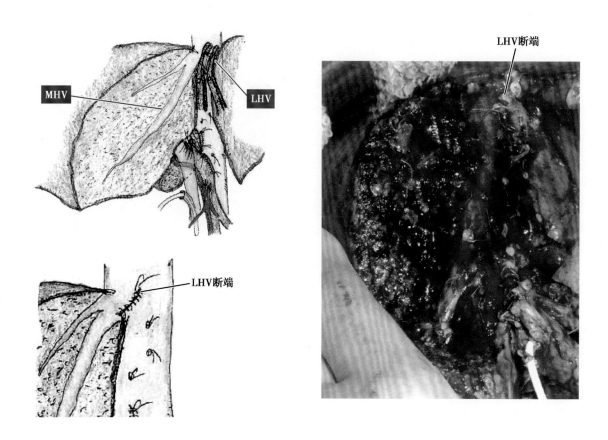

■ **冲洗关腹**

　　温生理盐水 3 000ml 腹腔内冲洗,观察肝创面,明确无出血及胆瘘,拔除胆囊管内的插管,胆囊管断端应用 2-0 丝线结扎。肝创面留置 24 号的引流管。右侧横膈下窝和切口正下方覆盖防粘连膜,逐层关腹。

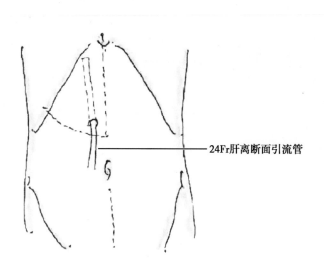

24Fr肝离断面引流管

术者点评

经胆囊管用于造影的插管,可以注入空气检查有无胆瘘,在胆瘘危险性高的情况下,可以保留此管引出体外作为胆汁引流用。

病理诊断

高－中分化型肝细胞腺癌,TACE 后广泛坏死,单结节型,45mm×32mm×29mm。sf(−),s0,vp3,vv0,va0,b0,sm(−),f1−2。TACE 后,原发灶出现了全部的坏死,癌栓内的一部分也可以见到坏死。

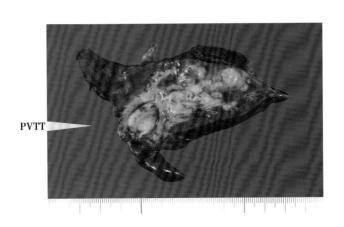

PVTT

术后经过

术后出现胆汁漏和肝功能不全,第 13 日出院。术后 5 个月发现腰椎转移,行放射治疗。术后 8 个月肝内复发,行射频治疗。术后 11 个月出现胸膜播散,术后 14 个月因胸腔内播散肿瘤出血死亡。

总结

乙肝背景下 S3 单发肝细胞肝癌,门静脉癌栓进展至右支门脉。术前 TACE 后行左肝切除联合门静脉癌栓取出术。术式的要点有以下 3 点:

1) 为预防肿瘤的播散,门静脉癌栓处理后,再进行肝脏游离和离断。

2) 为预防癌栓摘除时肿瘤的播散,门脉内涌出的血液应迅速吸出。

3) 必须用术中超声确认门静脉癌栓无残留。

（山下　俊, 伊藤橋司, 國土典宏）

参考文献

1) Makuuchi M et al：Ultrasonically guided subsegmentectomy. *Surg Gynecol Obstet* **16**：346-350, 1985

2) Llovet JM et al：Natural history of untreated nonsurgical hepatocellular carcinoma：rationale for the design and evaluation of therapeutic trials. *Hepatology* **29**：62-67, 1999

3) Vauthey JN et al：Factors affecting long-term outcome after hepatic resection for hepatocellular carcinoma. *Am J Surg* **169**：28-34, 1995

4) Inoue Y et al：Is there any difference in survival according to the portal tumor thrombectomy method in patients with hepatocellular carcinoma? *Surgery* **145**：9-19, 2009

5) Wu CC et al：An appraisal of liver and portal vein resection for hepatocellular carcinoma with tumor thrombi extending to portal bifurcation. *Arch Surg* **135**：1273-1279, 2000

第14章 伴门静脉癌栓肝细胞癌的右肝切除术

适应证和要点

要做到安全确实的开腹肝脏切除,在游离肝脏至适当范围的基础上,术者拥有良好的视野和利用左手控制肝脏的技巧极为重要。对于巨大肝癌累及膈肌的情况,肝脏离断之前进行肝周游离很困难,这种情况下,可以先进行肝脏的离断,1996年Lai等进行了报道,称之为前入路肝切除[1]。前入路肝切除在肝脏深面离断肝实质时,控制出血很困难,Belghiti提出应用绕肝带提拉法(liverhanging maneuver,LHM)提拉肝断面深部肝实质,以使肝实质的离断更加容易。目前绕肝带提拉法有很多变化的方法,在临床中广为应用[2,3]。本科除了肝移植供体肝切除外,肝实质离断之前先行肝脏的游离,绕肝带提拉法应用于肝离断比例约占3%(42/1 446例:2.9%)[4]。应用绕肝带提拉法行前入路肝切除应熟练掌握。本文介绍一例在肝离断之前不可能进行右半肝游离的病例。

现病历和术前影像学

50岁的男性,肉眼血尿,右侧腹部背部疼痛,在当地医院就诊。增强CT发现右肝和右肾巨大肿瘤伴门静脉癌栓,手术计划为同时切除上述器官及癌栓。

另外,患者第一次被检查出HBsAg阳性,ICG-R15值为15.1%。

术前CT

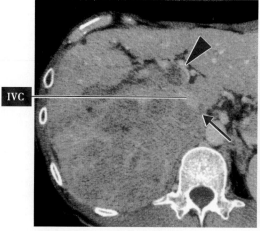

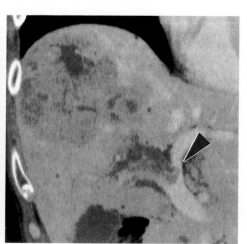

癌栓已经达到门静脉主干(箭头所示)
肿瘤于尾状叶并接近下腔静脉(箭所示)

右肝切除联合门静脉主干取癌栓术

手术时间 9 小时 15 分钟 / 出血量 2 000ml

■ 开腹探查所见

上腹部正中切口开腹,肝脏表面凹凸不平,可见显著的多发肝硬化再生结节,硬化肝脏的边缘变钝。肝下方有浆液性的腹水,冰冻病理结果为Ⅰ级。明确无明显的手术禁忌证,循第九肋间 J 型口切开。为了防止肿瘤向胸腔内播散,在此时不考虑开胸。正中切口绕脐右侧向下腹部延长,在右肾摘除之前先行肝脏切除术。

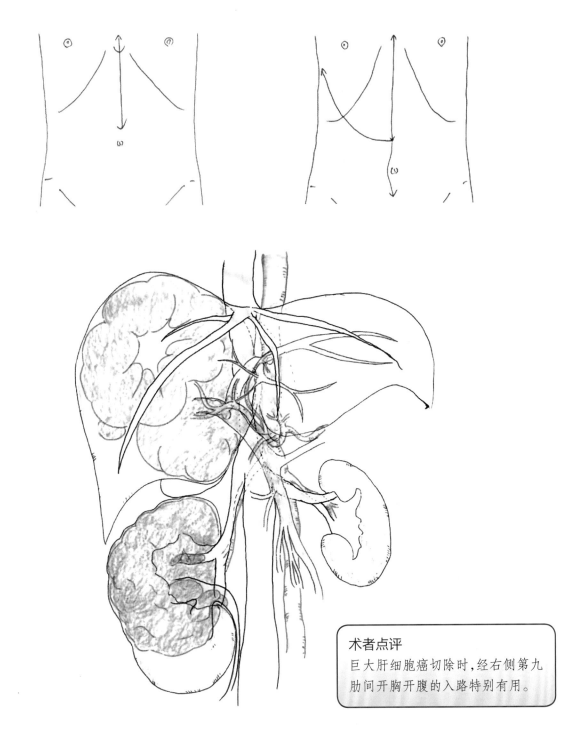

术者点评

巨大肝细胞癌切除时,经右侧第九肋间开胸开腹的入路特别有用。

■ 术中超声

　　肉眼所见肝内的再生结节呈斑块样,肿瘤在 CT 上最大径为 16cm。术中超声无法企及肿瘤的全貌。门静脉癌栓的头部在门静脉主干内可以观察到,同时可以观察到癌栓向左支进展。(左下箭头所示)。术中超声造影检查明确为单发肿瘤病灶。

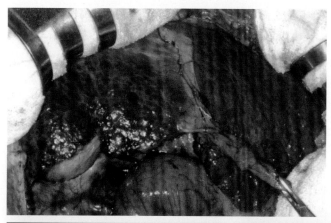

术者点评
术中超声检查有时会出现较术前影像检查肿瘤进展的情况。应用术中超声,并请麻醉科配合,行经食管的术中超声再次确认癌栓头部的位置是必要的。

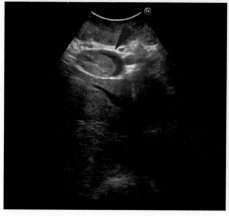
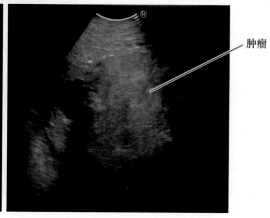

肿瘤

■ 肝门处理

　　从胆总管右侧胆囊管断端水平向肝门侧的切开浆膜并延长,分离门静脉右支的前后分支,门静脉主干予以悬吊。门静脉和胆管(右肝管)之间进行剥离,找到右肝动脉予以双重结扎并切断。

MHA,肝中动脉;LHA,肝左动脉;MPV,门脉主干

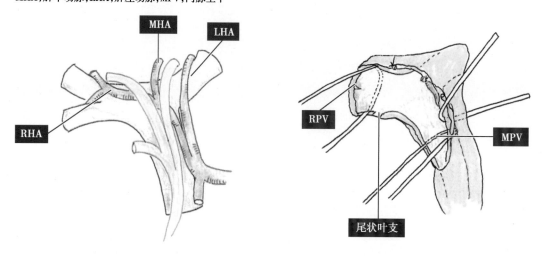

MHA
LHA
RHA
RPV
MPV
尾状叶支

■ 门静脉癌栓的摘除（peeling off 技术，见第 16 章）

　　一边胆总管予以悬吊并向左侧牵引,一边沿门静脉周围进行剥离,右侧门脉发出一支尾状叶支,立即予以悬吊。沿门静脉的前面向左支方向剥离,在门静脉癌栓前端末梢侧予以钳夹,门脉左支予以悬吊(①)。

　　钳夹、阻断门静脉主干和左支门脉后,于门脉右支的前壁横向切开半周,并掏出癌栓(②~③),直视下从门脉主干开始向门脉左支取尽癌栓后将血管后壁半周切断(④)。门脉两侧断端以 4-0Ti-Cron 缝线牵引并从头侧开始连续缝合关闭。左支门脉和门脉主干管腔应用肝素盐水洗净后,依次松开阻断钳开放血流,通过顺流和逆流的血流洗净残肝侧的门静脉(⑤),同样的方法连续缝合关闭血管断端(⑥)。最后术中超声检查确认左肝门脉血流通畅,肝门处理结束。

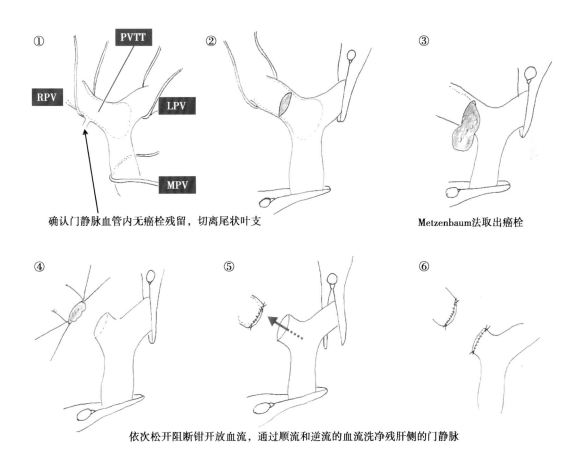

① 确认门静脉血管内无癌栓残留，切离尾状叶支

③ Metzenbaum法取出癌栓

依次松开阻断钳开放血流，通过顺流和逆流的血流洗净残肝侧的门静脉

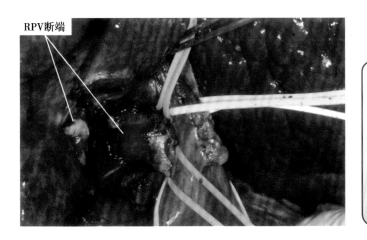

RPV断端

术者点评

门静脉右支充满癌栓时,需要细致、耐心的操作。

强行操作会使门静脉癌栓向门脉左支播散,这是应该绝对避免的。

门静脉右支悬吊困难时,门静脉的左支和主干必须予以悬吊。

■ **尽可能游离肝脏**

肝门处理后，J形延长切口开胸。

开胸后可以从胸腔内将膈肌和右肝托向前方，使视野良好易于操作。

本例并未选择常规的右肝游离，原因是：①膈下静脉系统的侧支血管，②右肾癌导致右肾静脉闭塞，右肾上腺周围出现发达的侧支血管，很容易出血，因此采用先行肝脏离断的方式。

试行绕杆带提拉法（LHM），因为肝右静脉根部肿瘤的挤压，剥离困难，判断此方法风险较大，所以采用传统前入路肝实质离断的方法。

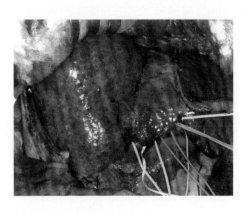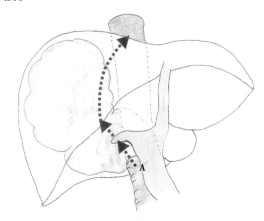

■ **前入路肝实质离断**

1. 沿肝脏缺血分界线离断肝脏。从腹侧开始肝脏离断直至到达下腔静脉前方肝尾叶 Glisson 鞘右支预定处理的部位。

2. 从腹侧开始离断肝脏，V5 和 V8 予以结扎切断。达 Glisson 右支时行胆道造影，确定切除线无误后予以双重结扎切断。

3. 向后方的下腔静脉方向进行离断，确认肝右静脉和肝中静脉根部，在前方切断肝右静脉根部（左下图 B）。肝右静脉离断后，下腔静脉背侧视野会更好。

4. 肝尾状叶腔静脉旁部从下腔静脉背侧全周包绕下腔静脉，并和 Spiegel 叶融合（左下图箭头），离断方法为将 Spiegel 叶向左，从下腔静脉开始游离，如此下腔静脉背侧视野充分显露（右下图）。从下腔静脉的左右两侧开始，在下腔静脉背侧剥离切除肝，对大约 1cm 可疑肿瘤浸润的下腔静脉予以楔形切除，下腔静脉临时进行阻断（楔形切除时下腔静脉钳夹如右下图所示 C、D 点）。

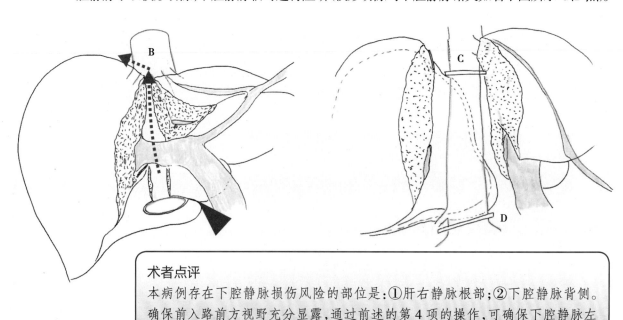

> **术者点评**
> 本病例存在下腔静脉损伤风险的部位是：①肝右静脉根部；②下腔静脉背侧。确保前入路前方视野充分显露，通过前述的第 4 项的操作，可确保下腔静脉左侧的视野显露良好，由此可使肝切除安全进行。

■ 肝切除后的离断面

　　从正中开始向右侧游离肝脏,取出标本。

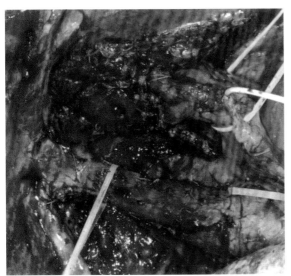

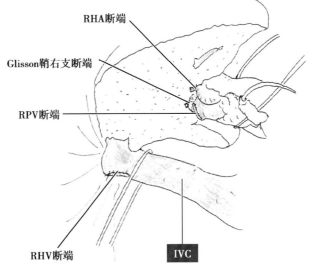

> **术者点评**
>
> 本病例未完全显露中肝静脉,在类似本例中巨大肿瘤的情况下如完全显露中肝静脉会导致大出血,因此在中肝静脉稍右侧方向离断会相对容易操作。

■ 关闭切口

　　右肾切除后关闭胸腔和腹腔。

　　右侧胸腔留置 16Fr 引流管,肝脏离断面留置 24Fr 引流管,从胆囊管断端留置 5Fr 减压用引流管至胆总管。手术结束。

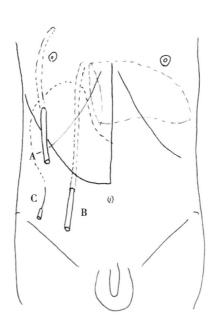

病理诊断

肝细胞肝癌。

低分化肝细胞肝癌,多结节融合型,14cm×13cm×10cm,eg,fc(+),fc-inf(+),sf(+),s0,vp4,vv0,va0,b0,im0,sm(+),LC。

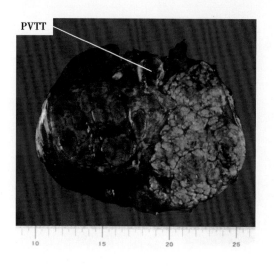

PVTT

术后经过

腹水控制稍稍需要一些时间,除此之外,术后没有特殊的问题,术后第16天出院。术后辅助索拉非尼治疗,最后3个月CT检查残肝再生良好,施行TACE治疗。此后大约4年,肝细胞癌未复发随访中。

总结

对伴有Vp4门静脉癌栓,离断肝实质前无法游离肝脏,门静脉取出癌栓后,施行了前入路肝切除术。

术式的要点有以下3点:

1)针对门静脉主干和对侧门静脉支癌栓的病例,门静脉取栓术(peeling off technique)十分有用。

2)对于肿瘤较大,无法良好显示右肝背侧视野的情况下,联合开胸可以使视野得到良好的显露,使肝切除能够安全的进行。

3)我科治疗原则一般是肝脏游离后再进行肝实质离断,本病例在离断肝实质前行前入路肝切除是有必要的。

肝切除时联合右侧开胸操作可以确保视野的显露,对于大肝癌切除非常有效,需经常留意这一事项。

(吉冈龍二, 長谷川潔, 國土典宏)

参考文献

1) Lai EC et al:Anterior approach for difficult major right hepatectomy. World J Surg **20**:314-317, 1996

2) Belghiti J et al:Liver hanging maneuver:a safe approach to right hepatectomy without liver mobilization. J Am Coll Surg **193**:109-111, 2001

3) Kokudo N et al:Sling suspension of the liver in donor operation:a gradual tape-repositioning technique. Transplantation **76**:803-807, 2003

4) Shindoh J et al:Significance of liver hanging maneuvers for invasive liver lesions in no-routine anterior approach policy. J Gastrointest Surg **15**:988-995, 2011

第15章 肝脏上部下腔静脉内肿瘤的肿瘤切除术和静脉重建

适应证和要点

下腔静脉（IVC）伴肿瘤栓形成的疾病在儿童有 Wilms 瘤、肝脏肉芽肿，在成人有肝细胞癌、肾细胞癌等。其中也有肿瘤栓从 IVC 到达右心房的病例。很多情况下，为预防肺栓塞引起的猝死、Budd-Chiari 综合征等，需要探讨手术切除。肾脏原发肿瘤的肿瘤栓经肾静脉向 IVC 内进展，肝脏原发肿瘤则经肝静脉、肝短静脉等向 IVC 内进展。因肿瘤的进展部位松动，故常可从静脉壁剥离下来。术前进行影像学检查，尽可能明确肿瘤栓的侵入路径、肿瘤的存在范围、静脉浸润的部位及范围，对于手术来说是非常重要的。

手术应在熟悉肝静脉及 IVC 周围操作的肝脏外科医师、能够进行纵隔内操作的心脏外科医师及熟练的麻醉科医师的协作体制基础上实施。经食管超声对肿瘤栓进行监测、提前做好肿瘤栓摘除术及开胸术的应对，备好人工心肺，在这些条件基础上才可实施手术。

现病史与术前影像学

十余岁女性。10 年前左肾原发 Wilms 瘤。IVC 至右心房有肿瘤栓形成。针对肝、肺、腰椎转移实施了左肾摘除、淋巴结清扫、右心房及 IVC 内肿瘤摘除术，当时肝部 IVC 有一些肿瘤残留。之后虽进行化疗、放射线治疗、粒子治疗，IVC 内肿瘤栓仍逐渐增大，且因肺转移引起的囊性变导致了气胸，以前进行过 3 次手术。虽然考虑到了根治性切除将非常困难，但是，为预防肺栓塞导致的猝死和肝静脉栓塞，仍制订了实施肿瘤切除术的治疗方针。

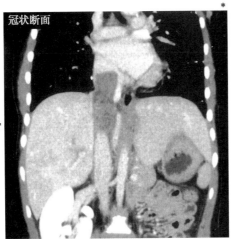

手术前CT

冠状断面 ＊

矢状断面 ＊

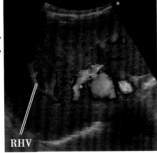

腹部超声
肝右静脉根部因肿瘤堵塞，向肝中静脉的交通支发达，肝右静脉有逆流

RHV

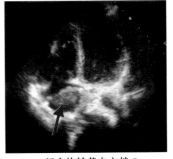

心脏超声
右心房内可见活动性良好的肿瘤栓（箭）

＊

＊经允许转载自文献 5

121

肝右静脉、下腔静脉重建及下腔静脉内肿瘤摘出术

手术时间 6 小时 20 分钟 / 出血量 210ml

■ 开腹探查所见，术中超声

沿朝向第 9 肋间作 J 字开腹，几乎未见粘连，肝脏柔软，表面平滑，肝缘锐利，没有发现粒子治疗的影响。术中超声见肝右静脉（RHV）根部虽呈肿瘤堵塞状，但肿瘤向 RHV 内的进展甚微。肝左静脉（LHV）、肝中静脉（MHV）的血流虽能维持，但根部呈即将被肿瘤闭塞的状态。RHV 的血流有逆流，MHV 之间的交通支发达。切开小网膜，悬吊肝十二指肠韧带，剥离一部分肝冠状韧带和三角韧带，游离肝脏。

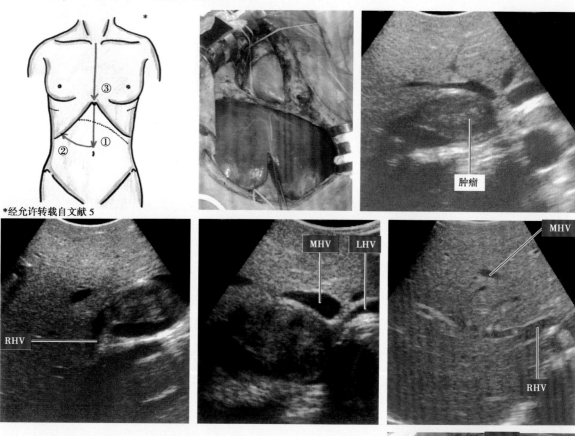

*经允许转载自文献 5

■ 打开心包与横膈上 IVC 的悬吊

切开横膈至 IVC 前，心脏外科医师进行胸骨正中切开，打开心包。注意不要损伤横膈神经，将横膈膜上 IVC 悬吊。上腔静脉（SVC）也悬吊。

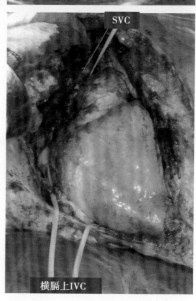

> **术者点评**
> IVC 内肿瘤栓侵袭时，常有发生瘤栓破碎栓塞肺动脉的危险。为应对紧急情况，必须启动人工心肺做好准备。

■ 瘤栓的下拉

将肝脏向尾侧下拉,用术中超声确认了肿瘤的头侧端。因为能够将肿瘤从右心房内向横膈上 IVC 拉出,所以认为在不使用人工心肺条件下就能够完成切除的可能性比较高。

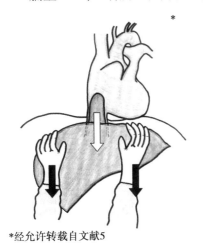

*经允许转载自文献5

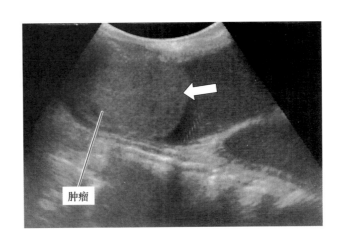

肿瘤

■ 十二指肠及肝脏的游离、显露 IVC

实施 Kocher 游离,在肝脏尾侧将 IVC 暴露。之后,进一步进行肝脏的游离。将肝短静脉结扎切断。在 IVC 的左右切断下腔静脉韧带。因为看到有一根稍粗的尾状叶静脉,肝脏侧用 2-0 丝线结扎,IVC 侧上血管钳进行切断。IVC 侧的断端用 4-0 Ti-Cron 线作连续缝合进行闭锁。对于流入 LHV 根部及 RHV 根部近旁的膈静脉作结扎切断(膈肌侧实施 3-0 Ti-Cron 线贯穿缝扎)。在 LHV 根部近旁将 Arantius 管结扎切断。RHV、LHV+MHV 分别进行悬吊,然后又在肝脏下部将 IVC 进行悬吊(结扎切离一根腰静脉分支)。

从左侧

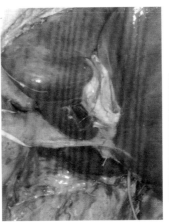

从右侧进行游离

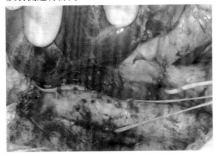

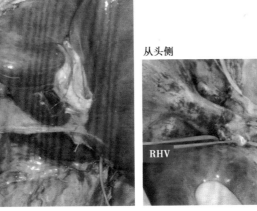

从头侧

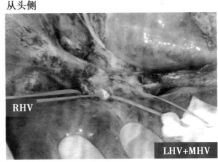

RHV

LHV+MHV

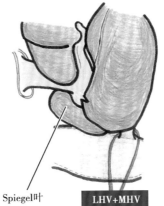

RHV

尾状叶静脉

Spiegel叶

LHV+MHV

术者点评

最好对膈静脉、腰静脉也作结扎切断。切开 IVC 壁的时候,会发生因这几根静脉的流入 IVC 而导致出血增多的情况。

■ 肝脏部分切除,RHV 根部的暴露

术中超声见 RHV 和 MHV 之间交通支发达,因此考虑可以切断。为确保手术视野,预备切断 RHV。为了在没有肿瘤的部位切除 RHV,另外,为确保在万一有必要时方便静脉重建,拟订了将 RHV 根部周围的肝实质切除从而暴露 RHV 根部。用 3-0 Ti-Cron 线进行牵引,S7/8 的肝实质部分切除,暴露 RHV 根部。肝脏离断采用了 Pringle 法基础上并行 LigaSure Small Jaw 的钳压法。用时 17 分钟,过程中处理了一根表浅 RHV。

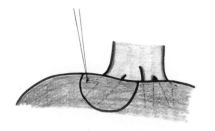 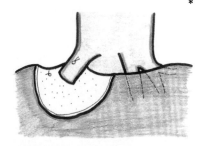 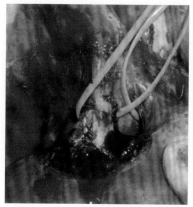

*经允许转载自文献 5

术者点评

要做到安全切除瘤栓需要有良好的手术视野,这是一个必要条件。为此需要耐心切离肝静脉。术前要考虑到方方面面可能的事态并做好应对的准备。即使是觉得不需要静脉重建的情况,也要将肝静脉根部充分暴露以防万一,这样才能更加放心。

■ 切断 RHV,切开 IVC 壁,摘除肿瘤

为保护肝脏不受缺血再灌注损伤,事先静注 100mg 氢化考地松药物。

1. 以血管钳夹住 RHV 的中枢侧和末梢侧,切断 RHV。

2. Pringle 法基础上按照肝脏下部 IVC 阻断、膈肌上 IVC 阻断的顺序实施血流阻断,确认生命体征平稳。进入 THVE 状态(全肝血流阻断)。

3. 肝下 IVC 阻断从右肾静脉流入部的稍头侧、膈肌上 IVC 阻断从右房紧靠入口部实施。阻断血流过程中用冰块冷却肝脏。头尾侧都是切开 IVC 壁直至紧邻血管钳处。

4. 用手术电刀将肿瘤从血管壁剥离。头侧肿瘤和血管壁之间几乎没有粘着,尾侧因和血管壁有一部分粘着,用手术电刀进行锐性切除。因肿瘤组织和血管壁粘着,在切除主要肿瘤后又用电刀在可能范围内进行追加切除。尾侧部分血管内膜呈部分剥离状态。

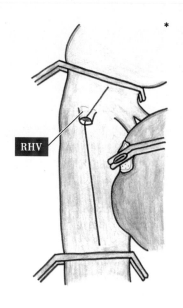 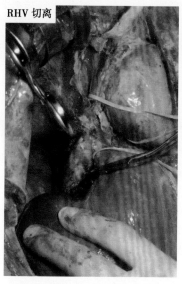 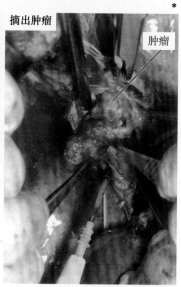

RHV 切离 摘出肿瘤 肿瘤

*经允许转载自文献 5

■ 利用冰冻保存同种组织(同种移植物)进行 IVC、RHV 的重建

1. 因 IVC 壁切口很长,扩张切开部位的 IVC 壁并缝合到一起是非常困难的。因此拟订了利用预先解冻备好的 SVC 同种移植物行补片重建的手术方针。

2. 将 SVC 如图切开,作为补片使用。使用 6–0 Prolene 在 8 个地方缝指示线,作连续缝合闭锁。

3. 从 LHV+MHV 流入部开始直至尾侧水平线之间的缝终止之后,阻断 LHV+MHV 流入部开始至尾侧肝脏部的 IVC,在头低位解除肝门阻断及膈肌上 IVC 的阻断。肝脏阻断血流时间共 26 分钟。

4. 之后,进行尾侧的补片重建和 IVC 阻断的解除(肝脏血流恢复后 16 分钟)

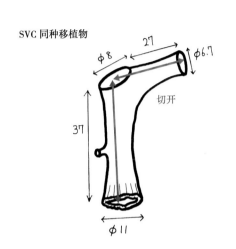

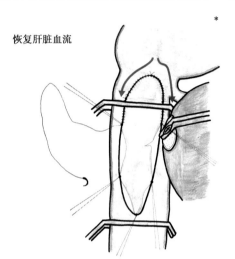

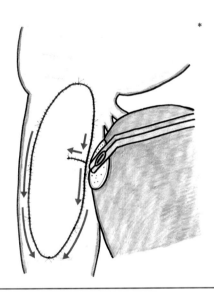

术者点评

有的病例有必要作 IVC 壁的切除,最好事先备好血管移植物。为使血流阻断时间尽可能稍缩短一点,需要考虑手术过程中能否做到变换血管钳的位置重新夹住血管。为防止松开血管钳时重建部、移植物过度加压裂开,一定要注意做到先松开中枢侧的血管钳再松开末梢侧的血管钳。考虑到空气栓塞的风险,以头低位解除阻断。

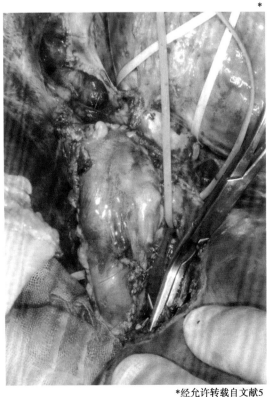

*经允许转载自文献5

■ RHV 的血流确认,重建

用术中超声确认肝脏血流,见 RHV 的血流弱,借助交通支的血流也不理想,慎重起见拟订了 RHV 重建手术方针。用血管钳将同种移植物重建部部分在侧方钳夹、切开,打开与 RHV 直径相同的小孔,用 6-0prolene 与 RHV 进行吻合。明确可见顺着 RHV 方向有 5.7cm/s 的血流。

RHV血流的变化

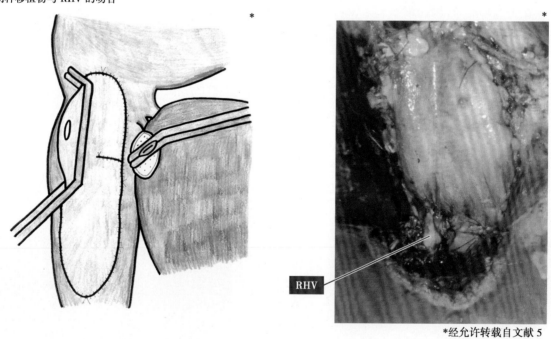

同种移植物与 RHV 的吻合

*经允许转载自文献 5

■ **冲洗腹腔,确认止血,闭合创口**

　　用温生理盐水 1 000ml 洗净,确认止血,在肝脏离断面敷以防粘连膜,肝脏离断面留置 Penrose 引流。前纵隔留置 10Fr 螺旋引流管,膈肌、心包、胸骨由心脏外科医师进行关闭,肝门部及肝前面敷防粘连膜闭合创口,完成手术。

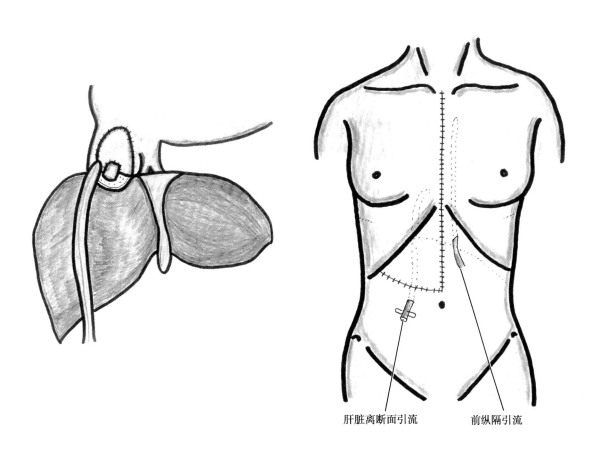

肝脏离断面引流　　　　　　　前纵隔引流

病理诊断

Wilms 瘤,复发,侵犯下腔静脉。

标本 5.2cm×3.0cm×1.8cm。

组织学检查见肾肉芽肿。

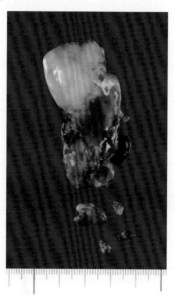

术后经过

术后经过良好,第 23 天出院手术 1 年后 CT 检查示肾静脉合流部、稍头侧起至横膈膜水平 IVC 内肿瘤栓复发。考虑再次手术风险高,决定继续观察,术后 1 年 3 个月的时间点患者无症状生存。

总结

Wilms 肿瘤术后,针对 IVC 内复发进行瘤栓切除,实施肝静脉、IVC 重建。手术 1 年后发现局部复发,但到目前为止患者日常生活正常进行生活质量也得到保证。

术式的要点有以下 3 点:

1)将肝脏向尾侧牵引,牵出肿瘤栓,尽可能避免开心手术

2)切开 IVC 之前确保良好的手术视野

3)肝脏阻断血流时间尽可能缩短。

大多数治疗困难的 IVC 瘤栓因肝脏移植技术的应用使得外科治疗成为可能,然而本例采用的术式是一种术中发生肿瘤栓塞、出血、阻断血流时间延长等风险较高的术式,有必要在得到患者、患者家属充分知情同意基础之上,慎重判断手术适应证。

（市田晃彦，國土典宏）

参考文献

1) McMahon S, Carachi R：Wilms' tumor with intravascular extension：a review article. *J Indian Assoc Pediatr Surg* **19**：195-200, 2014

2) Loh A et al：Long-term physiologic and oncologic outcomes of inferior vena cava thrombosis in pediatric malignant abdominal tumors. *J Pediatr Surg* **50**：550-555, 2015

3) Kokudo T et al：Surgical treatment of hepatocellular carcinoma associated with hepatic vein tumor thrombosis. *J Hepatol* **61**：583-588, 2014

4) Gagne-Loranger M et al：Renal cell carcinoma with thrombus extending to the hepatic veins or right atrium: operative strategies based on 41 consecutive patients. *Eur J Cardiothorac Surg* **50**：317-321, 2016

5) 市田晃彦ほか：下大静脈内腫瘍塞栓に対するホモグラフトを用いた肝静脈・下大静脈部分切除術. 小児外科 **46**：153-157, 2014

第 16 章 右肝切除术治疗伴下腔静脉与门脉内癌栓形成的肝细胞癌

适应证和要点

伴脉管侵袭的肝细胞癌（HCC）被认为是进展癌。欧美广泛采用的巴塞罗那临床肝癌分期系统[1]将其列为非外科治疗对象。然而日本积极进行外科治疗，报告了比较良好的治疗结果[2,3]。

伴下腔静脉癌栓（IVC 癌栓）的 HCC 其癌栓（癌栓）有可能引起致命性的肺栓塞，为避免肺癌栓塞，有时会选择手术[3]。IVC 内的癌栓较大的情况下，有必要利用人工血管等进行重建，我科为减少异物带来的感染风险，利用冰冻保存的同种静脉（同体移植物）进行重建。

另外，针对 Vp3 以上的肉眼门脉癌栓（PV 癌栓），为减少术后门脉血栓等并发症风险，采用的是不实施门脉合并切除与重建的癌栓剥除技术[4]。

现病史与术前影像

30 多岁男性，约 5 年前发现慢性乙型肝炎，因自觉全身倦怠感而就近就医，动态 CT 检查发现占据右叶全体的 14cm 大的 HCC 与 IVC、门脉右支（RPV）内的进展癌栓（Vv3, Vp3）。ICG–R15 7.5%。

动脉期

门脉期

平衡期

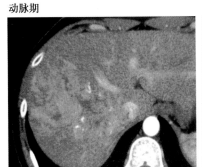 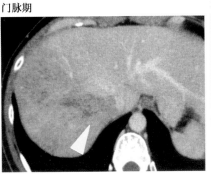 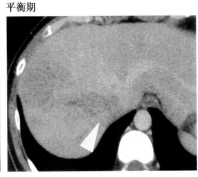

右肝静脉（RHV）内侵入的癌栓

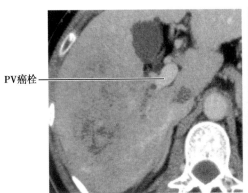 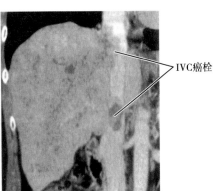

PV 癌栓

IVC 癌栓

下腔静脉与门脉内癌栓摘除术及右肝切除

手术时间 12 小时 30 分 / 出血量 3 500ml

■ 开腹探查所见

和上一章相同,在心脏血管外科的协作基础上开始手术。作上腹部正中切开开腹,进行腹腔内探查,确认没有肿瘤播种及其他脏器转移。追加横向切开,在第 9 肋间开胸。肝脏边缘钝、质软,诊断为乙型肝炎导致的慢性肝炎。切除剑突,切开心包,在膈肌上方确认肝上 IVC,IVC 癌栓从 RHV 开始向血管内浸润向头侧进展,一直蔓延到右心房入口部。

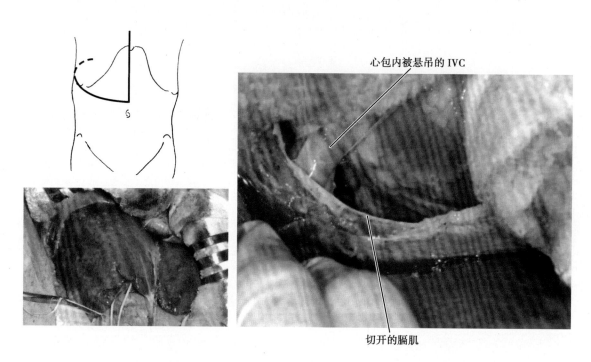

心包内被悬吊的 IVC

切开的膈肌

■ 胆囊摘除与术中胆道造影

实施胆囊摘出,从胆管断端插入 4Fr 的营养管,实施术中胆道造影。胆道造影显示后区域胆管独立,低位汇入肝总管。

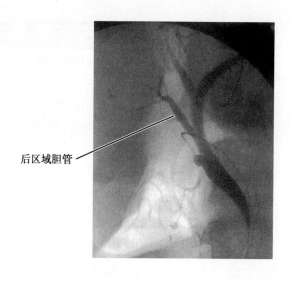

后区域胆管

■ 游离肝脏

　　游离肝脏时注意勿将癌栓挤入 IVC 内,仔细慎重地实施肝脏游离。

　　向头侧切离镰状韧带,然后向左右切开使肝静脉根部暴露。

　　右三角韧带与肝肾韧带也进行了切开,但是此时并未实施背侧的剥离与肾上腺的剥离。

> **术者点评**
> PV 癌栓与 IVC 癌栓都有因游离时的操作导致发生破碎和播散的
> 可能性,因此,应最小限度地实施右肝的游离,特别是右肝向腹侧
> 的上举、向左侧的挤压等操作会伴随肝门部、肝静脉根部的扭转,
> 因而容易带来癌栓播散,应当注意。

■ 术中超声

　　术中进行超声检查,充分把握各个癌栓的情况。

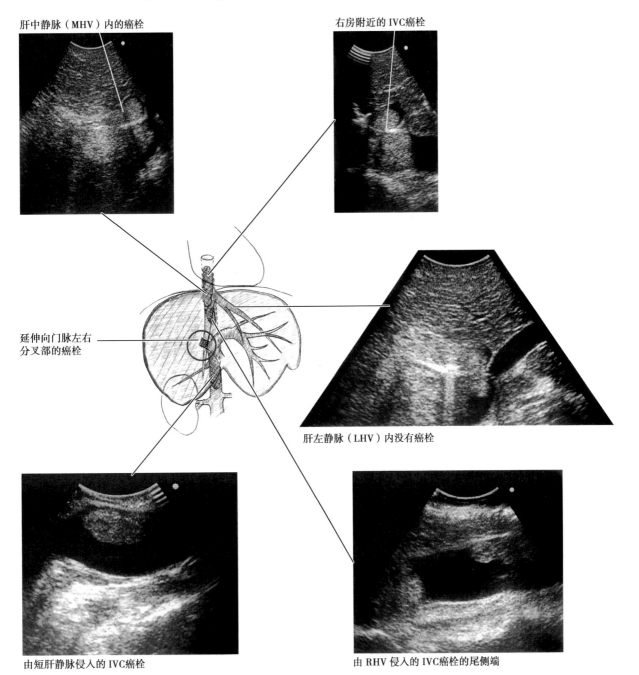

肝中静脉（MHV）内的癌栓

右房附近的 IVC 癌栓

延伸向门脉左右
分叉部的癌栓

肝左静脉（LHV）内没有癌栓

由短肝静脉侵入的 IVC 癌栓

由 RHV 侵入的 IVC 癌栓的尾侧端

■ 肝门处理

沿胆囊管断端确定肝动脉前区域支(Ant HA)、后区域支(Post HA),在肝总管右侧结扎切离。之后,为得到门脉前面的视野,在胆管左侧再次确定右肝动脉(RHA),进行结扎、贯穿缝扎,之后实施切离。

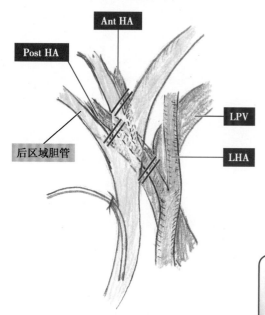

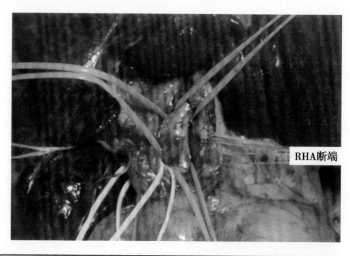

术者点评

分别将 RHA 向左侧、将胆总管向右侧牵引,从而使门静脉前面的视野变得开阔,使门脉的处理变得容易操作。

■ 门脉癌栓摘出

1. 用血管钳把持门脉主干与门脉左支(LPV),将 RPV 前壁用尖刀切开。

2. 用 Metzenbaum 剪刀等插入前壁与肿瘤的间隙,向左右两侧移动使门脉壁与肿瘤剥离,前壁剥离之后,继而相同操作使肿瘤与后壁之间也剥离开来(peeling off technique)(下图 A 和 B)。

3. 一边稍稍向切除侧压住肿瘤,一边缝合切除侧的断端。

4. 从离断部开始确认内腔,如果没有肉眼可见的癌栓,仅解除 LPV 的 clamp,冲洗残存的肿瘤细胞(下图 C)。

5. 再次夹住 LPV,解除门脉主干的夹子,冲洗主干(下图 D)。

6. 为避免门脉缝合部的狭窄,沿短轴方向连续缝合门脉主干。缝合使用 6–0 Prolene(下图 E)。

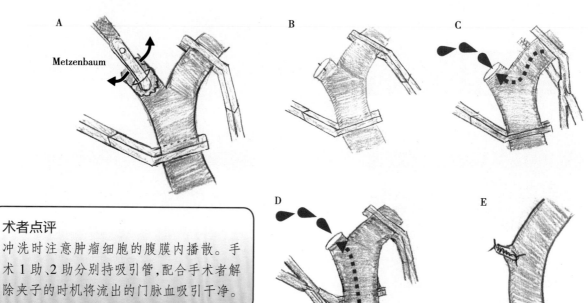

术者点评

冲洗时注意肿瘤细胞的腹膜内播散。手术 1 助、2 助分别持吸引管,配合手术者解除夹子的时机将流出的门脉血吸引干净。

■ 肝离断线设定

　　1. 切断 RHA、RPV 后，确认离断线。

　　2. 之后，一边注意 IVCCT 的播散，一边追加作右肝的游离。游离结束后，超声确认 IVC 癌栓的进展部比游离前向肝脏侧下降。

　　3. 确认 MHV 的走行，然后设定离断线，因为从 RHV 侵入的癌栓向 MHV 末梢延伸，切除线设定了完全切除 MHV。

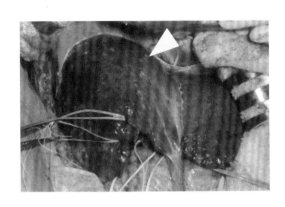
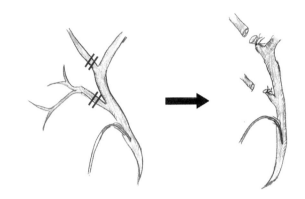

■ 肝离断开始，右肝管的切离

　　1. 静注氢化考地松 100mg 后，Pringle 法基础上开始实施肝实质的离断。应用钳压法离断肝脏，结扎显露出的脉管，或者用 LigaSure Small Jaw 进行处理。

　　2. 实施胆道造影，决定胆管的离断点，注意不要损伤胆总管，小心地对中枢侧二重结扎然后离断（右上图）。

　　3. 虽然在对由短肝静脉向 IVC 进展的癌栓的摘出时，在癌栓头侧确保 IVC 是必需的，但是如下图所示癌栓头侧狭窄，不能得到充分的操作空间，所以在红色箭头部位进行离断，然后将癌栓摘出。

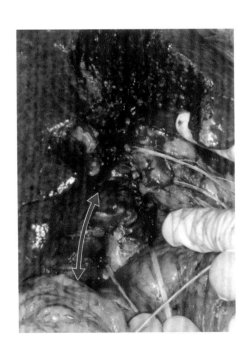
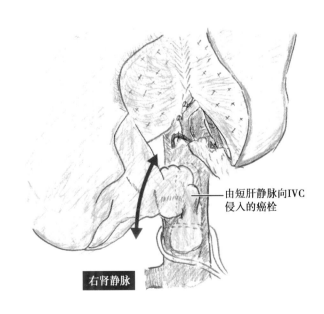

由短肝静脉向IVC
侵入的癌栓

右肾静脉

■ 尾侧癌栓的摘出

　　1. 用血管钳夹住癌栓头侧及尾侧的 IVC（下图 A）。

　　2. 对由短肝静脉向 IVC 侵入的部分作纺锤形切开，完整将癌栓拔出（下图 B）。

　　3. 肉眼确认内腔没有残存癌栓，用生理盐水充分冲洗内腔，对缺损部用 4-0 Prolene 线作连续缝合闭锁（下图 C）。

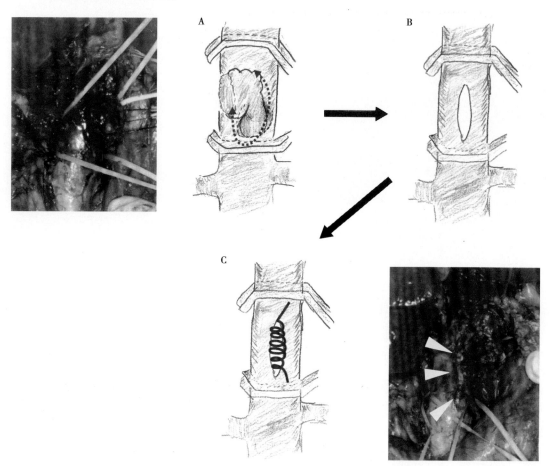

■ 术前未能发现的第 3 个癌栓的确定

　　在进行肝实质离断过程中发现，手术前未被发现的第 3 个癌栓由短肝静脉向 IVC 内侵入。为了摘出这个癌栓，有必要在癌栓的头尾侧确保 IVC，但是头侧基本上没有空间，不可能确保。因而，对这个癌栓的摘出，决定采取和心房附近进展的癌栓同时进行。

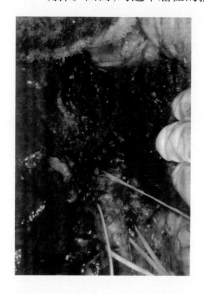

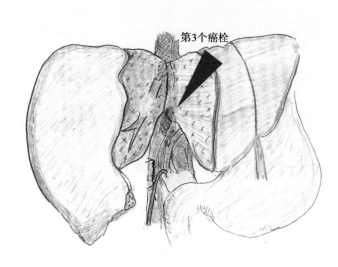

第3个癌栓

■ THVE（全肝血流阻断状态）下的 IVC 合并切除与癌栓摘出

　　1. 肝实质离断全部完成，同时确保了 IVC 前面的视野，右肝仅与 IVC、RHV、MHV 相连接。

　　2. Pringle 法阻断肝门加上对肝上部及肝下部 IVC 的阻断，达到全肝血流阻断（THVE）状态，确认有无血压的波动。

　　3. THVE 状态下切开 IVC 壁，从 MHV、RHV 根部切除，将癌栓摘出。

　　4. 癌栓与 IVC 壁部分粘着紧密，进行了剥离后仍然有一部分残存，因此将该处 IVC 壁作了部分切除。

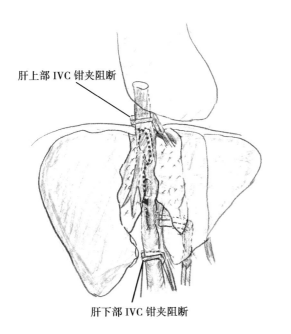

肝上部 IVC 钳夹阻断

肝下部 IVC 钳夹阻断

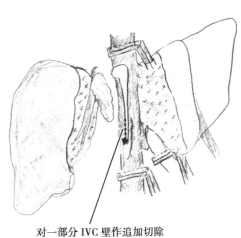

对一部分 IVC 壁作追加切除

■ 冻存同种异体静脉（同种移植物）的准备

　　在上述肝切除同时，备好修补 IVC 缺损部所用的静脉补片。静脉补片是使用同种移植物按照下图制成的，修剪成为适合使用的补片大小。

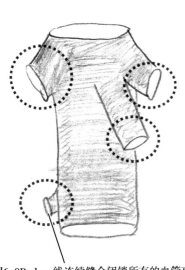

用6-0Prolene线连续缝合闭锁所有的血管离断部

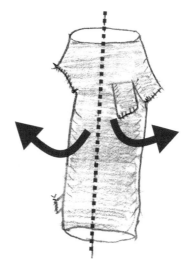

沿长轴方向切开，左右展开

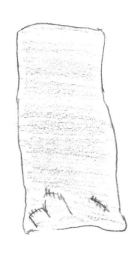

使之形成平片状后使用

■ 利用同种移植物进行 IVC 缺损部的重建

1. 确认同种移植物的血管内皮面,确认与 IVC 缺损部之间相差的尺寸大小(下图 A 和 B)。

2. 用 4-0 Prolene 线将移植物上端与缺损部上端缝合闭锁。以 5 点作为支撑,按 1—2—3 的顺序实施连续缝合,缝合闭锁欠损部的肝脏侧(下图 C)。

3. 之后,将夹在完成缝合闭锁部分尾侧的血管钳松开向头侧移动再重新夹住(下图 D)。

4. 解除肝上部 IVC 的夹子,确认补片部无出血后,然后解除 Pringle 法使肝血流恢复。THVE 时间总共用时 9 分钟(下图 E)。

5. 进行缺损部尾侧的缝合,切除剩余的同种移植物,对 4 和 5 的部分进行连续缝合闭锁(下图 E)。

6. 去除追加的阻断钳,确认 4 和 5 的吻合部分有无出血,然后解除肝下部 IVC 的阻断钳,IVC 血流恢复(下图 F)。肝下 IVC 夹闭时长共 33 分钟。

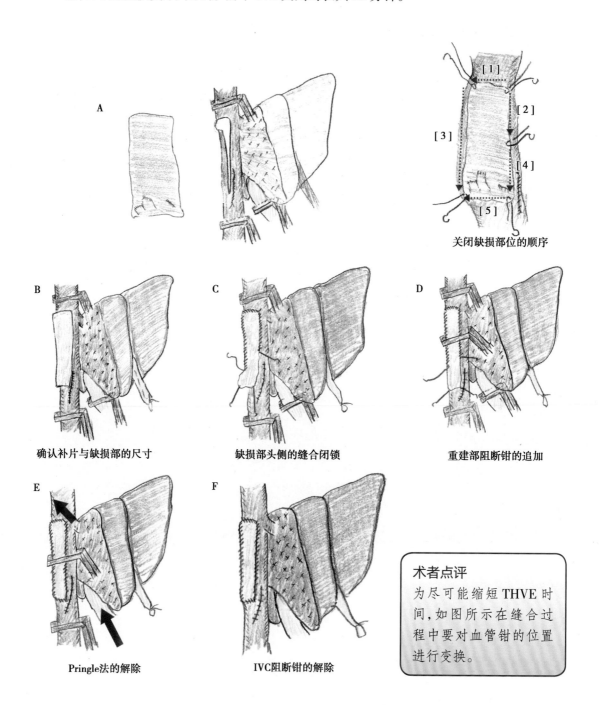

A

[1]
[2]
[3]
[4]
[5]
关闭缺损部位的顺序

B 确认补片与缺损部的尺寸

C 缺损部头侧的缝合闭锁

D 重建部阻断钳的追加

E Pringle 法的解除

F IVC 阻断钳的解除

术者点评

为尽可能缩短 THVE 时间,如图所示在缝合过程中要对血管钳的位置进行变换。

■ 冲洗腹腔,留置引流管,关腹

　　1.用 3 000ml 温生理盐水冲洗胸腔与腹腔,从第 8 肋间向胸腔内插入 16Fr 胸腔引流管,皮下造瘘后引出体外。

　　2.从胆囊管断端插入 4Fr 管引出体外进行胆道减压。肝离断面留置 24Fr 引流管。

　　3.逐层关闭切口,手术结束。

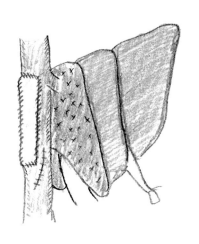

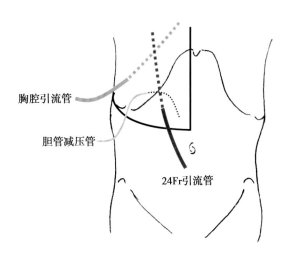

胸腔引流管

胆管减压管

24Fr引流管

病理诊断

中 - 低分化肝细胞肝癌,广泛型,AP。17cm×8cm×7cm,ig>eg,fc(+),fcinf(+),sf(+),s0,vp0,vv3,va0,b0,sm(-),F4AI。

肿瘤内伴有出血和坏死,高度异型的肿瘤大量增殖。

门脉及静脉内见多个癌栓。

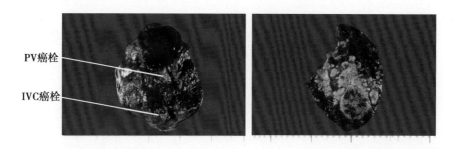

术后经过

术后经过良好,无胆汁漏发生,开始口服恩替卡韦药物,第 23 天出院。

手术 1 个月后肝癌复发,开始应用实验药物 lenvatinib,见肿瘤标志物降低及肿块缩小,但是手术 22 个月后右肾上腺转移,手术 26 个月后肝脏多处复发,开始 Nexavar 治疗,手术后 35 个月患者复发生存中。

总结

本病例为 B 型肝炎背景下占据整个右肝的 HCC,发生 RPV 内癌栓及 IVC 癌栓。针对 PV 癌栓实施了癌栓剥离摘出术。应用冻存的静脉同种移植物进行了 IVC 重建。

手术要点有以下 4 点:

1)为防止癌栓向 IVC 及门脉内播散,对游离肝脏的时机进行了充分的斟酌把握。

2)为防止癌栓向 PV 内播散,需要两次切断 RHA,确保了门脉前面的手术视野。

3)利用剥离技术尽可能实现 PV 癌栓的去除。

4)为减轻 THVE 对脏器的损害,IVC 缝合过程中变换血管钳的位置。

(山本訓史，新川寬二，長谷川潔，國土典宏)

参考文献

1) Bruix J, Llovet JM : Prognostic prediction and treatment strategy in hepatocellular Carcinoma. *Hepatology* **35** : 519-524, 2002

2) Hasegawa K, Kokudo N : Surgical treatment of hepatocellular carcinoma. *Surg Today* **39** : 833-843, 2009

3) Kokudo T et al : Surgical treatment of hepatocellular carcinoma associated with hepatic vein tumor thrombosis. *J Hepatol* **61** : 583-588, 2014

4) Inoue Y et al : Is there any difference in survival according to the portal tumor thrombectomy method in patients with hepatocellular carcinoma? *Surgery* **145** : 9-19, 2009

第二篇

胆道手术

第 1 章

右半肝切除术治疗肝门部胆管癌

适应证和要点

该手术是针对肝门部胆管癌最经典的术式[1]，主要适应证是 Bismuth Ⅱ 和 Ⅲ 型的病例，在淋巴结清扫后，对包括尾状叶在内的右半肝和肝外胆管整块切除的术式。这种针对胆管癌右半肝切除的优点是能够将包括胆管在内的肝十二指肠韧带的周围组织以及肝门板一并切除，因为左肝管比右肝管长，所以切除断端相对更容易得到阴性切缘[2]。肝门部胆管、动脉、门静脉的解剖非常复杂，变异多见，所以术前一定要充分了解患者的实际血管走行[3]。

因为右半肝切除时肝切除量较大，术前通常需要施行门静脉栓塞术。本科室对于肝功能正常病例（ICG-R15<10%），将预计切除非肿瘤的肝脏量达到 60% 以上作为施行门静脉栓塞术的适应证[4]。

现病史和术前影像学检查

70 多岁男性，以褐色尿、食欲减退为主诉在当地医院就诊，明确黄疸和肝功能障碍的诊断后转诊至我院，CT 和直接胆道造影 - 提示中上部胆管肿瘤像，单独汇入的胆管右后支（Post BD）闭塞，并且已经累及胆管右前支（Ant BD）和左肝管（LHD）的汇合部。动脉和门静脉尚未发现明确浸润，诊断为 Bismuth Ⅲ b 型肝门部胆管癌，预计行右半肝切除术。

减黄治疗后 ICGR15 值为 7.5%，为正常范围，预计剩余肝脏体积为 46.6%，术前未行门静脉栓塞术。

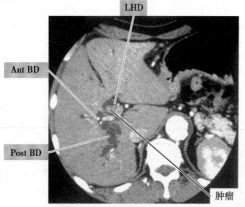

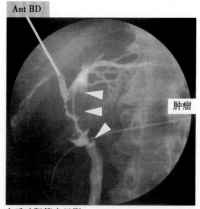

右后叶胆管未显影

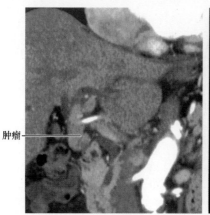

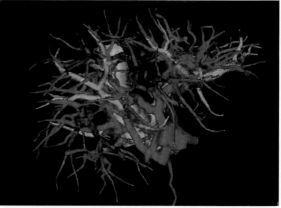

右半肝切除、肝外胆管切除、胆管空肠吻合

手术时间 6 小时 0 分 / 出血量 570ml

■ 开腹探查所见

　　仰卧位，上腹部正中切开，未见明确的播散转移和腹水，继而取反 L 形切口开腹，由于右半肝的游离获得了充分的视野，未行开胸。肉眼观察为正常肝脏。术中超声检查提示肿瘤虽然越过左、右肝管汇合部侵及左肝管，但并未到达 B2 和 B3+4 的交界部位。单独汇入的胆管右后支管腔内充满乳头状的肿瘤，其前端呈跳跃样改变。

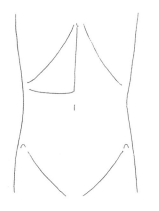
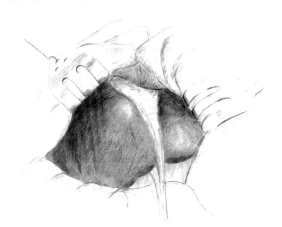

■ 肝总动脉周围、胰腺背侧的清扫

　　打开小网膜，结扎切断胃右动、静脉，向右清扫肝总动脉周围，确认胃十二指肠动脉，Kocher 切口游离，清扫胰腺背侧的第 13 组淋巴结，剥离肝固有动脉（PHA）和门静脉周围的组织，至需要切除的胆总管（CBD）。然后，剥离右半肝的裸区，用 2-0 丝线结扎后切断下腔静脉韧带。仔细结扎肝短静脉和尾状叶的静脉，尽可能的游离右半肝。

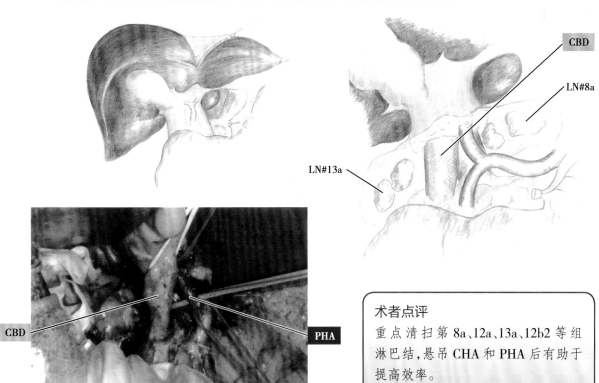

> **术者点评**
> 重点清扫第 8a、12a、13a、12b2 等组淋巴结，悬吊 CHA 和 PHA 后有助于提高效率。

■ 下部胆管的切断,确认断端阴性

在胰腺上缘水平显露胆总管,于肝脏侧用 1-0 丝线牢固结扎并切断,切断内镜经鼻胆道支架导管(ENBD),并从十二指肠侧拔除。肝脏侧断端用手套加压覆盖。十二指肠侧断端用 4-0 Ti-Cron 线连续往返精确缝合,胆总管断端冰冻病理检查确认无肿瘤浸润(阴性)。

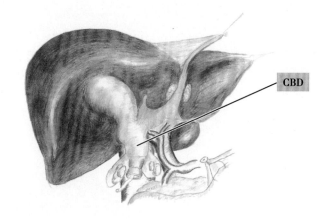

■ 开始处理肝门

距离肝左动脉与肝右动脉分叉约 2cm 处可见 A2+3 与 A4 的分叉,切断门静脉矢状部背侧及肝左外叶和肝左内叶之间的肝实质。

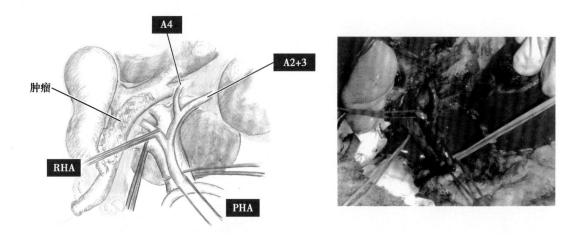

夹闭 RHA,确认肝左动脉血流并未减弱。用 3-0 丝线和 3-0 Ti-Cron 线双重结扎切断 RHA,然后同样方法结扎切断门静脉右后支(Post PV)。

显露门静脉背侧的视野,结扎切断门静脉尾状叶支。

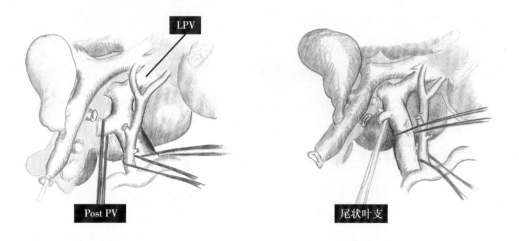

■ 肝门处理完毕

　　夹闭门静脉右前支(Ant PV),确保门静脉矢状部的血流后,予以结扎切断。阻断右半肝的血流后,可见肝脏表面出现与Cantlie线一致的明显的缺血线。

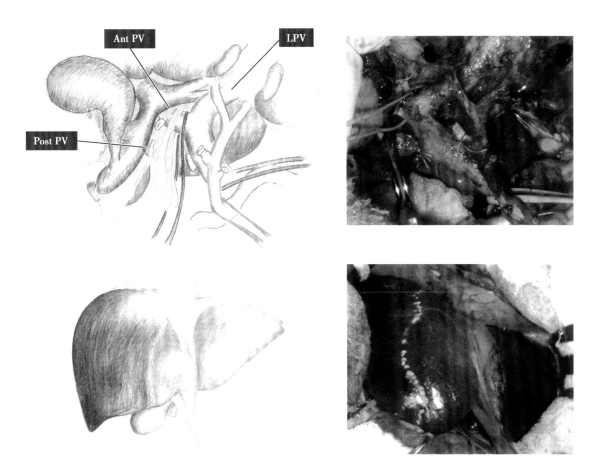

■ 肝右静脉的切断,肝脏离断线的设定

　　再次翻转右半肝,用血管钳夹住RHV后切断,用4-0 Ti-Cron线连续往返缝合闭合断端,结扎数支肝短静脉后,将尾状叶从下腔静脉完全游离开,肝脏离断线如图所示扩大到了S4a的一部分。

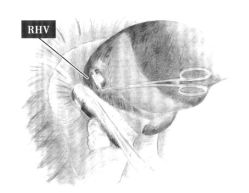

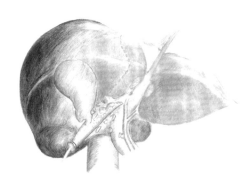

术者点评

为了确保肝门板的手术切缘,将肝脏离断线扩大到了S4,但是没有必要将S4a完全切除。

■ **肝脏的离断**

按照 Pringle 法用 Pean 钳夹碎肝实质,再用 Harmonic FOCUS 和结扎线一起将直径超过 2mm 的脉管结扎后行肝脏离断,进入胆管切断的最后阶段。处理 A4 发向肝门板的分支,至 MHV 后,沿 Arantius 管方向继续离断。用左手牵引包括尾状叶在内的右半肝,用 Metzenbaum 剪切断左肝管。术中快速病理确认断端肿瘤阴性。肝脏离断时间总计 27 分钟。

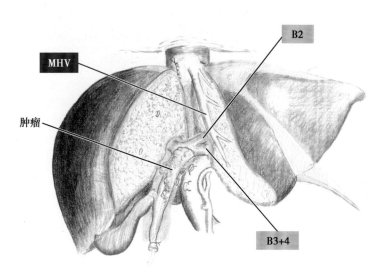
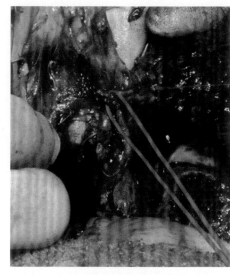

■ **肝脏离断完毕**

离断面如下图所示,B2 和 B3+4 呈现出 2 个开口,因为两者非常接近,用 6-0 PDS 线将断端整形在一起,拔除原本插入在 B2 的 ENBD 管,留置 2.5mm 的 RTBD 管作为支架。

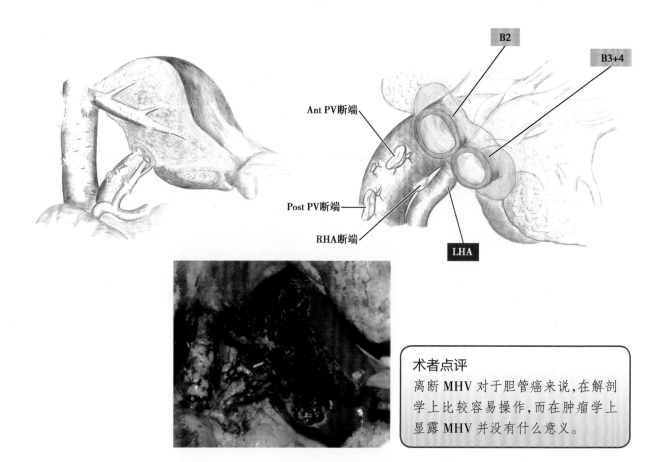

术者点评

离断 MHV 对于胆管癌来说,在解剖学上比较容易操作,而在肿瘤学上显露 MHV 并没有什么意义。

■ 胆管重建

胆管空肠吻合应用 5-0 PDS 线,侧壁 2 针,后壁 8 针,前壁 10 针。作为留置支架的 RTBD 管用 4-0 Vicryl TF 线固定。

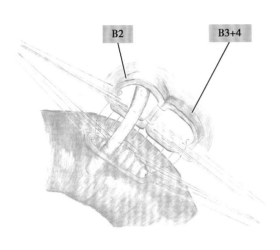

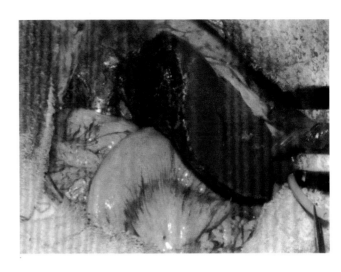

■ 空肠空肠吻合,留置引流,关闭腹腔

胆管空肠吻合部肛门侧 40cm 行空肠端侧吻合。插入 14Fr 的导管用于上提空肠的减压,Witzel 式固定,上提空肠的肠系膜和横结肠的肠系膜之间的间隙缝合数针闭合。

彻底止血,确认无胆漏。在肝脏离断面喷洒止血凝胶。腹腔内应用温生理盐水 1 000ml 充分冲洗。沿脐右侧 2 横指向右膈下、从右腹部向胆管空肠吻合部分别留置 24Fr 的引流管,逐层缝合封闭腹壁,用皮肤缝合器缝合皮肤,手术结束。

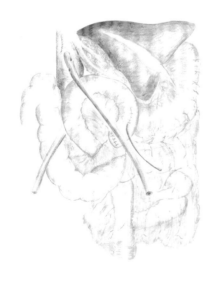

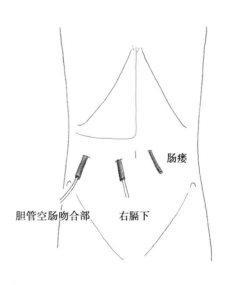

病理诊断

　　腺癌（pap+tub1>tub2,tub3），Bpsh,35mm,int,INFβ,ly2,v1,pn1,s（-），ss,pHimf0,pGimf0,pPV0,pA0,pHM0,pDM0,pEM0,LN（3/17）。

　　肿瘤从胆总管开始，包括胆囊管起始部、胆管右后支、左肝管。在胆管右后支内浸润约15mm。明确诊断为缺乏腺腔形成的低分化癌。未见明确的肝实质浸润，可见肝门部淋巴结转移。

　　胆管及剥离断端均为阴性。

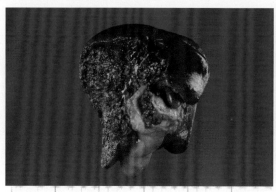
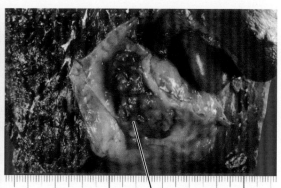

胆总管内的乳头状肿瘤

术后经过

　　未发生胆漏，也无感染性并发症，入院第12天出院回家。

　　术后1个月门诊复诊，以后由当地医院继续随诊观察。

总结

　　针对浸润到胆管右后支和左肝管的肝门部胆管癌可施行右半肝切除术。

　　术式的要点主要有以下3点：

　　1）在肝脏离断时，结扎V5后显露MHV，要在确保背侧的前提下离断，切除侧要包含完整的尾状叶。

　　2）在适当地拉伸展开左肝管的状态下切断胆管。

　　3）胆管重建时，将邻近的胆管断端尽可能地整形成最少的开口，实在需要多个胆肠吻合时，先从位置深、难于操作的胆管支开始吻合。

（長田梨比人，國土典宏）

参考文献

1) Nimura Y et al：Hepatic segmentectomy with caudate lobe resection for bile duct carcinoma of the hepatic hilus. *World J Surg* **14**：535-544, 1990

2) Kawarada Y et al：Anatomy of the hepatic hilar area：the plate system. *J Hepatobiliary Pancreat Surg* **7**：580-586, 2000

3) 石山秀一：肝門部の plate system．肝門部の外科立体解剖，医学図書出版，東京，p13-15，2002

4) Seyama Y, Kokudo N：Assessment of liver function for safe hepatic resection. *Hepatol Res* **39**：107-116, 2009

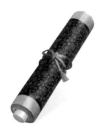

手术技巧

内镜下胆管减压法

术前胆管减压

以前多应用经皮穿刺减压的办法。最近考虑到针道转移的风险,应用内镜下减压的操作逐渐增多[1]。它的优势就是术前的减压和胆管内检查可以同时进行。当然,中下部和肝门部闭塞的原因多种多样,相应地减压策略也不尽相同。充分了解预定术式是非常重要的。

手术前的支架管理

检查化验肝功能,如果胆红素有升高,则行影像学检查确认是否有胆汁淤积,X线检查确认支架是否移脱。患者教育也非常重要,要指导患者出现发热就立即来院就诊,当然,必须在有条件做急诊内镜下胆管减压的医院。

中下部胆管闭塞

■ 相应疾病有中下部胆管癌、胆囊癌胆管浸润、乳头癌等

■ 预定术式为胰头十二指肠切除

■ 胆管内检查的要点是:①肝侧进展的范围;②是否有肝门部胆管浸润;③垂直浸润的程度

■ 支架的选择

以前多使用塑料支架,由于容易堵塞,现在各医院多采用ENBD[2]。最近在欧美国家使用覆膜自膨式金属支架(SEMS)的病例明显增加[3]。有无术前治疗也会对引流的策略产生影响,是决定先做手术,还是术前先做放化疗,那么手术时限会大不相同,因此也会影响支架的选择。先手术治疗的病例可使用ENBD、覆膜SEMS,远优于塑料支架。先术前治疗的病例可用覆膜SEMS,优于塑料支架。使用SEMS时要注意不要置于切断线上。另外,使用SEMS的共识意见尚未出台,在留置之前一定要跟外科医生进行沟通。

■ 针对胰头癌的术前内镜下胆管减压的实际操作(图1~图3)

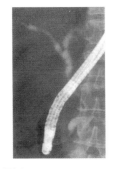

图1
下部胆管狭窄的胰腺
癌胆管图像

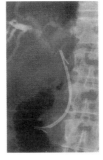

图2
留置直型8.5Fr的塑
料支架

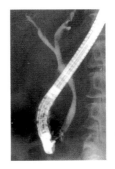

图3
施行新辅助化疗,留置
非覆膜SEMS

■ 预防减压后并发症

最重要的是预防减压后胰腺炎。对于胰腺癌之外的病例或者主胰管未扩张的病例最好同时留置胰管支架。胆囊管分叉处癌浸润的病例是胆囊炎的高发人群,留置塑料支架后发病率明显降低[4]。

■ 支架位置的确定

对于非手术切除的病例,支架上端应该尽可能地接近肝门部,而术前支架置入需要考虑对手术的影响,所以一般留置位置要距离肝门部2cm左右。支架留置过短,反倒是有增加并发症风险的可能。SEMS横跨切断线是否合适的观点今后还需要进一步讨论。另外,对于非手术切除病例,支架留置时间虽短,并且施行了抗肿瘤治疗,但是是否就可以认为对于非覆膜SEMS,肿瘤不会浸润至支架内,还是应该选择覆膜型支架更好,这需要进一步探讨。

肝门部胆管闭塞

■ 病因主要有肝门部胆管癌、胆囊癌胆管浸润等
■ 预定术式为半肝切除(加胰头十二指肠切除)、肝外胆管切除
■ ERCP前应做的检查

行增强CT明确有无远处转移或脉管浸润,还可以进行胆管壁进展的程度评价。行MRCP评价胆管水平方向的进展,便于综合分析确定术式。

■ 患者选择

相对于塑料支架,术前应用ENBD引起的闭塞相对较少,所以,目前更倾向于使用ENBD[5]。ENBD属于外瘘,可以让胆汁流出体外,此方法得到很多医院采用(图4),但是,也有医院对长期留置ENBD比较抵触。塑料支架的效果也不理想,容易堵塞后并发胆管炎。现在有一种在胆管内埋入塑料支架也称为内支架的方法值得期待(图5)[6]。

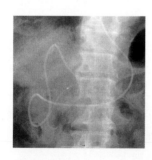

图4
针对肝门部胆管癌的ENBD

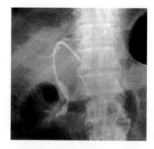

图5
1例内支架

■ 胆管内检查

恶性肿瘤的确定诊断(狭窄部位的活检、刷检)。胆管内进展的评价(预定切断线和切除边界进展与否的评价:活检钳多点活检、胆管腔内超声检查、胆道镜观察)

■ 胆管引流的实际操作

肝门部闭塞时最好在检查前就开始应用抗生素。胆管插管后,狭窄部位近端不能显影,只能选择导丝来通过术前MRCP等检查已经确定的目标胆管分支。在透视下确认是否进入目标胆管分支,推送导管并且造影,随后进行胆管内检查,留置支架后手术结束。

■ 并发症的预防

预防非引流区域胆管炎的措施是在打过造影剂的胆管分支进行引流[6]。另外,还有不使用造影剂,仅使用导丝的方法。最近有报道称,用二氧化碳进行空气造影也可以减少胆管炎的发生[7]。

■ 注意要点

术式决定前最好不要先进行简易的引流，因为如果施行了引流，可能会导致胆管壁的肥厚或者肿胀，以致于对术前检查产生影响。也有引流区域错误而不得不用 ERCP 纠正，或者预定切除的肝脏因为引流导致残余肝脏肥大而使得手术难以进行等情况。在需要转院手术时最重要的一点也是不要先引流。

（伊佐山浩通）

参考文献

1) Takahashi Y et al：Percutaneous transhepatic biliary drainage catheter tract recurrence in cholangiocarcinoma. *Br J Surg* **97**：1860-1866, 2010

2) Sasahira N et al：Multicenter study of endoscopic preoperative biliary drainage for malignant distal biliary obstruction. *World J Gastroenterol* **22**：3793-3802, 2016

3) Wasan SM et al：Use of expandable metallic biliary stents in resectable pancreatic cancer. *Am J Gastroenterol* **100**：2056-2061. 2005

4) Isayama H et al：Cholecystitis after metallic stent placement in patients with malignant distal biliary obstruction. *Clin Gastroenterol Hepatol* **4**：1148-1153, 2006

5) Kawakami H et al：Endoscopic nasobiliary drainage is the most suitable preoperative biliary drainage method in the management of patients with hilar cholangiocarcinoma. *J Gastroenterol* **46**：242-248, 2011

6) Chang WH et al：Outcome in patients with bifurcation tumors who undergo unilateral versus bilateral hepatic duct drainage. *Gastrointest Endosc* **47**：354-362, 1998

7) Sud R et al：Air cholangiogram is not inferior to dye cholangiogram for malignant hilar biliary obstruction：a randomized study of efficacy and safety. *Indian J Gastroenterol* **33**：537-542, 2014

第二篇　胆道手术

第 2 章

左半肝切除术治疗肝门部胆管癌

适应证和要点

对于肝门部胆管癌的外科手术,术前的减黄治疗和明确肿瘤的进展范围非常重要。在减黄前行多层螺旋 CT(multi-detector row CT,MDCT)检查时,主要进行病灶部位、神经浸润及向周围脉管浸润范围的判断,同时也要明确沿胆管壁走行方向的进展情况。胆管走行方向进展情况的判断,主要依据 MDCT 检查加上内镜观察和活检。胆管壁在减黄治疗后会呈现炎症性改变,从而导致影响 MDCT 的正确诊断,因此减黄治疗前行 CT 检查非常重要。

即便是胆管切缘阳性,如果仅仅是上皮内阳性,对预后影响较小。另外,在胆管癌诊疗指南中也记载了,组织间质的断端阳性是预后不良因素[1-4]。肝门部胆管癌的外科治疗通常需要进行大范围切除,但不仅仅只追求胆管切缘阴性化,也要同时考虑提高近期、远期生活质量问题(QOL),因此需要进行整体切除方案的规划。

现病史和术前影像学

60 余岁,男性,既往身体健康。因主诉恶心来院进一步检查。考虑为肝门部胆管肿瘤,在 ERCP 引导下行右肝管 ERBD 引流。

减黄前 MDCT 检查示胰腺上缘附近局限性胆管肿瘤,肝脏侧胆管壁浓染,但未见管壁增厚。而减黄治疗后 MDCT 可见显著的胆管壁增厚,考虑为炎症所致。

ERCP 刷过细胞检查显示左肝管和右肝管前后支分叉部均阳性,但是减黄前 MDCT 均未见到管壁增厚,怀疑肿瘤上皮内进展,因而选择左半肝切除,而不是肝左三叶切除。

| 主要病灶 | 肝右动脉腹侧 | 右前叶/右后叶胆管分叉部 |

减黄前

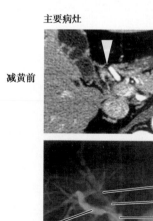 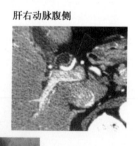 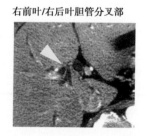

阴性
异型上皮
腺癌
腺癌

异型上皮

ICG-R15 5.6%
CEA 2.1ng/ml
CA19-9 122U/ml

左半肝切除、肝外胆管切除和胆管空肠吻合

手术时间 10 小时 / 出血量 350ml

■ 开腹探查所见

反 L 形切口进腹,并向第 10 肋间横向切开,未见肝转移及播散等远处转移。胰腺周围淋巴结整体上呈现肿大,但触之不硬。虽然在肝十二指肠韧带中部,相当于胆管的部位,触及略硬,可确定为肿瘤,但是肝十二指肠韧带整体上柔软。插入 ERBD 支架。术中超声(IOUS)可能由于支架植入的影响,胆管壁增厚,但未见其他异常。

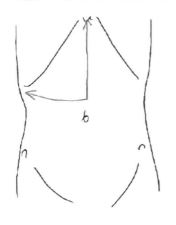

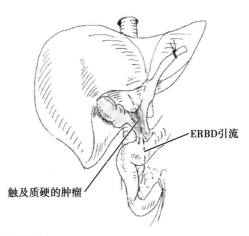

ERBD引流

触及质硬的肿瘤

■ 游离胰头部,胰腺上缘清扫,肝十二指肠韧带清扫

1. 游离胰头部,悬吊(taping)左肾静脉。

2. 仔细结扎切断十二指肠上动、静脉。切断由胰腺上缘流入门静脉前面的幽门静脉,比较容易显露出胆总管,并进行悬吊。胰腺上缘水平的胆总管(CBD)管壁较柔软。

3. 行第 8a、13a、12b2 组淋巴结清扫的同时,按肝左动脉(LHA)、肝右动脉(RHA)、肝固有动脉(PHA)的顺序进行悬吊,结扎切断胃右动脉。清扫第 8a 组淋巴结后保留肝总动脉(CHA)。剥离胆囊,在 CBD 的右后侧找到 RHA 末端,确认肝动脉右前、右后支。

4. 术前活检病理提示右肝管黏膜内肿瘤阳性,但因无胆管壁外浸润,判断为可根治性切除。

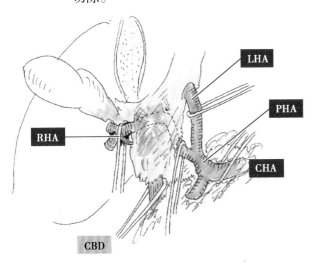

LHA

PHA

RHA

CHA

CBD

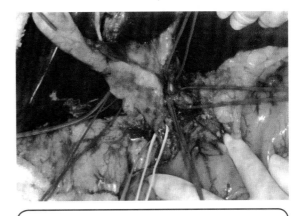

> **术者点评**
> 剥离肝十二指肠韧带时,将可能安全剥离的肝动脉进行束紧后,再推动动脉,逐个找出分支确保能够安全剥离。

■ 胆总管的切断和肝门的清扫

　　1. 在胰腺上缘水平切开 CBD,拔除 ERBD 管后在肝脏侧置入 6Fr 管后关闭。用钳子夹持十二指肠侧胆管,取切缘部分进行快速病理诊断后,用 5-0 PDS 线连续缝合关闭。快速病理检查示十二指肠侧胆管断端诊断为上皮内癌,但间质未发现恶性肿瘤。根据以上结果,只有肝侧胆管切缘为阴性,考虑追加切除十二指肠侧胆管断端的治疗方案。

　　2. 双重结扎切断 LHA。

　　3. CBD 推向肝脏侧上提,暴露出门静脉主干前壁并悬吊。确定 CBD 背侧的 RHA,结扎切断流向胆管的小分支后剥离胆管。肿瘤位于紧邻 RHA 腹侧的位置,因此很容易剥离周围组织。

　　4. RHA 剥离后,悬吊门静脉左支(LPV)和右支(RPV),尾状叶支结扎切断后,LPV 双重结扎切断。确定肝动脉右前支(Ant HA)和右后支(Post HA)。

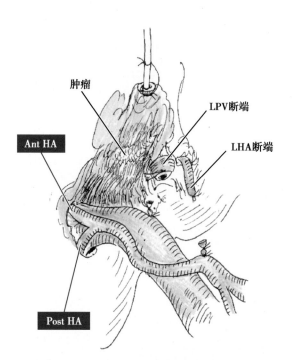

术者点评
如果从左侧切除肝门部胆管癌,仔细剥离 RHA 周围神经的浸润,以达到 R0 切除。如果无法实现 R0 切除,可以考虑肝动脉重建。

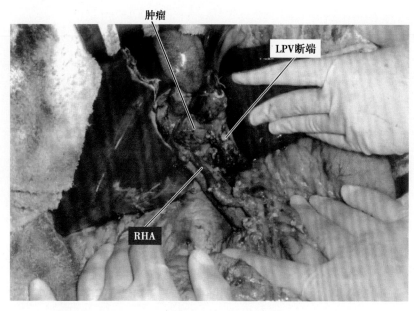

■ **左半肝游离**

1. 首先游离右半肝,剥离右侧肾上腺。

2. 然后游离左半肝,游离、翻转下腔静脉的 Spiegel 叶。结扎切断多支肝短静脉后,找到粗大的尾状叶静脉。用 Satinsky 血管钳夹住 IVC 侧,用 4-0 Pronova 线连续缝合切断的断端。结扎切断 Arantius 管。

3. 剥离 Spiegel 叶,直至 IVC 壁右侧暴露出来,悬吊肝左静脉(LHV)和肝中静脉(MHV)的主干部。

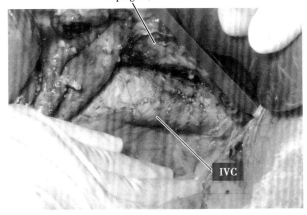

Spiegel叶

IVC

术者点评

切断 Arantius 管,仔细从尾侧开始一点点地剥离尾状叶。Spiegel 叶头侧端的剥离也很重要。血管钳夹住尾状叶静脉,连续缝合关闭。

■ **肝脏离断线的设定**

沿着肝脏表面阻断血流的区域设定为切断线。头侧达 MHV 根部,肝门侧达肝动脉右前支剥离的肝右管水平。切除侧包括尾状叶尾状突及腔静脉旁部的一部分。

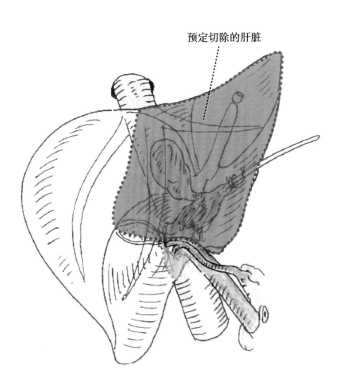

预定切除的肝脏

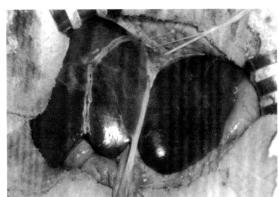

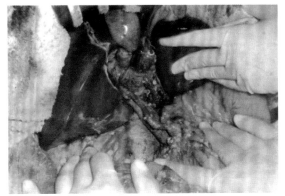

■ 肝脏离断和胆管切断

1. 用微血管钳和扣钳夹持 RHA 和 RPV，用钳夹法破碎肝实质，用 Ligasure 进行结扎或手工结扎脉管，同时进行肝脏离断。

2. 确定 MHV 末端，结扎切断 V4，向背侧逐层离断直至右肝管壁。

3. 在 MHV 根部附近离断，因肝静脉回流较多，因此需要并用 IVC 半圆钳。

4. 确认 LHV 外侧的表浅支，进行结扎切断。LHV 断端用 4-0 Pronova 线连续缝合关闭。其后，返回肝门侧进行尾状叶肝实质的离断，朝向尾状叶 IVC 旁部进行 Glisson 鞘的切断，最终达到仅仅 Glisson 鞘右支与切断侧相连的状态。

5. 再次确认右肝管和 RHA。右肝管呈马蹄状切断，切除左半肝，断端从术者近侧开始共 B5、B8 和胆管右后支（Post BD）三个开口。

肝侧胆管断端进行快速病理检查诊断，结果示胆管右前、后支断端可见向上皮内进展，但是没有明确的间质浸润。

根据以上结果，肝侧胆管断端也同诊断为上皮内进展阳性的十二指肠侧胆管断端一样，未制定追加切除的治疗方案。虽然讨论认为想达到根治的话，应当行肝左三叶切除及胰内胆管的追加切除，但是即便进行三叶切除也未必保证能够达到 R0 切除。

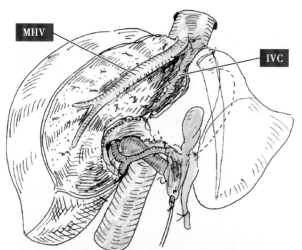

术者点评

从 MHV 的回流多少来判断离断操作的难易程度。如果回流多的话，应使用 IVC 的半圆钳，先切断右肝管。如果事先进行切断的话，注意不要损伤肝动脉、门静脉，仅仅悬吊肝管，慎重切断。

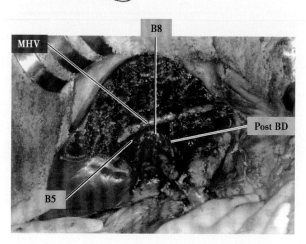

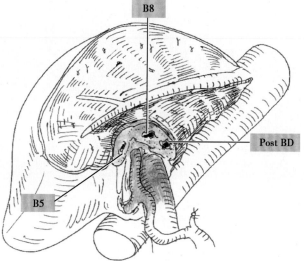

■ 胆道重建

1. 距离 Treitz 韧带远端 20cm 处的末端部分切除 5cm 血运较差的肠管,上提空肠袢。进一步在距离胆管空肠吻合部 25cm 处的末端采用 Albert–Lembert 吻合法行空肠空肠吻合。

2. 把胆管右后支和 B8 的胆管断端用 5–0 PDS 线间断缝合形成一个开口。另外,进一步对胆管右后支头后侧的 Glisson 鞘进用 5–0 PDS 线连续缝合关闭。因为 B5 和 B8 之间存在一定距离,不进行整形,保持原位进行吻合。

3. 采用 5–0 PDS 线间断缝合行胆管空肠吻合,插入带有直径 2mm 侧孔的支架。

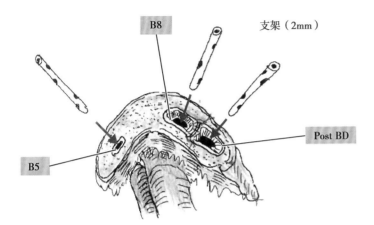

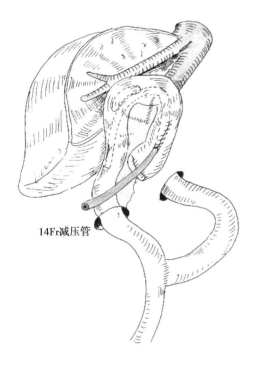

14Fr减压管

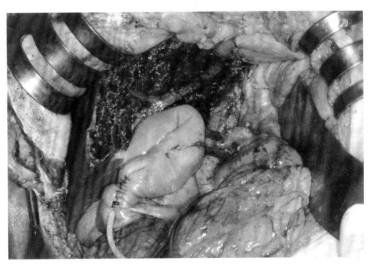

> **术者点评**
> 针对左图的胆管,在空肠上制作两孔,分别进行重建。从进针较难的胆管右后支后壁仔细行间断吻合。

■ 造瘘,关腹

1. 上提空肠内插入 14Fr 的减压管。

2. 用温生理盐水 3 000ml 彻底冲洗腹腔,肝脏离断面、胆管空肠吻合口背面各放置 24Fr 引流管一根,关腹。

155

病理诊断

肝门周胆管癌,Bpd,平坦浸润型,5.1cm×2.0cm×0.8cm,tub1>tub2>por2,pT2a(SS),int,INFb,ly1,v1,ne2,pPV0,pA0,pHM1(m),pDM1(m),pEM0,pN0(0/13)。

中度神经周围浸润的胆管癌。肿瘤向左右肝管进展,左侧可见进展至左外叶末梢支的上皮内病变。右肝管的前后支断端呈上皮内肿瘤阳性。十二指肠侧胆管断端亦为上皮内阳性。但是剥离断端阴性。

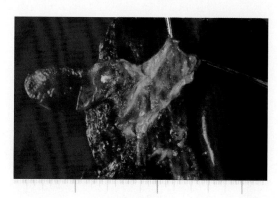

术后经过

未出现胆漏或胰漏,第 16 天顺利出院。

因考虑到胆管断端阳性,口服 TS-1 化疗 4 个周期。

术后 2 年随访,未出现胆管断端或肝内复发,随访良好。

总结

针对伴有表层扩散进展的 Bismuth Ⅱ 型的肝门部胆管癌行扩大左半肝切除,也有行肝外胆管切除的病例。虽然胆管断端上皮内肿瘤阳性,但是术后 2 年随访未发现断端复发或出现黄疸。当 MDCT 下的管壁肥厚和 ERCP 活检结果不一致时,存在着术式的选择问题。

术式包括以下 4 个要点:

1)包括十二指肠侧及肝脏侧胆管断端的快速病理诊断结果在内的综合治疗方案的规划是非常必要的。

2)必须仔细进行肝门剥离的操作。

3)多个机构都采取保存 MHV,切断 LHV 后离断尾状叶,最后切断胆管。但是,先切断肝门部胆管,再进行 MHV 周围的离断更容易操作,而且出血量也能减少。临床上应当随机应变。

4)胆道重建时,需要提高效率并仔细地进行多个胆管分支的整形。

（阪本良弘）

参考文献

1) Sakamoto Y et al：Prognostic factors of surgical resection in middle and distal bile duct cancer: an analysis of 55 patients concerning the significance of ductal and radial margins. *Surgery* **137**：396-402, 2005

2) Sakamoto Y et al：Surgical management of infrahilar/suprapancreatic cholangiocarcinoma: an analysis of the surgical procedures, surgical margins, and survivals of 77 patients. *J Gastrointest Surg* **14**：335-343, 2010

3) Igami T et al：Clinicopathologic study of cholangiocarcinoma with superficial spread. *Ann Surg* **249**：296-302, 2009

4) 日本肝胆膵外科学会 胆道癌診療ガイドライン作成委員会(編)：エビデンスに基づいた胆道癌診療ガイドライン,第2版,医学図書出版,東京,p96-97,2014

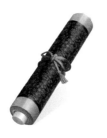

手术技巧

经皮经肝门静脉栓塞术

门静脉栓塞术的变迁

门静脉栓塞术(PVE)是指肝门部胆管癌或肝癌行肝大部分切除术,为了预防术后肝功不全进行的术前处理。最初是 1982 年由幕内等开始采用 [1,2]。包括全麻下开腹经回结肠静脉插管栓塞的 TIPE(经回结肠门静脉栓塞)和超声引导下经皮经肝门静脉穿刺栓塞(PTPE)两种方法 [2]。虽然 TIPE 存在可以利用导管按序进行的操作优点,但因为需要全麻,所以目前首选 PTPE。PTPE 最初是从肝脏非栓塞侧穿刺按顺序栓塞拟切除肝的门静脉分支(Contralateral法),但是存在穿刺时容易损伤健侧的胆管或者血管的可能。1993 年 Nagino 等发表了同侧法,从拟切除侧作为入口进行穿刺 [3]。因为 PTPE 作为一种辅助的术前处理方法,因此要优先考虑安全性,所以同侧法应该作为首选。

PTPE 实例(图 1~ 图 4)

本科室以往栓塞物质曾经用凝胶海绵和金属弹簧圈,从 2011 年开始使用无水酒精 [4],在血管造影室与放射科合作,进行 PTPE 操作。

1. 在超声引导下用 21G 穿刺针从门静脉右支的三级分支穿刺进针。通常首选 P5 或者 P8,如果因右前叶有肿瘤而导致穿刺困难的情况,可以采取左半侧卧位穿刺 P6。

2. 沿 0.018inch 导丝置入 4Fr 导管。然后用 0.035inch 的角型导丝进入门静脉主干,置入 6Fr 10cm 的短护套。

3. 用 4Fr 带侧孔的压力导管插入至门静脉主干,进行门静脉造影及栓塞前的压力测定。如果超过 30cmH$_2$O,诊断为门静脉高压,则中止栓塞。

4. 测定门静脉压力后,更换为球囊导管。如果门静脉右支有充分的空间,则在右支球囊关闭下进行栓塞。如果空间不够,则选择在门静脉右前支和右后支分别进行球囊关闭下注入无水酒精行逆行栓塞。无水酒精的上限为 20ml。

5. 栓塞结束后再次测量门静脉压力。从短护套向穿刺窦道内注入凝胶泡沫剂,填充窦道后拔除护套。

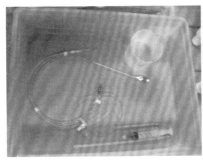

图 2　P5 穿刺的超声图像彩超确认门静脉分支

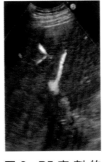

图 3　超声引导下 P6 穿刺

图 1　穿刺用的工具套装导丝、穿刺针、护套等

第二篇　胆道手术

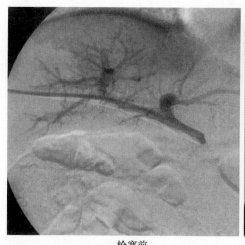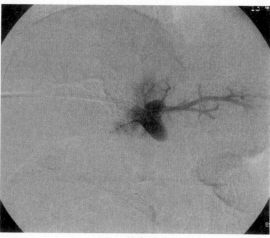

栓塞前　　　　　　　　　　　　　　　　　栓塞后

图4　门静脉造影照片

PTPE 的并发症和处理

　　PTPE 的并发症包括：①出血或血肿(2%)；②胆漏(1%)；③过度栓塞(4%)等。因为 PVE 是一种术前处理方法，因此要注意仔细进行操作，避免失去根治手术的机会。

　　1）对于穿刺后因呼吸运动而导致穿刺针从门静脉脱落的情况，可能造成腹腔内出血。PTPE 后应当严密观察腹部所见或重要变化。

　　2）胆漏是由于误穿刺入胆管所致，胆管癌患者胆管扩张易发生。针对这种情况，可以先用细针经皮穿刺胆管，进行胆汁引流后再进行门静脉穿刺。

　　3）栓塞时，即便是门静脉右支的分支部位和栓子前端之间有充分的空间，也可能出现栓子延伸至门静脉主干，栓塞剂流入对侧门静脉分支的情况。因此最好分别栓塞门静脉右前支、右后支，以降低过度栓塞的发生率。另外，PTPE 完成后立即超声确认非栓塞肝部位的门静脉血流。如果发现过度栓塞，应用尿激酶或肝素进行血栓溶解。

（大道清彦）

参考文献

1）幕内雅敏ほか：胆管癌に対する肝切除前肝内門脈枝塞栓術. 日臨外医会誌 **45**：1558-1564, 1984

2）Makuuchi M et al：Preoperative portal embolization to increase safety of major hepatectomy for hilar bile duct carcinoma: a preliminary report. *Surgery* **107**：521-527, 1990

3）Nagino M et al：Percutaneous transhepatic portal embolization using newly devised catheters：preliminary report. *World J Surg* **17**：520-524, 1993

4）Igami T et al：Portal vein embolization using absolute ethanol: evaluation of its safety and efficacy. *J Hepatobiliary Pancreat Sci* **21**：676-681, 2014

第3章 左半肝切除术治疗肝动脉和门静脉浸润的肝内胆管癌

适应证和要点

　　针对肝门部胆管癌或者浸润至肝门的肝内胆管癌的标准术式是伴胆道重建的肝切除。针对伴有残存侧肝脏肝动脉或者门静脉浸润的病例,采用合并切除浸润脉管并且重建的方法。虽然肝动脉和门静脉的切除重建提高了切除率,但是也给手术的安全性带来了新问题[1]。近些年来随着手术技巧的不断精进,在门静脉切除重建手术中达成R0从而改善预后的报道很多[2]。另一方面,肝动脉合并切除重建病例的预后不佳[3],但如果能够达成R0,那么长期生存也是可能的[4]。

　　本章介绍的是肝动脉和门静脉同时重建的病例,为了使肝脏缺血时间维持较短,先进行门静脉重建,再进行肝动脉重建[5]。

现病史和术前影像学检查

　　60多岁男性,以褐色尿为主诉在当地医院就诊,CT检查提示肝内胆管扩张和肝门部胆管内肿瘤,怀疑是肝内胆管癌肝门浸润。转诊到我院后,内镜下逆行胆管造影(ERC)和管腔内超声检查(IDUS)提示从上部胆管开始,包括左、右肝管的偏左侧胆管不显影。左肝管造影无法显示B4,怀疑已经浸润。另外,右肝管的前支(Ant BD)和后支(Post BD)汇合部也可见肿瘤。虽说肝总管内肿瘤活检提示为腺癌,但是胆管右前支和胆管右后支的逐级活检都提示是非典型增生细胞,所以应该用左半肝切除术。CT提示门静脉左支(LPV)从根部开始中断,另外,还怀疑有朝向肝右动脉(RHA)的壁外浸润,所以应该切除重建。还有,肝中静脉(MHV)贴近肿瘤,所以应该合并切除。为了减黄,术前在左、右肝管留置了ENBD。

CEA 2.9ng/ml, CA19-9 17U/ml, ICG-R15 13.3%

朝向肝右动脉(RHA)的浸润(1)　　朝向肝右动脉(RHA)的浸润(2)　　门静脉左支(LPV)的中断

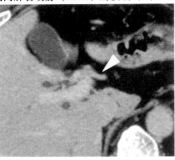 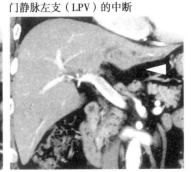

MRCP的胆管图像　　逐级活检　　邻近肝中静脉(MHV)

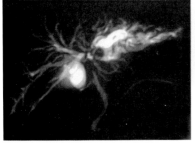 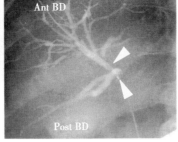 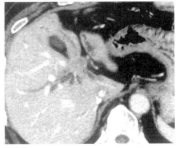

左半肝切除,门静脉合并切除修补重建,肝右动脉合并切除替代性重建

手术时间 12 小时 20 分 / 出血量(1 780ml)

■ **开腹所见,Kocher 切口游离,IVC 悬吊**

上腹正中切开后查看腹腔,确认无播种转移和肝脏转移。继续追加横行切开呈反 L 形切口,并且进一步从第 9 肋间隙开胸,切开肋间内肌直至腋后线。

在肝门部触及硬质的肿瘤,确认无明确的浆膜浸润和淋巴结转移。

肝脏大体上正常,Cantlie 线左侧因为退黄不佳,颜色发黑且萎缩。

游离结肠肝曲,Kocher 切口游离显露 Gerota 筋膜。确认肝下部下腔静脉(IVC)和左肾静脉(LRV),将之结悬吊。

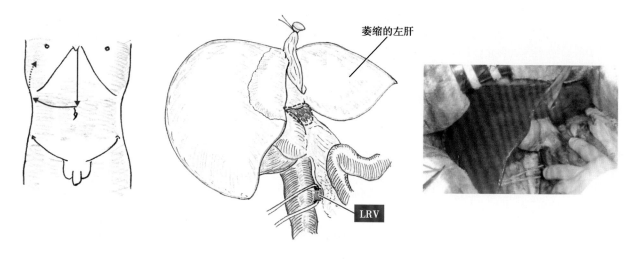

■ **肝脏游离**

1. 左半肝游离,离断左三角韧带,直至肝左静脉(LHV)/肝中静脉(MHV)根部的左侧,游离左半肝。

2. 游离右半肝,用 1 号线将右侧肾上腺结扎,从右半肝切断。

3. 至 IVC 右侧,从尾侧确认肝右后下静脉(IRHV)、肝右后中静脉(MRHV)并切断。

4. 结扎切断肝短静脉,游离尾状叶,切断下腔静脉韧带,悬吊肝右静脉(RHV)。

5. 回到左侧,切离 Arantius 管,从尾状叶的左侧游离。肝脏游离结束。

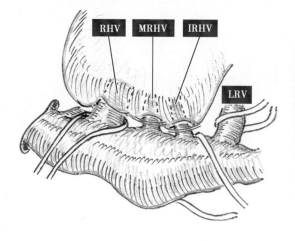

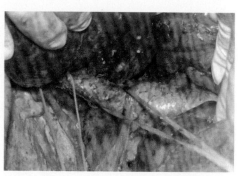

■ 处理肝门

1. 第 13a 和 12b 组淋巴结清扫之后,将胆囊从肝床剥离,从肝门右侧入路。

2. 悬吊门静脉主干,确认位于胆总管右侧远端的肝右动脉(RHA)和肝动脉右后支。

3. 换到肝门左侧入路,清扫第 8a 组淋巴结,悬吊肝固有动脉,尽量靠近末梢端,将肝左动脉(LHA)和近端肝右动脉悬吊后,判断肿瘤可以切除。

4. 但是,肿瘤约 3cm 长横跨 RHA 并且浸润,判断端端吻合困难。LHA 末梢的 A4、A2+3 的口径也不一致,肝动脉重建也不太可行。在胃前底部大弯侧显露胃网膜右动脉(RGEA),于是决定用它进行重建。

5. 悬吊 CBD,清扫第 12p 组淋巴结,在胰腺上缘处切断 CBD,将十二指肠侧断端立刻送病理得到阴性结论,将切断的 CBD 上提于门静脉前面剥离,可见肿瘤已经浸润到门静脉左右分叉处(图中黄色箭头)。

第二篇　胆道手术

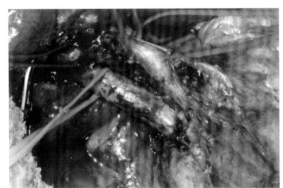

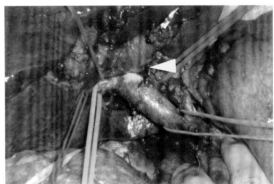

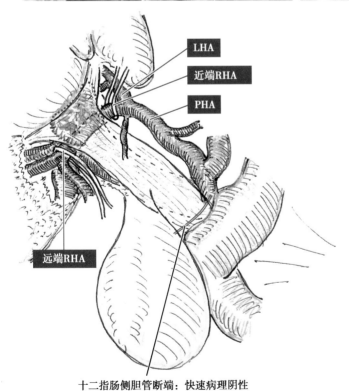

LHA

近端RHA

PHA

远端RHA

十二指肠侧胆管断端:快速病理阴性

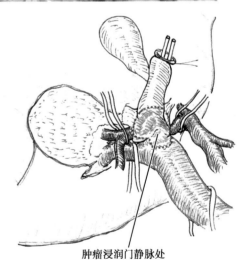

肿瘤浸润门静脉处

RGEA作为移植物替代肝右动脉

术者点评

因为胆管炎的影响导致动门静脉剥离困难的情况也不少见。按照 CHA → PHA → RHA 和 LHA 的顺序悬吊动脉。逐次、精确地进行肝门剥离。

■ 门静脉合并切除，修补重建

1. 悬吊门静脉右支（RPV），用止血钳夹闭门静脉主干和 RPV 后，将癌浸润处的门静脉壁一起切除，结果形成了一处约 2/3 周、35mm 大小的缺损。

2. 将事先准备的冻存同种静脉（自体移植片）解冻，切开呈整形，然在门静脉缺损部位用 5-0 PDS 线修补重建。

3. 尝试剥离门静脉右前、右后支，但因炎症的原因，非常困难。

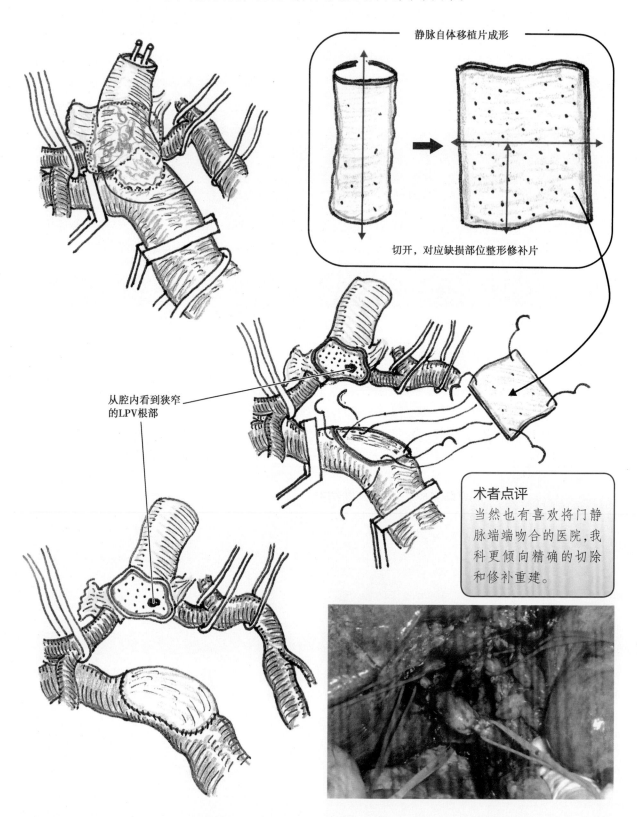

静脉自体移植片成形

切开，对应缺损部位整形修补片

从腔内看到狭窄的 LPV 根部

术者点评
当然也有喜欢将门静脉端端吻合的医院，我科更倾向精确的切除和修补重建。

■ 肝脏离断线的设定

1. 将结扎的 LHV 末梢分支切断,这个操作后左半肝的淤血范围变得更加清晰。

2. 为了能够彻底切除尾状叶腔静脉旁部,将切断线设定成了从 Cantie 线的右侧开始通过远端 RHA 正上方的肝门板。因为 MHV 距离肿瘤太近,也曾想设计将 MHV 合并切除,但是因为原则上应该保留残留前部区域的流出静脉之一——V8,所以在头侧经术中超声(IOUS)确认 MHV 的走行基础上,保留 V8 根部,设计了肝脏切断线。

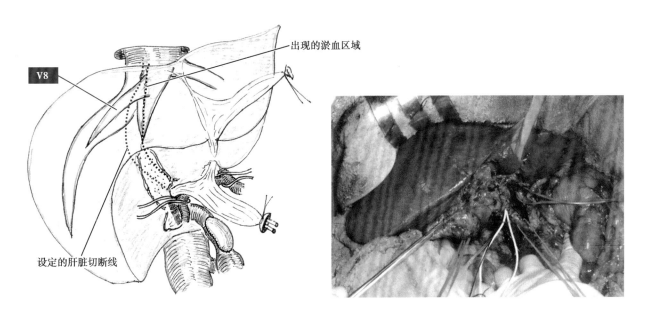

V8

出现的淤血区域

设定的肝脏切断线

■ 肝脏的离断

1. 应用 Pringle 法夹闭 PV 主干和 PHA 后,应用钳夹法开始肝脏离断。

2. 沿着设计好的切断线,切断 V5 末梢支的同时继续在 MHV 的右侧离断,到达肝门板头侧时,将右肝管悬吊。

3. 虽说 V8 末梢已经显露,但第二肝门还处于未悬吊状态,从肝脏离断面到 V8 根部的 MHV 之间入路比较困难,于是在左侧 LHV 前面的肝实质处离断,并用 2-0 丝线行双重结扎切断。由此 MHV 主干露出,与前面的 V8 末梢相连到达 V8 根部,在末梢处将 MHV 主干切断。

4. 尾状叶离断完成后,肝脏离断结束。

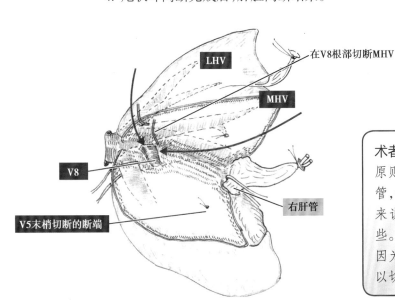

LHV

在V8根部切断MHV

MHV

V8

右肝管

V5末梢切断的断端

术者点评

原则上应该先行肝脏离断,最后切断胆管,但是对于肝脏离断术中出血的控制来说,切断胆管后再进行似乎更好一些。需要具体病例具体分析。本病例因为胆管与门静脉的分离非常困难,所以切断胆管放在最后。

第二篇　胆道手术

■ 胆管的离断

再次尝试对 RPV 的右前、后支及右肝管分别进行游离，剥离十分困难。在悬吊的右肝管末梢侧可及范围，用电刀切断肝管

结果，断端出现了两个开口，相对较粗大的是胆管右前支，较细的是胆管右后支。

肝脏侧胆管断端做了快速病理检查，回报结果提示阴性。

肝脏侧胆管断端：快速病理检查结果阴性

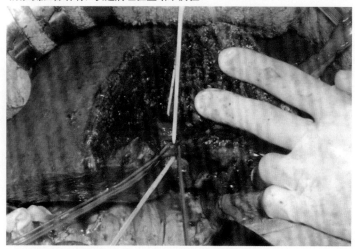

术者点评
胆管和门静脉的游离需要小心谨慎。放在肝脏离断的最后阶段进行的话，不管是门静脉方向还是固定方向，相对都比较容易操作。

■ 肝动脉切断，取出标本，肝动脉重建

胆管断端可见粗细两个开口。

IOUS 可见残留肝脏的动脉和门静脉血流都良好，另外，RGEA 符合移植条件，长度足以使远端连接 RHA，然后将 RHA 近端切断，取出标本。

由显微外科医生继续在显微镜下行 RHA 和 RGEA 的端端吻合，用 IOUS 再次确认血流。

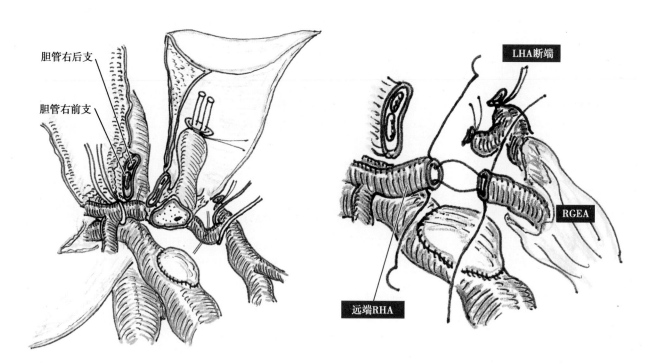

胆管右后支

胆管右前支

LHA断端

RGEA

远端RHA

■ 胆管空肠吻合, 空肠空肠吻合

　　1. 距离 Treiz 韧带约 30cm 的部位切断空肠, 将其自横结肠系膜右侧穿过上提。

　　2. 胆管处, 带多个侧孔的 5mm RTBD 管作为内支架分别留置在胆管右前支、右后支内, 用 5-0 PDS 线间断缝合进行胆管空肠吻合。各个内支架在后壁中央用线进行固定。

　　3. 空肠空肠吻合采用 4-0 PDS 线单层连续缝合。

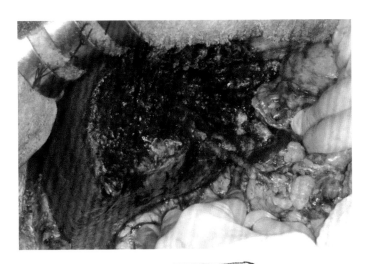

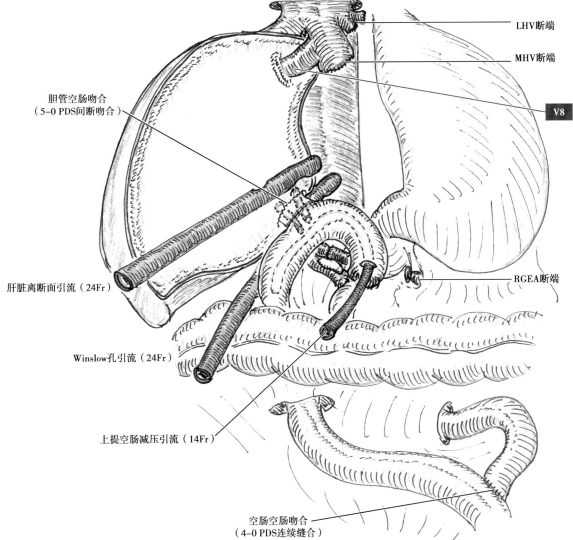

LHV断端

MHV断端

V8

胆管空肠吻合
（5-0 PDS间断吻合）

肝脏离断面引流（24Fr）

RGEA断端

Winslow孔引流（24Fr）

上提空肠减压引流（14Fr）

空肠空肠吻合
（4-0 PDS连续缝合）

■ 冲洗腹腔,关胸,关腹

1. 用温生理盐水冲洗,确认无出血和胆漏等。

2. 从右前胸部插入 16Fr 胸腔引流管,用 2 号 Vicryl 线将其贴近肋骨固定后关胸。

3. Winslow 孔及肝脏离断面处留置 24Fr 的引流管。

4. 将减压用的引流管(14Fr)从上提的空场盲端插入,用 Witzel 缝合固定后引到体外。

5. 对横向切开、正中切开的切口进行逐层缝合关闭,手术结束。

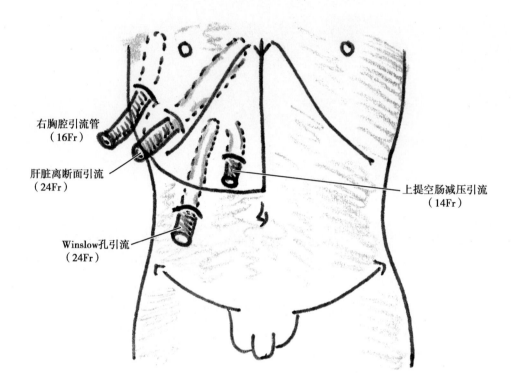

右胸腔引流管
(16Fr)

肝脏离断面引流
(24Fr)

上提空肠减压引流
(14Fr)

Winslow孔引流
(24Fr)

病理诊断

肝内胆管癌 > 肝左叶胆管癌。

肿块形成型 + 导管周浸润型,40mm×28mm×24mm,腺癌(tub1+tub2),int,INFb,ly0,v2,ne3,pN0(0/8),pVp3,pVa0.SM(-)。

相对靠近中央部位的大口径胆管上皮残端,诊断为肝内胆管癌肝门浸润。可见门静脉浸润,但是同时切除的动脉未发现肿瘤浸润,因而诊断为切缘阴性。

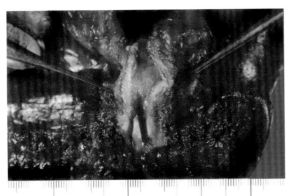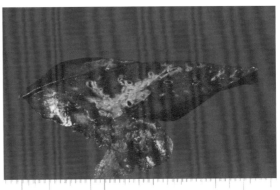

术后经过

术后早期良好,但是第 15 天出现胆管空肠吻合口背侧迟发性胆漏,穿刺引流。第 23 天进行 B5 穿刺,第 34 天带着 PTBD 引流管出院,后于门诊拔管。术后第 7 个月发现门静脉右支狭窄,考虑复发并进行全身化疗。

总结

针对肝内胆管癌合并肝右动脉、门静脉左支浸润,行左半肝切除,合并 MHV 切除及门静脉、肝动脉合并切除,用 RGEA 行肝动脉重建,利用移植静脉补片进行门静脉修补。

术式包括以下 3 个要点:

1)如果有肝动脉重建的可能,需要在术前做好肝动脉重建的准备,提前做好补片。

2)即便是门静脉重建,因为事先考虑到了用移植补片的方法进行修补重建,术中就可以有条不紊地重建。

3)对于有必要进行门静脉、肝动脉合并切除的情况,应先进行门静脉的合并切除。

(西冈裕次郎,阪本良弘,國土典宏)

参考文献

1) Gerhards MF et al：Evaluation of morbidity and mortality after resection for hilar cholangiocarcinoma. a single center experience. *Surgery* **127**：395-404, 2000

2) Ebata T et al：Hepatectomy with portal vein resection for hilar cholangiocarcinoma：audit of 52 consecutive cases. *Ann Surg* **238**：720-727, 2000

3) Sakamoto Y et al：Clinical significance of reconstruction of the right hepatic artery for biliary malignancy. *Langenbeck Arch Surg* **391**：203-208, 2006

4) Nagino M et al：Hepatectomy with simultaneous resection of the portal vein and hepatic artery for advanced perihilar cholangiocarcinoma：an audit of 50 consecutive cases. *Ann Surg* **252**：115-123, 2010

5) Miyazaki M et al：Recent advance in the treatment of hilar cholangiocarcinoma：hepatectomy with vascular resection. *J Hepatobiliary Pancreat Surg* **14**：463-468, 2007

第 **4** 章 右半肝联合胰十二指肠切除术治疗广范围胆管癌

适应证和要点

　　肝脏联合胰十二指肠切除(HPD),特别是右半肝联合胰十二指肠切除(右侧 HPD)是治疗分布广泛的胆管癌的手术适应证,追求手术根治性和安全性之间的平衡非常重要。

　　HPD 术后的在院死亡率为 2%~20%[1-4]。根据日本肝胆胰外科学会的统计报告,HPD 的在院死亡率为 10%,毫无疑问高于常规的肝切除和胰十二指肠切除术。这是由于术后胰瘘和肝功能不全引起的,因此必须克服这两大并发症。我科通过运用术前门静脉栓塞术(PVE)和胰腺 – 空肠二期重建术作为防止肝功能不全和胰瘘的方法,使 HPD 在院死亡率控制在 2% 以下[5]。

　　尽管很多报道 HPD 治疗分布广泛胆管癌的 5 年生存率在 50% 以上,但胆囊癌行 HPD 的疗效则普遍不佳。HPD 作为治疗胆囊癌的适应证应受到限制[1,4,5]。

现病史和术前影像学

　　70 余岁男性病人。因肝脏胆红素、转氨酶升高接受详细检查时发现肿瘤。减黄治疗前的 CT 显示以胆总管中段至胰腺上缘的胆管壁增厚。术前通过胆道内镜超声检查(IDUS)则发现左、右肝管汇合部增厚,但左、右肝管壁未增厚。左、右肝管汇合部的活检结果提示腺癌。肿瘤紧邻肝右动脉,制定了在经皮右肝门静脉栓塞术(PTPE)后再行右半肝联合胰十二指肠切除的治疗方案。

CEA 2.5ng/ml,CA19–9 154U/ml,ICG–R15 13.1%

根据 CT 体积分析左半肝的体积在 PTPE 前占 41.6%,PTPE 后为 49.2%

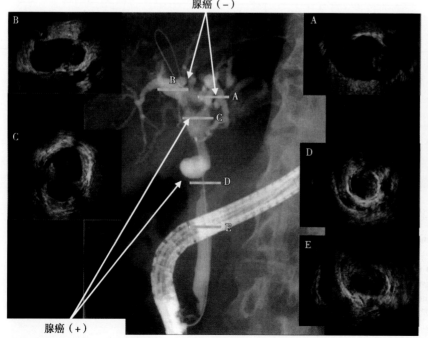

腺癌(－)

腺癌(+)

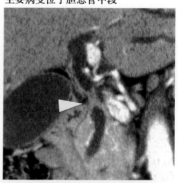

主要病变位于胆总管中段

左、右肝管分支部胆管壁增厚

右半肝联合胰十二指肠切除

手术时间 11 小时 0 分钟 / 出血量 350ml

■ 开腹探查所见

取反 L 形切口开腹,向第 11 肋间的方向横向切开。腹腔内可见少量腹水,但未发现肝脏转移和腹腔播散等远处转移灶。胰腺周围可见淋巴结全部肿大,但未触及质硬者。肝十二指肠韧带内胆总管中段可触及质地稍硬的肿瘤。行内镜下鼻胆管引流术(ENBD)。由于 PTPE 的实施,仅从肝脏表面就能发现左、右肝叶存在色差。

运用术中超声(IOUS)显示胆总管壁增厚延至胰腺上缘的,但胰腺段内胆管和术前 IDUS 所见相同,并未发现增厚。另一方面,左、右肝管壁可见稍增厚。

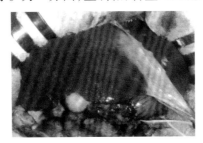

■ 胰十二指肠切除

1. 游离胰头部,悬吊左肾静脉。可见 2 支副右结肠静脉和 1 支结肠中静脉汇入肠系膜上静脉(SMV),分别予以结扎后,悬吊 SMV。

2. 沿胃网膜右静脉分离大网膜。

3. 切开胃腔前壁,剪断 ENBD 管并从口内拔除。以 3 排钉线型切割器离断胃。清扫胰腺上缘第 7 组和第 8a 组淋巴结(LN),结扎、切断胃左静脉,剥离肝总动脉(CHA)的同时寻找胃十二指肠动脉(GDA)的根部,予以结扎 + 贯穿缝扎后离断。

4. 游离胰颈部与 SMV 间隙,钳夹法(clamp crushing)离断胰颈部,其间的脉管以 4-0 聚合物复合材料缝线结扎。胰腺组织正常,在主胰管内插入 6Fr 的胰液引流导管。

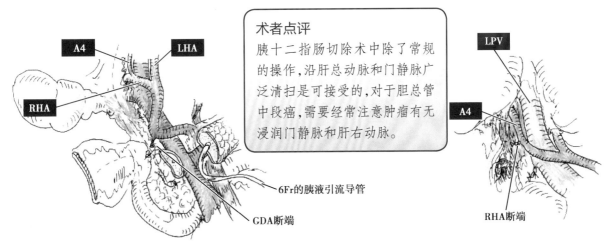

术者点评

胰十二指肠切除术中除了常规的操作,沿肝总动脉和门静脉广泛清扫是可接受的,对于胆总管中段癌,需要经常注意肿瘤有无浸润门静脉和肝右动脉。

A4　LHA　RHA　6Fr的胰液引流导管　GDA断端　LPV　A4　RHA断端

■ 肝十二指肠韧带的清扫

1. 肠系膜上动脉旁神经丛的清扫可延后再操作,沿肝固有动脉(PHA)清扫肝十二指肠韧带,确定肝左动脉(LHA)、肝右动脉(RHA)及从 RHA 分出的左内叶动脉(A4)。保留 A4,二重结扎、离断肝右动脉。结扎前行阻断试验,需确认 A4 的血流得到保留。

2. 将门静脉主干(PV)、左支(LPV)、右支(RPV)分别套带并悬吊,行阻断试验后结扎右支。然后将从尾状叶分出的 2 支门静脉分支结扎离断。

第二篇　胆道手术

完成胰十二指肠切除

再回到胰头部的操作。从肠系膜侧开始将 Treitz 韧带左侧的空肠切断,牵至右侧。保留第一支空肠静脉,逐一结扎、切断胰头部的神经丛。在肝总动脉后结扎切断胰头神经丛第 I 部,门静脉的所有分支全部结扎离断。最后切断肠系膜上动脉周围神经丛,完成胰十二指肠切除。

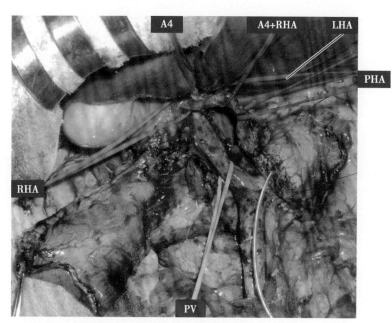

肝右动脉和空肠离断后,完成胰十二指肠切除的照片

> **术者点评**
>
> 由于胃以及远端十二指肠离断后胆汁会积蓄在缺血的标本内,无需急着将肠管切断。待胰十二指肠切除后再将标本包入手术巾更好。

肝脏游离和肝门部的进一步清扫

1. 游离右半肝,将 Spiegel 叶完全从下腔静脉(IVC)剥离下来。用 ENDO GIA 将肝右静脉离断。粗大的尾状叶静脉断端用血管钳钳夹下腔静脉后连续缝合。

2. 游离肝脏后,在肝门部 S4 的肝动脉和门静脉左支也可从左肝管处进一步分离出来。

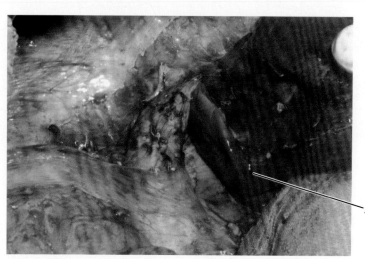

从下腔静脉剥离的Spiegel叶

肝脏的离断

1. 在肝门部清扫时静注氢化可的松 100mg，肝实质离断前再静注 50mg。沿着肝表面缺血区域确定肝脏的离断线，保留肝脏 S4 并沿左肝管切除全尾状叶。

2. Pringle 法阻断肝门，钳夹法离断肝实质，离断 S4 的 Glisson 鞘的同时，以肝中静脉为路标进行肝脏的离断。

3. 肝脏离断到达肝门部时，左肝管以 Metzenbaum 细剪切断。胆管断端呈一个断口时，迅速将其送检快速冰冻，报告提示："胆管炎显著累及上皮及间质，细胞稍见异形改变，未见恶性细胞"，由此判断左肝管切缘未见肿瘤浸润。

4. 左肝管离断后，继续离断尾状叶。结扎、切断由肝中静脉（MHV）发出的 S8 分支。取出标本。Pringle 法阻断肝门时间为 100 分钟。

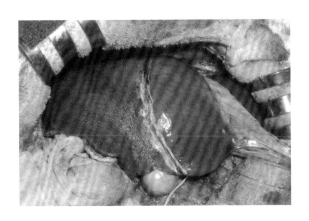 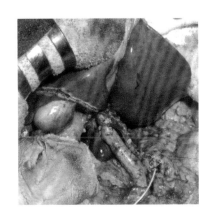

> **术者点评**
> 一些医疗机构胆管的切断在肝脏离断的最后阶段进行，但我科不拘泥于此，在肝动脉和门静脉已经游离后任何时候都可离断胆管。胆管切断后，肝脏的离断会变得非常容易。

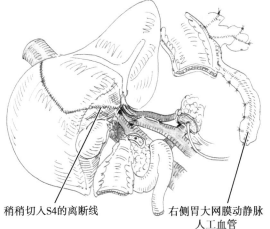

稍稍切入S4的离断线　　　　　右侧胃大网膜动静脉人工血管

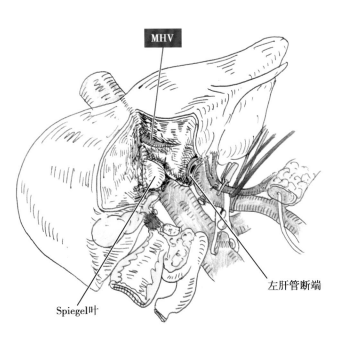

MHV

左肝管断端

Spiegel叶

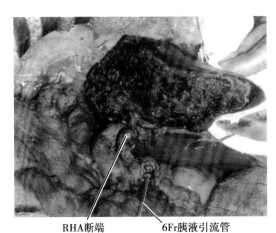

RHA断端　　　　6Fr胰液引流管

第二篇　胆道手术

■ **胆道重建**

留取桥袢空肠 40cm，距盲端大约 5cm 长度的肠管进行胆肠吻合，用线型吻合器离断肠管。在横结肠系膜右侧结肠后上提桥袢空肠。首先用 5-0 PDS 缝线间断缝合，从胆肠吻合口插入作为可脱落支架的直径 2mm 胰液引流管。

■ **两阶段胰肠吻合（非胰管对肠黏膜吻合）**

在主胰管中插入 7.5mm 的胰液引流管形成胰液完全外引流，3 个月后进行二期重建。

使用 3-0 Ti-Cron 线行 2 层胰肠缝合（参照"手术技巧 - 胰腺手术② - 胰空肠二期重建"）。

■ **胃 - 空肠吻合，空肠 - 空肠吻合**

先于左侧结肠后行胃 - 空肠吻合后，再行空肠 - 空肠吻合。

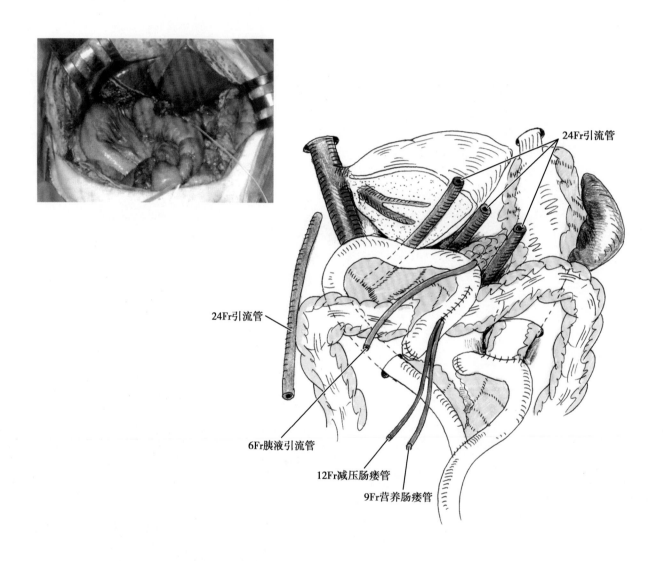

24Fr引流管

24Fr引流管

6Fr胰液引流管

12Fr减压肠瘘管

9Fr营养肠瘘管

■ **空肠造瘘，填充大网膜，冲洗腹腔，放置引流，关腹**

桥袢空肠肠腔内插入 9Fr 的空肠营养造瘘管和 12Fr 的空肠减压管。将大网膜片填充于胰腺 - 空肠吻合口背侧，覆盖胃十二指肠动脉的断端。然后将纤维蛋白胶涂抹于肝脏断面。

以 3 000ml 温生理盐水充分冲洗腹腔。在右侧膈下、胆管 - 空肠吻合部背侧、胰腺上缘和下缘分别置入 24Fr 引流管，逐层关腹。

病理诊断

中 – 低分化肝细胞肝癌,广泛型,Tub2.patBpBdC,circ,平坦浸润型,pT2a(SS),v1,ly2,ne2,pHM1(w),pEM0,Ppv0,pA0,pR1,pN0(=0/21)。石蜡病理提示:左肝管切缘阳性,开始快速冰冻阴性。

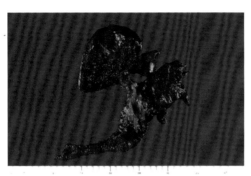

术后经过

按国际胰漏学会(International Study Group on Pancreatic Fistula,ISGPF)的分级标准,术后病人出现 B 级胰漏。未出现肝功能不全的倾向。血清胆红素最高值为 2.0mg/dl。术后第 37 天出院,术后 3 个月行胰管 – 空肠二期重建(手术技巧 – 胰腺手术② – 胰空肠二期重建)。

但是,术后第 8 个月发现肿瘤局部复发,因并发胆管炎,经双气囊 ERCP 行胆管引流和支架植入。

之后,病人本人不希望接受抗肿瘤治疗,故于术后 1 年转入他院行姑息治疗。

总结

此胆管癌病例病灶主要位于胆总管中段且分布广泛,在施行 PTPE 后再行右半肝联合胰十二指肠切除(右侧 HPD)。本例术前和术中未发现左肝管有明确的肿瘤浸润,但术后病理检查结果提示胆管切缘阳性。由此导致早期的局部复发,这是需要反省的。但是,HPD 切除术本身是能够安全施行的。该术式的要点有以下 3 点:

1)对于没有血管侵袭的大范围胆管癌,右侧 HPD 本身只是常规的胰十二指肠切除和右半肝切除的组合,并不是技术上很难的手术。但是,本手术是一种胰漏和肝功能不全两大并发症发生率都很高的术式,要求严密注意二期重建以及引流管、补液和营养支持等管理措施的实施。

2)对于扩大的右半肝联合胰十二指肠切除,利用胰腺 – 空肠吻合的二期重建和从正中进行开放引流是防止严重胰漏的有效方法。

3)在术前进行内镜下逆行胆道造影(ERCP),尽可能正确把握肿瘤的浸润程度,施行足够彻底的切除手术。

(阪本良弘,市田晃彦,國土典宏)

参考文献

1) Kaneoka Y et al:Hepatopancreatoduodenectomy: its suitability for bile duct cancer versus gallbladder. *J Hepatobiliary Pancreat Surg* **14**:142-148, 2007

2) Wakai T et al:Combined major hepatectomy and pancreaticoduodenectomy for locally advanced biliary carcinoma:long-term results. *World J Surg* **32**:1067-1074, 2008

3) Ebata T et al:Hepatopancreatoduodenectomy for cholangiocarcinoma:a single-center review of 85 consecutive patients. *Ann Surg* **256**:297-305, 2012

4) Sakamoto Y et al:Is extended hemihepatectomy plus pancreaticoduodenectomy justified for advanced bile duct cancer and gallbladder cancer? *Surgery* **153**:794-800, 2013

5) Aoki T et al:Hepatopancreaticoduodenectomy for biliary cancer:strategies for near-zero operative mortality and acceptable long-term outcome. *Ann Surg*[in press]

第 5 章

肝左三叶联合胰十二指肠切除治疗广范围胆管癌

适应证和要点

有报道肝左三叶切除对于Ⅱ型肝门部胆管癌的根治性切除是有效的[1-3]。有必要切除胰腺段胆管时即是肝左三叶联合胰十二指肠切除术的适应证。把握手术根治性和安全性之间的平衡非常重要。

据报道,肝左三叶切除是并发症和在院死亡率很高的术式。部分因为难以正确把握肝脏离断面[3,4]。HPD 术后的在院病死率也很高,由于胰漏腐蚀导致肝动脉假性动脉瘤破裂,随即引起的肝功能衰竭[5-7]。

本章介绍的是运用肝左三叶联合胰十二指肠切除术、胰腺 – 空肠吻合二期重建治疗大范围胆管癌的病例。最终病理检查提示胆管切缘阳性,但是随访至术后 2 年 6 个月,患者肿瘤未复发。

现病史和术前影像学

50 岁男性。主诉为黄疸。减黄治疗前的 CT 提示以胆总管中段为中心,浸润至左肝管为主,也累及右前叶胆管根部分布广泛的 Bismuth Ⅱ型肝门部胆管癌。内镜下活检的结果提示:从胰内段胆管、中段胆总管、右后叶胆管根部发现腺癌细胞。预定行肝左三叶联合胰十二指肠切除术。该患者支配右后叶的肝动脉由胃十二指肠动脉的分支发出,并且发现该动脉有解剖变异,切除要求把该动脉从肿瘤上安全地剥离下来。

CEA 1.7ng/ml,CA19–9 790U/ml,ICG–R15 6.9%
根据 CT 体积分析右后叶体积为 36.0%,通过经皮经肝门静脉栓塞(PTPE)术栓塞门静脉左支和右前叶支,残肝的体积增大至 45.2%

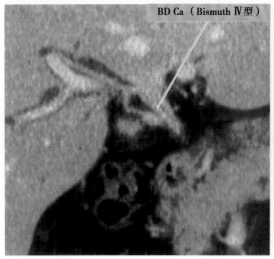

BD Ca（Bismuth Ⅳ型）

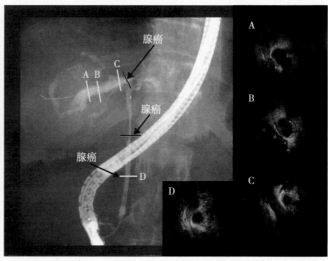

肝左三叶联合胰十二指肠切除治疗广范围胆管癌

手术时间 12 小时 30 分钟 / 出血量 1 680ml

■ 开腹探查所见

取反 L 形切口开腹,向第 10 肋间的方向横向切开。腹腔内可见少量腹水,但未发现肝脏转移和腹腔播散等远处转移灶。胰腺周围可见淋巴结全部肿大,但质地均较软。肝十二指肠韧带内胆总管中段可触及质地稍硬的肿瘤,该处已经内镜插入鼻胆管(ENBD)。

部分由于胆道内留置 ENBD 的影响,术中超声(IOUS)显示尽管没有其他发现,但是胆管壁增厚。确认肝动脉右后支由胃十二指肠动脉(GDA)分支发出后,经胆管前面走行于肝门部。

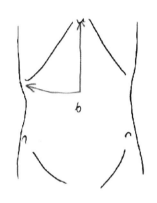
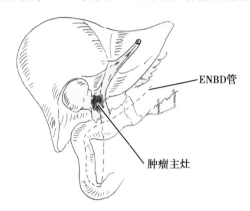

ENBD管

肿瘤主灶

■ 游离胰头和保留肝动脉右支

1. 游离胰头部,悬吊左肾静脉。No 16b1 淋巴结送活检,快速冰冻病理确认无癌细胞转移。结扎并离断副右结肠静脉和结肠中静脉各一支,肠系膜上静脉(SMV)悬吊。内脏脂肪组织肥厚,质地十分脆弱。

2. 为明确可切除与否,从肝总动脉开始直至肝门追踪,游离由胃十二指肠动脉发出的肝动脉右后支。首先悬吊肝固有动脉,然后悬吊胃十二指肠动脉。迂曲、大幅弯曲部分的血管口径相当纤细,最窄处仅 1.5mm,需要慎重地剥离。对于包括胰十二指肠上动脉(ASPDA)在内,分布到胰腺的 3 个分支予以结扎处理。从术前提示肿大的 No 12b2 淋巴结所在的部位剥离肝动脉右后支比较容易,其全长都能得以保留。

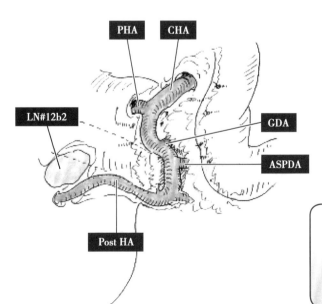

PHA　CHA

LN#12b2

GDA

ASPDA

Post HA

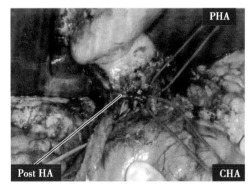

PHA

Post HA

CHA

术者点评

肝动脉右后支是唯一的肝动脉血供。由于该动脉的损伤会导致手术机会的丧失,因此需要确实安全进行剥离操作。

■ 胰十二指肠切除

1. 剥离肝动脉右后支后判断肿瘤可切除,故开始行胰十二指肠切除术。SMV 的左侧行广泛的剥离,将肠系膜上动脉部分神经丛清扫,胰十二指肠下动脉(IPDA)[与第一空肠动脉(1st JA)形成共干]予以双重结扎切断。

2. 利用右侧胃网膜右动静脉制作大网膜片,切开幽门,切断 ENBD 管,切开部予以连续缝合闭锁后,以 75mm 线型切割吻合器切断幽门部。

3. 剥离肝总动脉并悬吊后,在胰腺上缘显露门静脉,游离胰腺颈部与肠系膜上静脉的间隙,胰腺颈部并予以悬吊,钳夹法切断胰腺,小分支以 4-0 Polysorb 线缝合,胰腺实质因胰腺炎症影响质地很硬,离断困难。胰腺背面可见 2.5mm 扩张的胰管,在其中插入 7.5Fr 的胰液引流管,以 4-0Ti-Cron 线将其与周围胰腺实质缝合 2 针并结扎固定,用来做外引流(参照"手术技巧 – 胰腺手术② – 胰空肠二期重建")。

4. 广泛清扫门静脉前面,除了第一空肠静脉以外的分支(1st JV),包括:胃左静脉、肠系膜下静脉、Henle 干胃结肠静脉在内的血管全部结扎、离断。

5. 以线型切割器切断距 Treitz 韧带 10cm 的空肠,第一支空肠动静脉直接发去的分支予以结扎切断。空肠断端向右侧牵出,向之前切断的 IPDA 断端方向逐次结扎、切断十二指肠系膜的血管。继而从胰头神经丛的第Ⅱ部向头侧第Ⅰ部的方向结扎、切断神经丛。

6. 最后将自门静脉分出的胰十二指肠上后静脉结扎切断。由此完成胰十二指肠切除术。

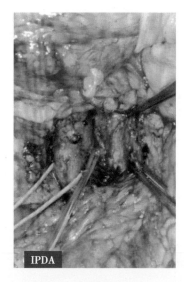

IPDA

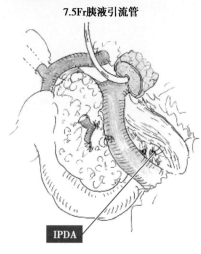

7.5Fr胰液引流管

IPDA

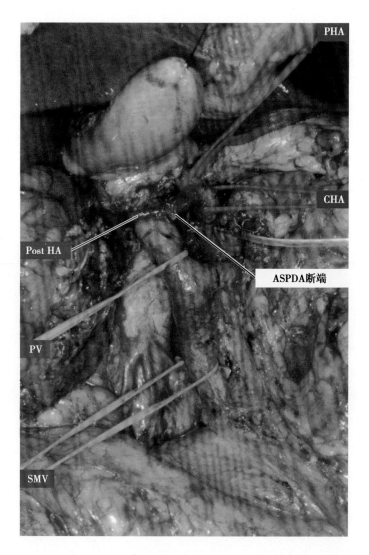

PHA

CHA

Post HA

ASPDA断端

PV

SMV

肝门部的剥离

1. 试阻断肝固有动脉(PHA),然后用术中超声(IOUS)的多普勒模式确认肝动脉右后支的搏动。然后将 PHA 贯穿缝扎。

2. 从肝门侧剥离门静脉注意不要损伤在胆管前走行的肝动脉右后支,在这一阶段还不能将已经切断的胰头部从头侧翻转,因此不得不在视野及其不佳的情况下进行门静脉的剥离。门静脉先行分出门静脉右后支(Post PV),门静脉左支(LPV)和门静脉右前支(Ant PV)的共干予以悬吊后,将门静脉的 1 支尾状叶分支结扎切断。

3. 此时可将胰头和十二指肠从 CHA 开始,沿 Post HA 及其延续动脉所组成的环状结构的背侧与 PV 腹侧之间有限的间隙中谨慎地穿过,从而牵至肝脏侧。

4. 胰十二指肠牵出后翻转,在良好的视野下可将 PV 成功游离。门静脉左支和右前支的共干以 2-0 丝线结扎后再以 3-0 Ti-Cron 线贯穿缝扎后切断。结扎、离断从 Post PV 分出的一支尾状叶分支。再将 Post PV 和 Post HA 尽可能从胆管右后支(Post BD)上剥离下来。

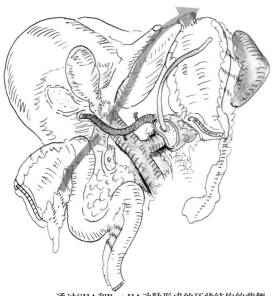
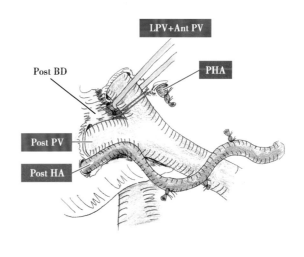

通过CHA和Post HA动脉形成的环状结构的背侧
将胰头十二指肠牵向肝脏侧

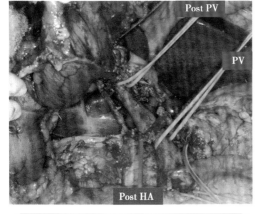
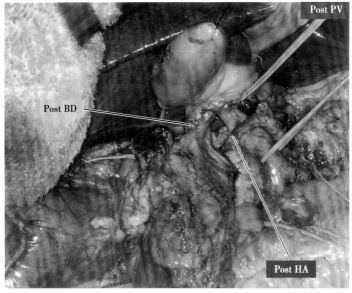

术者点评

在施行左侧 HPD 时,当遇到在胆管的腹侧走行的肝右动脉,和本病例一样,胰头十二指肠的牵出很困难。在视野充裕后再做门静脉的分离。

■ 肝脏的游离

　　游离右半肝及右侧肾上腺。另一方面,将包含尾状叶的左半肝从下腔静脉完全游离下来。相对于 1 200ml 标准肝脏体积,该患者的肝脏体积达到 1 600ml,因此游离肝脏后的视野仍不佳。用血管钳夹持尾状叶静脉后用 4-0 Ti-Cron 线连续缝合闭锁。继而向头侧剥离,悬吊肝左静脉和肝中静脉的共干。

■ ICG 荧光法确定右后叶边界

　　尽管肝门入肝血流阻断后,肝脏表面缺血分界线仍然无法清晰地区分出来。

　　另一方面,可能由于胆汁淤积的原因,通过近红外线摄像机可观察到肝脏左三叶呈现高亮度显影。当静注 0.5ml 的 ICG 后,以前低亮度显影的右后叶转而变为高亮度显影,用电刀予以标记(左下照片)。第 V 段和第 VI 段的边界以及第 VIII 段和第 VII 段尾侧的边界可比较明确地区分出来。

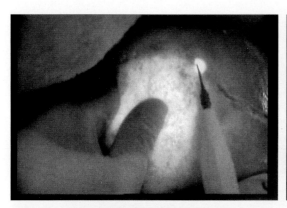
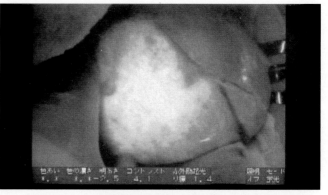
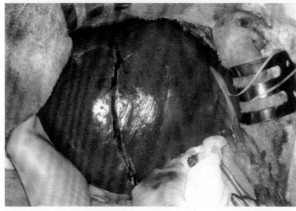
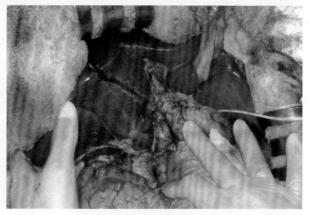

> **术者点评**
> 肝门处理后缺血区域无法很好地区分时,利用静注 ICG,然后用近红外摄像机观察,可见到血流丰富的区域呈现明亮的荧光。例如遇到再次肝切除等情况时,对于肝脏表面颜色对比不明确时 ICG 很有用。

■ 肝脏的离断

1. 在肝门部操作时静注氢化可的松 100mg,肝脏离断前再静注 50mg。由于右后叶只有脆弱的动脉血供,故不行完全阻断,而使用仅阻断门静脉的钳夹法开始离断肝脏。

2. 离断过程中,从断面显露肝门板,确认动脉和门静脉右后支后,剪刀切断胆管右后支。可通过胆管断端的动脉性出血判断血供良好。胆管断端为 2 个,分别是胆管右后支和尾状突胆管。

3. 离断第Ⅶ段和Ⅷ段边界时,笔者注意到按照Ⅶ段和Ⅷ段缺血分界线自然平面肝右静脉(RHV)会被一并切除的情况。回看 CT 会发现,此患者存在右后中静脉(MRHV)和右后下静脉(IRHV),RHV 引流范围较大主要引流第Ⅷ段,为了保留 RHV 的主干,要认识到宁可切除一部分第Ⅷ段肝组织也要修正离断面的必要性。变更离断线,在离断朝向第Ⅷ段的 RHV 的分支的同时,保留 RHV 的主干。

4. 最后,用绕肝带提拉手法(liver hanging maneuver)离断尾状叶肝实质。残留的 MHV 和 LHV 共干用血管钳钳夹后离断,断端以 4-0 Ti-Cron 线连续缝合闭锁。Pringle 法阻断肝门时间为 80 分钟。

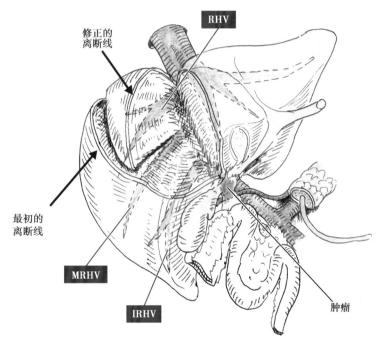

术者点评

看下图的 CT 会发现,如果不从Ⅷ段和Ⅶ段的边界的离断线向比较靠近腹侧的方向离断,RHV 会被切断。右侧门静脉裂的离断面不是平坦的,因此对于左三叶切除的离断,需要特别注意这一点。

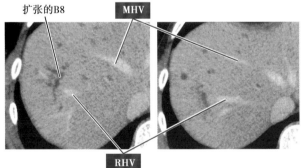

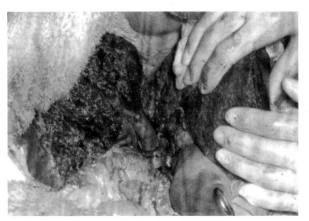

肝脏离断结束,MHV 和 LHV 共干切断前的肝脏离断面

■ **胆道重建**

　　在右侧结肠系膜后方上提桥袢空肠。先用 5–0 PDS 缝线以连续缝合法行胆管 – 空肠吻合，然后在尾状突胆管的吻合口内置入作为可脱落支架（直径 2mm）的胰液引流管。

■ **两阶段胰腺 – 空肠吻合**

　　在胰管中插入 7.5Fr 的胰液引流管予以胰液完全外引流，3 个月后进行二期重建。使用 3–0 Ti–Cron 缝线行胰腺 – 空肠两层吻合。

■ **胃 – 空肠吻合、空肠 – 空肠吻合**

　　先于结肠后行胃 – 空肠吻合后，然后行空肠 – 空肠吻合。

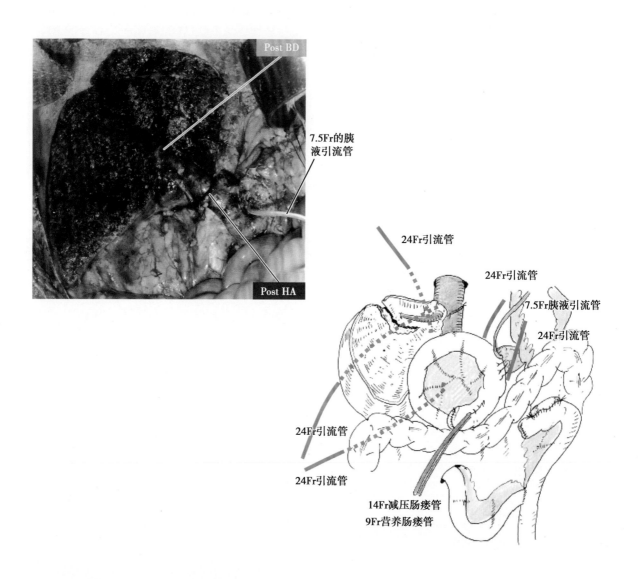

■ **空肠造瘘，大网膜填充、冲洗腹腔、放置引流和关腹**

　　将 9Fr 空肠营养造瘘管和 14Fr 的空肠减压造瘘管插入桥袢空肠，胰腺 – 空肠吻合口背侧用大网膜血管瓣填充，覆盖胃十二指肠动脉残端，纤维胶涂在肝脏断面。

　　腹腔内用 5 000ml 温生理盐水冲洗干净，肝脏离断面、胆管 – 空肠吻合口背侧、IVC 前面，胰腺上缘和下缘分别置入 24Fr 引流管。逐层关腹，手术结束。

病理诊断

胆管癌,BphdCGnA,circ 平坦浸润型,13cm,tube1,pT4b,ly1,v0,nel.pHM1,pEM1,PV1,A0,R1,pN1(=2/24)。

石蜡病理诊断:胆管右后支切缘间质阳性,可见肿瘤浸润。

此外,门静脉右后支附近粗大的门静脉外膜被肿瘤浸润。

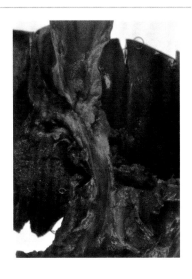

术后经过

按国际胰漏学会(International Study Group on Pancreatic Fistula,ISGPF)的分级标准,术后病人出现 B 级胰漏。另外,患者出现 C 级胃内容物延迟排空。40 天后出院。术后 4 月行胰腺 – 空肠二期重建(参照"手术技巧 – 胰腺手术②")。

术后 2 年 6 个月,无复发生存中。

总结

在广范围胆管癌手术中运用两阶段胰肠吻合 + 肝脏左三叶 + 胰十二指肠是安全的。此病人存在解剖变异,即动脉右后支由胃十二指肠动脉的分支发出,走行于胆管的腹侧。该术式的要点有以下 3 点:

1)小心剥离肝动脉右后支,将胰头十二指肠翻起,安全显示出其后的肝动脉右后支。

2)肝脏左三叶切除的离断面不是平整的,为防止切断 RHV,运用术中超声(IOUS)确认血管走行的同时慎重地离断肝脏。

3)对于危险性较高的肝脏、胰腺同时切除,为防止严重胰漏发生,应行胰腺 – 空肠二期重建手术。

(阪本良弘,市田晃彦,國土典宏)

参考文献

1) Natsume S et al：Clinical significance of left trisectionectomy for perihilar cholangiocarcinoma：an appraisal and comparison with left hepatectomy. *Ann Surg* **255**：754-762, 2012

2) Hosokawa I et al：Surgical strategy for hilar cholangiocarcinoma of the left-side predominance：current role of left trisectionectomy. *Ann Surg* **259**：1178-1185, 2014

3) Esaki M et al：Left hepatic trisectionectomy for advanced perihilar cholangiocarcinoma. *Br J Surg* **100**：801-807, 2013

4) Shindoh J et al：The intersegmental plane of the liver is not always flat-Tricks for anatomical liver resection. *Ann Surg* **251**：917-922, 2010

5) Sakamoto Y et al：Is extended hemihepatectomy plus pancreaticoduodenectomy justified for advanced bile duct cancer and gallbladder cancer? *Surgery* **153**：794-800, 2013

6) Wakai T et al：Combined major hepatectomy and pancreaticoduodenectomy for locally advanced biliary carcinoma：long-term results. *World J Surg* **32**：1067-1074, 2008

7) Ebata T et al：Hepatopancreatoduodenectomy for cholangiocarcinoma：a single-center review of 85 consecutive patients. *Ann Surg* **256**：297-305, 2012

腹腔镜胆囊切除术后意外胆囊癌的根治性切除术

适应证和要点

按日本《临床·病理：胆道癌处理规约》(第6版)中的规定，T2期胆囊癌根治性切除术是胆囊床切除术，通常也被称为扩大胆囊切除术，即楔形部分切除与胆囊床相邻接的肝实质，同时切除胆囊的手术方式，适用于T2期以上的胆囊癌，以及T1期伴有淋巴结转移的胆囊癌[1,2]。术前诊断为良性肿瘤或者深度为T1期的胆囊癌，胆囊切除后怀疑侵犯深度为T2期或以上的胆囊癌，建议追加胆囊床切除术和淋巴结清扫术。

胆囊癌根治性切除术行肝切除的目的是为了取得阴性的断端，因此通常是以胆囊床外1cm宽度的肝脏部分切除为原则。但是，胆囊周围肝实质的区域性转移或者肝实质肿瘤浸润的情况，必须通过触诊和术中超声进行确认[3,4]。并且参照局部进展度(T分期)和淋巴结术中快速病理结果(N分期)来决定最终手术方式[2]。肝外胆管的切除条件是胆囊管切缘阳性或胆管浸润，没有证据支持单纯为了淋巴结清扫的目的而切除胆管[5]。

现病史和术前影像

80余岁男性病人，消化内科诊断为十二指肠黏膜下肿瘤。增强CT提示：胆囊床增厚，1年前的CT未见此情况。MRI和EUS检查发现：从胆囊体至胆囊底部，胆囊壁均有增厚表现，胆囊壁内一部分有罗阿氏窦(RAS)样的囊胞状结构被诊断为胆囊腺肌症，恶性肿瘤无法排除。因此拟行腹腔镜胆囊切除术。肿瘤标志物CEA 2.8ng/ml，CA19-9 17U/ml都在正常范围内。

EUS

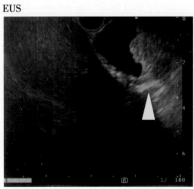

增强CT

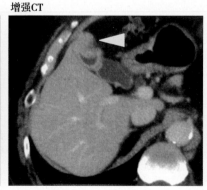

增强CT

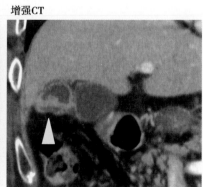

腹腔镜胆囊切除胆囊床切除淋巴结清扫

手术时间 4 小时 30 分钟 / 出血量 80ml

■ 建立气腹,腹腔镜所见

　　脐部纵行切开,Bluntport 插入后建立气腹。通过镜头观察、确认腹壁无粘连,在剑突下(10mm)、右肋缘下锁骨中线处以及右肋缘下腋前线(5mm),建立 4 孔。腹腔内大量脂肪,在胆囊底部的腹腔侧发现肿瘤,质地稍硬,表面白色,粘连上的大网膜很容易剥离下来,未发现胆囊癌征象。

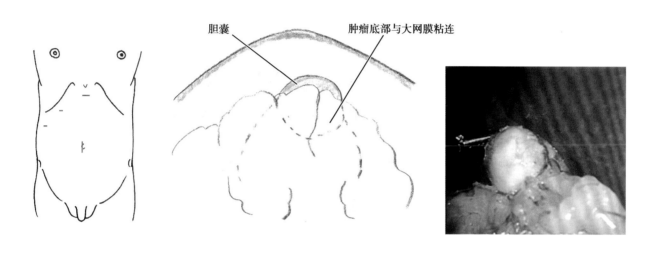

胆囊　　　　　肿瘤底部与大网膜粘连

■ 腹腔镜胆囊切除

　　切开、剥离胆囊颈部的浆膜,Calot 三角内游离胆囊动脉并用 1 枚 clip 夹夹闭近端并离断。游离胆囊管后,用 2 枚 clip 夹夹闭并离断。从胆囊颈到胆囊底顺行剥离胆囊。胆囊床外侧胆囊动脉后支用 2 枚 clip 夹夹闭并离断。剥离剩余胆囊床后切除胆囊。

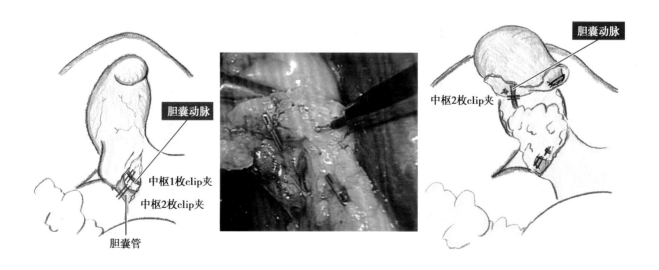

胆囊动脉
中枢1枚clip夹
中枢2枚clip夹
胆囊管

胆囊动脉
中枢2枚clip夹

■ 关腹,快速诊断结果

标本肉眼所见:位于胆囊底部,胆囊壁增厚且黏膜面见肿瘤样组织。充分止血后,腹腔内冲洗,逐层关腹。快速冰冻结果提示肿瘤为进展度 SS(浆膜下层)的胆囊癌,胆囊管断端为阴性。

立即中转开腹行扩大胆囊切除术。

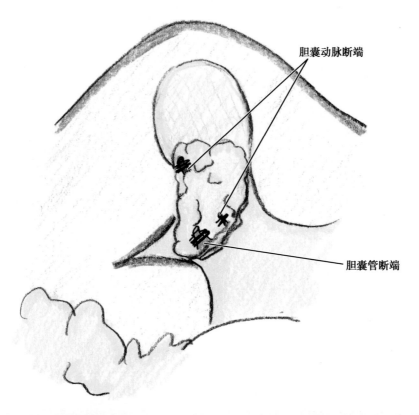

胆囊动脉断端

胆囊管断端

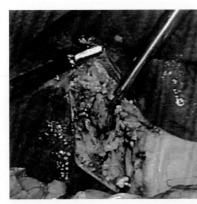

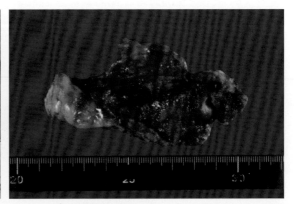

术者点评
对于胆囊隆起样病变的 LC 手术,必须根据情况行术中冰冻活检,必要时做好扩大胆囊切除术的准备。

■ 开腹,第 12c、12b、13a 组淋巴结清扫

　　1. 反 L 形切口开腹后,游离横结肠肝曲,做 Kocher 切口。

　　2. 于肝十二指肠韧带右侧游离肝右动脉(RHA)并悬吊。继续游离远端,游离并悬吊肝动脉右前支(Ant HA)及肝动脉右后支(Post HA)。

　　3. 于肝右动脉背侧游离门静脉(PV),从头至尾暴露 PV 右侧壁,同时清扫第 13a、12c、12b2 组淋巴结并送快速冰冻活检。由于第 13a 组淋巴结提示阳性,淋巴结清扫范围方案选择 D2(清扫范围至第 2 站淋巴结)。

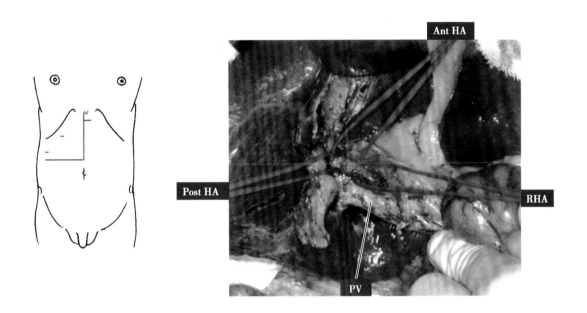

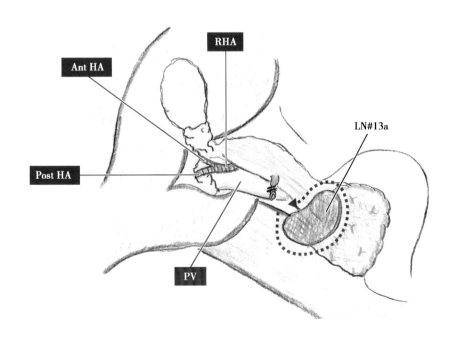

■ 第 12a、12p、8a 组淋巴结清扫

1. 将第 8a 组淋巴结从肝总动脉(CHA)上剥离并清扫。

2. 从肝总动脉向上延续,依次显露肝固有动脉(PHA)、肝左动脉(LHA)、肝中动脉(MHA),同时进行第 12a 组淋巴结清扫。

3. 显露门静脉主干前壁,进行第 12p 组淋巴结清扫。

4. 胆囊管断端术中冰冻提示阴性,因此保存肝外胆管。

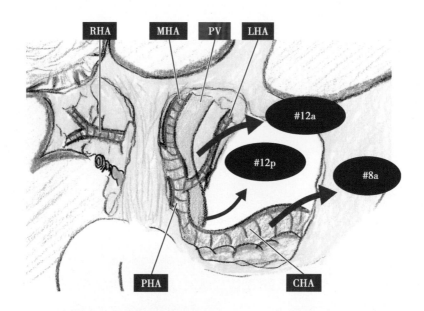

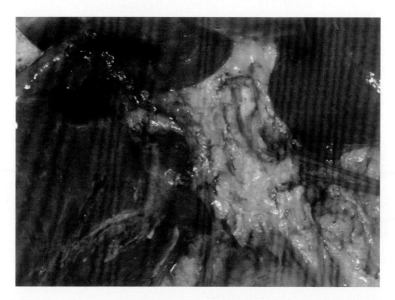

术者点评

淋巴结清扫时,若将胆管周围组织完全剥离干净,可能发生缺血性胆管狭窄。本例病人为高龄病人,清扫时保留少许胆管周围组织。

■ 胆囊床切除

　　1. 距离胆囊壁 1cm 边缘设定离断线,在肝门处或者清扫后的肝右动脉周围组织进行标记。

　　2. Pringel 法阻断肝门,用钳夹法(clamp crushing)进行肝脏离断。在肝脏断面显露出肝中静脉(MHV)壁的一部分。

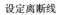

设定离断线

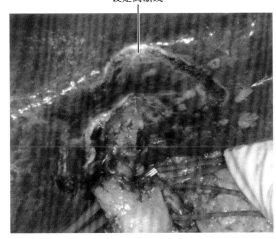

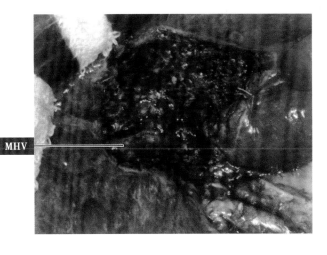

MHV

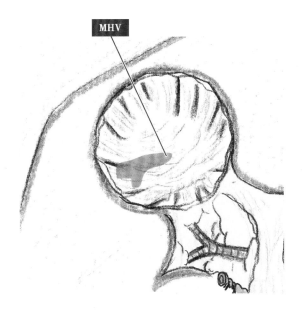

MHV

> **术者点评**
>
> 肝脏部分切除时,由于离断比较薄的肝实质,因此操作很困难。使用术中超声检查,以防止切除时因切除太薄而暴露肿瘤。MHV 出血情况也是有的,必须尽量小心翼翼的切肝。

第二篇　胆道手术

■ 放置引流管,关腹

腹腔内使用温生理盐水 2 000ml 冲洗并充分止血。摘除胆囊管 clip 夹,使用丝线双重结扎。在 Winslow 孔和肝脏离断面分别放置 24Fr 引流管后关腹。

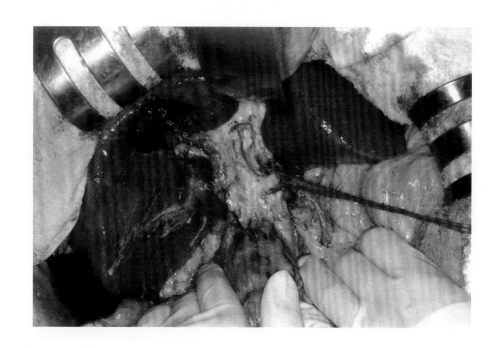

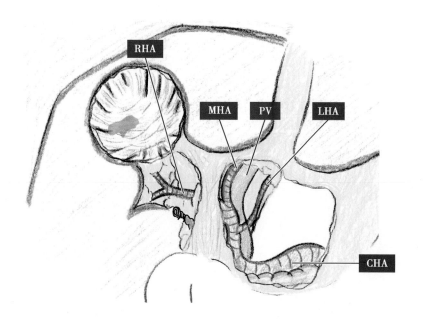

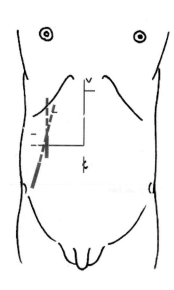

病理诊断

胆囊癌，腺癌，（tub1>pap>por2），Gfbn，circ，结节浸润型，60mm×50mm，pT3a（S），int，IFNb，ly1，v1，ne1，pCM0，pEM0，pPV0，pA0，pN1（2/6）。

诊断为胆囊腺癌，浸润及浆膜下层。No.12c、13a 淋巴结转移阳性。

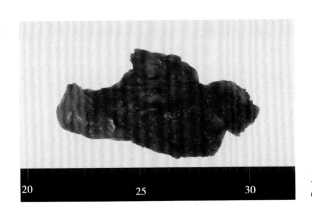

虽然肉眼所见未见明显肿瘤组织，但在 60mm×50mm 范围内查见腺癌。

术后经过

术后未见明显并发症，术后 12 天出院。术后 1 年复查无复发，且肿瘤标志物未见上升。

总结

胆囊肿瘤第一诊断考虑为良性肿瘤时，行腹腔镜胆囊切除术。术中快速冰冻检查诊断为胆囊癌。考虑肿瘤达 T2 期以上深度，中转开腹追加行胆囊床切除。确认第 13a 组淋巴结阳性，进行 D2 淋巴结清扫。

手术的要点有以下 3 点：

1）术中淋巴结快速病理诊断决定淋巴结的清扫范围。

2）淋巴结清扫无需行肝外胆管切除。

3）有无肝脏转移的诊断以及肝脏离断线的设定，都需要运用超声。

（伊藤橋司，阪本良弘）

参考文献

1) Kokudo N et al：Strategies for surgical treatment of gallbladder carcinoma based on information available before resection. *Arch Surg* **138**：741-750, 2003

2) Reid KM et al：Diagnosis and surgical managementof gallbladder cancer：a review. *J Gastrointest Surg* **11**：671-681, 2007

3) Endo I et al：Microscopic liver metastasis：prognostic factorfor patients with pT2 gallbladder carcinoma. *World J Surg* **28**：692-696, 2004

4) Shindoh J et al：Tumor location is a strong predictor of tumor progression and survival in T2 gallbladder cancer：an international multicenter study. *Ann Surg* **261**：733-739, 2015

5) Sakamoto Y et al：Clinical significance of extrahepatic bile duct resection for advanced gallbladder cancer. *J Surg Oncol* **94**：298-306, 2006

适应证和要点

先天性胆总管囊肿(胆道扩张症)是胆管发育异常所致,根据户谷分类[1,2]分为 5 型。包含胆总管的肝外胆管先天性局限扩张的 Ⅰ a 型、Ⅰ c 型、Ⅳ a 型是临床上比较常见的。几乎所有病人都伴有胆胰管合流异常和肝内胆管膜样狭窄。

胆胰管合流异常的病人,胆管和胰管共同管道较长,由于乳头括约肌的作用无法到达汇合部,括约肌收缩时胆汁和胰液会发生相互反流[3]。合流异常通常伴有胆胰疾病,如胆道结石、急 / 慢性胰腺炎发病率增高[4],特别是合并胆道肿瘤高达 30%。因此胆胰管汇合异常是分流手术的适应证。

胆总管囊肿的手术要点:以可能发展成癌症的病变部位、可及的肝外胆管切除为目的,同时解除肝管的膜样狭窄。恰当地进行囊肿切除和分流手术,并发症的发生率低,术后预后良好[5]。

现病史和术前影像

50 岁女性患者。7 年前健康体检时,腹部超声提示胆总管明显扩张,由于不愿进一步检查和治疗,未予处理。最近由于出现右季肋部疼痛就诊,诊断为胆道扩张症,户谷Ⅳ a 型,拟行手术治疗。

增强CT冠状位

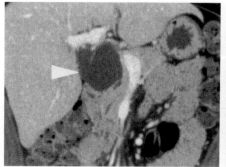

肝外胆管囊肿样扩张
囊肿累及肝门部胆管及胰腺段胆管

EUS

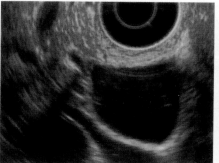

ERCP

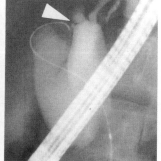

确认左右肝管汇合部狭窄

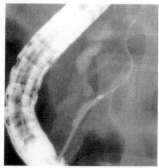

ERCP确认左右肝管汇合部狭窄,
ERCP显示胰管和胆管共干>1cm,
诊断为胆胰管合流异常

肝外胆管切除,胆管空肠吻合

手术时间 6 小时 0 分钟 / 出血量 80ml

■ 开腹探查所见

上腹部正中切口开腹。探查发现自肝门部至胰腺上缘的胆总管呈囊状扩张。诊断为户谷Ⅳa型胆总管囊肿。视触诊以及术中超声检查排除恶性病变。接着行 Kocher 切口进行游离。

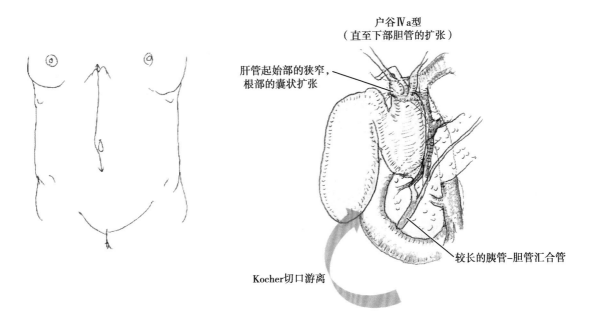

户谷Ⅳa型
（直至下部胆管的扩张）

肝管起始部的狭窄,根部的囊状扩张

较长的胰管–胆管汇合管

Kocher切口游离

■ 胆囊切除、肝侧胆管切断

1. 从胆囊底部开始逆行剥离胆囊,横行切开肝十二指肠韧带的浆膜至胆管左缘。

2. 从三管汇合部正上方,游离胆总管周围并悬吊。

3. 分离确认从肝右动脉（RHA）分支出来的胆囊动脉（CyA）,3-0 丝线双重结扎后切断。

4. 在肝脏侧胆管的切离预定线两侧留置牵引线,胆管切断后观察腔内。肉眼观未见明显异常。断端快速病理检查,结果提示未见恶性组织。

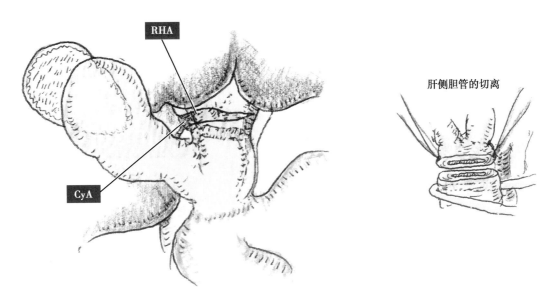

RHA

CyA

肝侧胆管的切离

■ 十二指肠侧胆管游离

　　1. 从肝侧胆总管向十二指肠侧胆管方向放置 5Fr 导管。

　　2. 向十二指肠方向游离胆总管周围,在胰腺上缘处,注意不要损伤胰十二指肠上后动脉(PSPDA)以及胰腺实质,小心翼翼地剥离。

　　3. 行术中胆道造影。

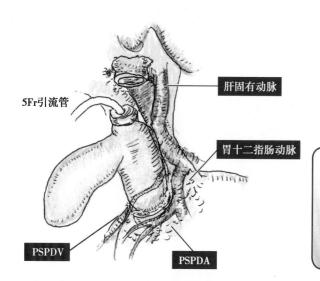

5Fr引流管 | 肝固有动脉 | 胃十二指肠动脉 | PSPDV | PSPDA

术者点评

在胆管背侧,有汇入门静脉的胰十二指肠上后静脉(PSPDV)走行,如果出血,止血会很困难,因此在小心剥离胆总管时,注意 PSPDV 的走行。

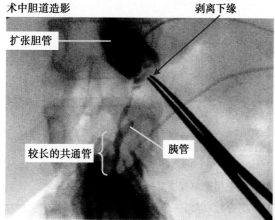

术中胆道造影　　剥离下缘
扩张胆管
较长的共通管　　胰管

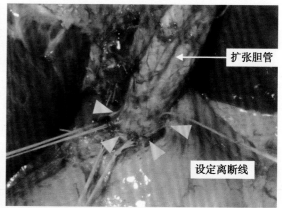

扩张胆管　　设定离断线

■ 十二指肠侧胆管切断

　　根据胆道造影的结果,在能够完整切断扩张胆管的部位预定切除线。切断胆管,摘除标本。与肝侧同样,十二指肠侧胆管断端行快速病理检查,确认未见恶性组织。

术者点评

在胰腺周围操作时,细小血管也要小心地结扎,尽最大努力避免出血。确保良好的视野,防止失误以免损伤胰腺实质,预防胰漏。

■ 关闭十二指肠侧胆管断端

十二指肠侧的胆总管断端,为了减少与胰液接触的黏膜面,腔内使用 4-0 Ti-Cron 线荷包缝合关闭,进一步使用 4-0 Ti-Cron 线断端连续缝合。

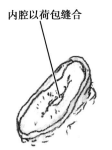
内腔以荷包缝合

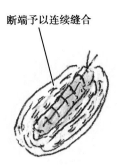
断端予以连续缝合

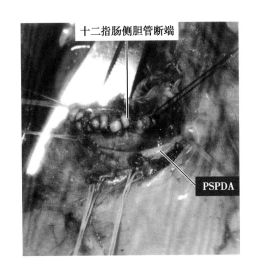
十二指肠侧胆管断端
PSPDA

■ 输入祥的制作

距 Treitz 韧带约 30cm 处,处理空肠血管,使用切割闭合器切断空肠。横结肠系膜的右侧切开一个直径 3cm 切口,从结肠后将空肠上提。

■ 肝脏侧胆管成形

术前影像提示:高度怀疑肝门起始部狭窄和根部囊肿扩张。实际上,各肝管根部开口直径小,需要行胆管成型。

1. 首先,沿左肝管长轴方向切开。

2. 接着,各胆管之间如下图所示切开,解除管腔狭窄。

3. 确认了口径扩大后,切开部分的胆管内腔用 4-0 Vicryl 线缝合。

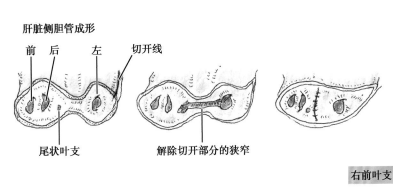
肝脏侧胆管成形
前　后　左　切开线
尾状叶支
解除切开部分的狭窄

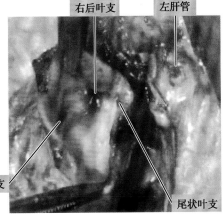
右后叶支　左肝管
右前叶支
尾状叶支

术者点评
左肝管切开后能保证更大的吻合口,在胆肠吻合时可以更容易操作。

第二篇　胆道手术

■ **胆管空肠吻合**

胆管空肠吻合使用 5-0 PDS 线间断缝合。

两端 2 针,后壁 8 针,前壁 8 针缝合。

2mm RTBD 管剪短,左肝管以及胆管右前支放入支撑,各自 4-0 Vicryl 固定。胆管右后支也尝试了放置导管,但是口径太小未留置。

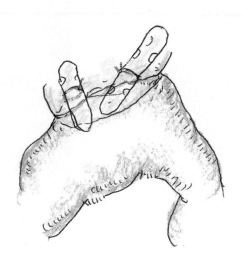

■ **肠肠吻合,肠内营养管留置,关腹**

距 Treiz 韧带 15cm 处行肠肠吻合。上提空肠末端,插入 16Fr 肠内营养导管,Witzel 法固定。温生理盐水 2 000ml 冲洗腹腔。24Fr 引流管放置 Winslow 孔,Penrose 引流管放置于胰腺上缘,从切口正中引出体外。逐层关腹,手术结束。

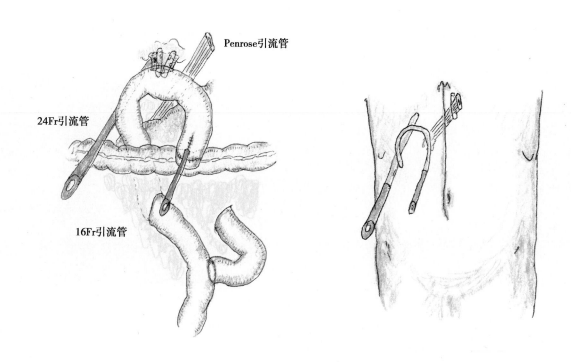

病理诊断

胆胰异常汇合部的扩张纤维化型肝外胆管癌,轻症慢性胆囊炎和胆囊胆固醇结晶。

下部胆管扩张,断端直径7.8cm,肝总管扩张,断端直径2.5cm。胆管、胆囊未见恶性组织。

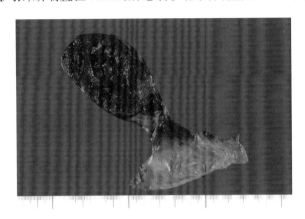

术后经过

术后12天,未见明显并发症,康复出院。术后1年内,两次急性胆管炎入院治疗。术后5年,未发现恶性疾病,随访中。

总结

对于胆胰管汇流异常合并胆总管囊肿,行肝外胆管切除 + 狭窄解除和胆管空肠吻合术。手术要点有以下5点:

1)从肝门部胆管至胰内段胆管,所有可及的肝外胆管均需切除

2)根据术中胆道造影,选择合适的切除点。

3)胰内段胆管解剖时,流入胆总管的滋养细小血管要确实结扎处理。

4)肝管空肠吻合分流术。

5)左肝管切开后能保证更大的吻合口,在胆肠吻合时可以更容易操作。

在胰腺周围操作时,细小血管也要小心地结扎,尽最大努力避免出血。确保良好的视野,防止失误以免损伤胰腺实质,避免胰漏。

(冲永裕子,長谷川潔)

参考文献

1）Todani T et al：Classification, operative procedures, and review of thirty-seven cases including cancer arising from choledochal cyst. *Am J Surg* **134**：263-269, 1997

2）Todani T：Congenital choledochal dilatation：classification, clinical features, and long-term results. *J Hepatobiliary Pancreat Surg* **4**：276-282, 1997

3）Suda K et al：The choledocho-pancreatico-ductal junction in infantile obstructive jaundice disease. *Acta Pathol Jpn* **30**：187-194, 1980

4）Komi N et al：Nationwide survey of cases of choledochal cyst；analysis of coexit anormallies. Complications and surgical treatment in 645 cases. *Surg Gastroenterol* **3**：69-73, 1984

5）膵・胆管合流異常研究会, 日本胆道学会(編)：膵・胆管合流異常診療ガイドライン, 医学図書出版, 東京, p1-84, 2012

适应证和要点

　　《临床·病理:胆道癌处理规约》(第 5 版)中规定,以胆总管为主的胆管癌手术方式是多种多样的[1]。根据肿瘤的进展程度,手术方式包括胰十二指肠切除术[2]和肝外胆管切除合并肝切除[3],或者两者联合的肝胰十二指肠联合切除[4]的扩大切除术。手术最重要的目的是达到 R0 切除以延长预后[5]。但是,对于高龄合并症多的患者,考虑到实施扩大切除术的手术风险非常高,选择手术侵袭较少的单纯肝外胆管切除也是非常重要的选择。切除时,最核心之处是保证切除断端间质浸润阴性以及剥离断端阴性[1]。由于不切除周围脏器以致手术视野不佳,保证充分良好视野是手术的要点。

现病史和术前影像

　　80 岁的男性病人。因剑突下疼痛、发热就诊。腹部彩超发现胆囊结石和胆管扩张。由于血清肿瘤标志物 CA19-9 值 163 U/ml,加行腹部增强 CT,发现肝总管和胆囊管汇合部有不规则实性(仅供参考,不确认)肿瘤,考虑胆管癌。肿瘤未见头尾侧明显进展,虽然比较局限,但是怀疑有门静脉(PV)浸润。在我院行内镜逆行胆管造影(ERC),并活检提示腺癌,同时行鼻胆管置入减黄治疗。尽管胰十二指肠切除术为第一考虑手术方式,但是患者高龄,伴有高血压、糖尿病、肾功能低下等合并症存在,选择单纯肝外胆管切除。

术前 CT(门脉期)

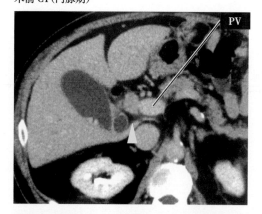

肿瘤和门静脉之间一部分显示不清,怀疑浸润可能

ERC

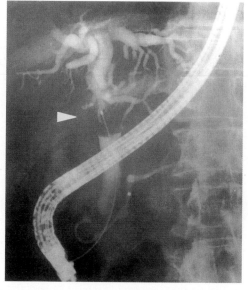

中部胆管《临床·病理:胆道癌处理规约》(第 5 版)发现充盈缺损

肝外胆管切除，胆管空肠吻合

手术时间 5 小时 50 分钟 / 出血量 150ml

■ 开腹探查所见，游离胰头部

上腹部正中切口开腹探查，未见肝转移、腹膜种植等非切除因素。加行横向切口。腹腔内脂肪组织多，组织脆弱，易出血。探查到胆管中部，触诊到质地较硬的肿瘤，未见明显肿瘤外露。肝十二指肠韧带整体很厚，考虑为炎性肿胀。为了游离胰头，分离结肠肝曲后行Kocher 切口。在下腔静脉(IVC)前暴露左肾静脉(LRV)并套出。从胰头前方横结肠系膜开始剥离，在胰腺下缘暴露肠系膜上静脉(SMV)。游离右肝，未到右肾上腺层面。行术中超声，肿瘤位于胆管中部，在胆囊管汇合部与 PV 非常接近。

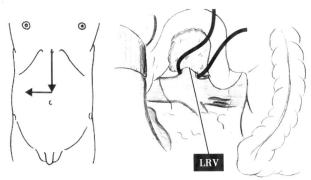
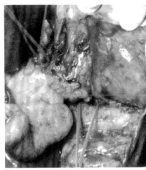
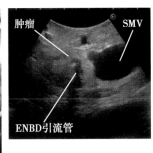

> **术者点评**
>
> 充分游离横结肠和胰头，可以取得良好的视野。

■ 悬吊动脉，切除胆囊

1. 处理十二指肠上动静脉同时，行肝十二指肠韧带十二指肠附着部剥离，由于发现许多细小血管，剥离操作容易出血，决定之后再剥离。

2. 小网膜切口，将 8a 组淋巴结从肝总动脉(CHA)上剥离。发现相同部位炎症波及，剥离不易。胃十二指肠动脉(GDA)，肝固有动脉(PHA)，CHA 悬吊。

3. 由于肿瘤导致胆囊管闭塞，胆囊显著肿大。用 14G 针进行穿刺吸引减压。考虑到胆囊癌可能，从胆囊床行全层胆囊层切除。由于炎症波及，层次不清，易出血。

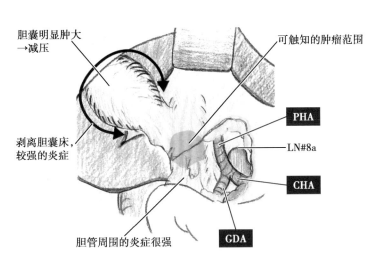
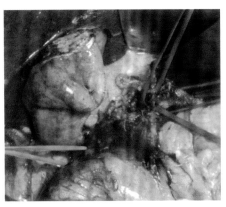

■ 肝总管切除

  肝十二指肠韧带头侧浆膜横行切开,分离出肝十二指肠韧带左侧的左肝动脉(LHA)。之前 PHA 的游离连续向上,游离出右肝动脉(RHA)并悬吊。力求从 RHA 的末梢行肝十二指肠韧带的右侧剥离,由于炎症很重剥离十分困难。胆囊动脉双重结扎后切断,从后方分离出 PV。从 PV 右支(RPV)至主干右壁,从头至尾显露 PV。之后,力求 RHA 处适当剥离肝十二指肠右侧组织,但是未能成功。胆管左侧组织,从之前悬吊的 RHA 的开始剥离。由于 RHA 与胆总管(CBD)的背侧之间剥离较为容易,可能可以悬吊 CBD。ENBD 管拔出后,注意不损伤 RHA 的同时小心的切除胆总管。断端只有一个孔,切断后为了剥离 CBD 的背侧 RHA,悬吊 CBD。之后,尝试 PV 和胆管的剥离,由于视野较差,决定之后再剥离。

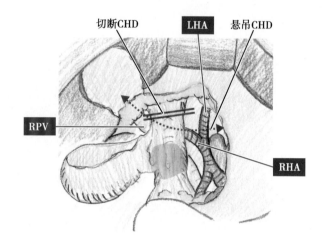

切断CHD　LHA　悬吊CHD

RPV

RHA

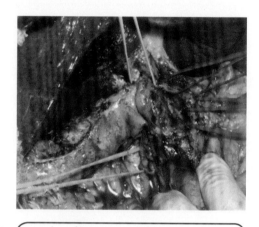

术者点评

在怀疑肿瘤浸润或粘连 PV 的情况。PV 头尾侧悬吊前,千万别强行剥离,因为视野不良的情况下,损伤 PV 将十分危险。

■ 胆总管切断

  回到十二指肠上缘,由于尝试剥离了 CBD 周围的组织,比起之前视野变得更好。处理十二指肠上动静脉同时成功悬吊 CBD。在胰腺上缘处血管钳 2 把夹闭胆总管并切除。十二指肠端胆管断端 5-0 PDS Ⅱ 连续缝合。

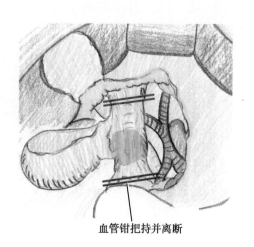

血管钳把持并离断

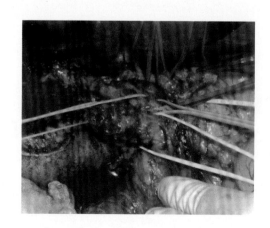

■ PV 周围的剥离

由于炎症,肿瘤尾侧部与 PV 之间的剥离视野很差,所以剥离十分困难。在 GDA 的背侧显露 PV 前方,从胰腺下缘的 SMV 前面剥离形成隧道。悬吊胰腺,向尾侧牵引胰腺,保证 PV 周围的视野。在 GDA 背侧剥离 PV 周围,在与肿瘤粘连侧尾侧处悬吊 PV,粘连的头侧处也悬吊 PV。

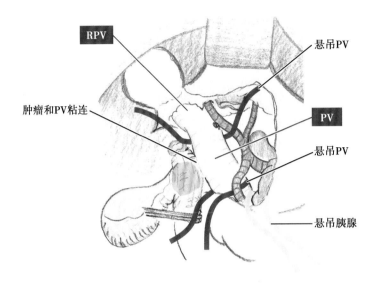

术者点评
胰腺上缘切除 GDA 背侧的结缔组织,进一步建立胰头背部的隧道,可以保证 PV 周围的良好视野。

■ 标本摘除

再一次尝试剥离肿瘤与 PV 的粘连处,可以剥离,而且并未发现明显的肿瘤浸润。最后从胰头部背侧剥离与标本相连的 13a 组淋巴结。8a 组淋巴结个别摘除,胆管断端快速冰冻活检,肿瘤在近端、远端的上皮内进展可能,结果提示未见间质浸润,因此不再追加切除。

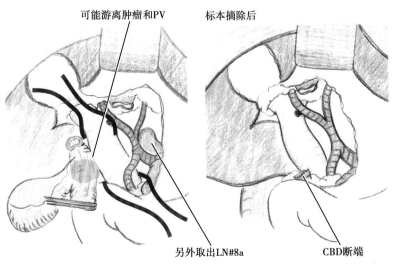
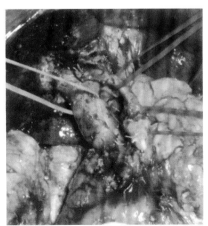

■ 胆管空肠吻合，关腹

1. 距 Treitz 韧带 25cm 处切断空肠后，从结肠后路上举空肠。

2. 5-0 PDS 线胆管空肠吻合，两端 2 针，后壁 12 针，前壁 11 针。置入 1 根作为可降解支撑管的 2mm RTBD。

3. 吻合处空肠末端放入 14Fr 减压空肠营养管。

4. 距吻合口 40cm，行 Y 脚吻合（Albert-Lembert 吻合，4-0 PDS 线，4-0 丝线）。

5. 为防止内疝，关闭横结肠系膜孔，肠吻合之间的系膜孔。

6. 充分止血检查后，腹腔内温盐水 2 000ml 冲洗，吻合口部放置 24Fr 引流管。减压空肠营养管予 Witzel 法腹壁固定，逐层关腹，手术结束。

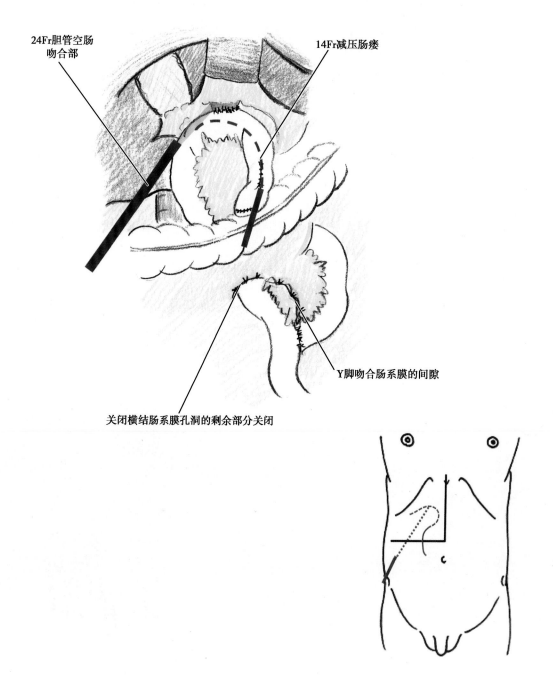

24Fr胆管空肠吻合部

14Fr减压肠瘘

Y脚吻合肠系膜的间隙

关闭横结肠系膜孔洞的剩余部分关闭

病理诊断

肝总管癌,BpC,circ,结节浸润型,2.0cm×1.5cm,tub1>tub2。

pT2a,int,INFb,ly1,v2,ne3,pDM1(m),pHM0,pEM0,pN0(0/4)

无淋巴结转移,只有胆管远端切缘内上皮阳性。门静脉的剥离面阴性。

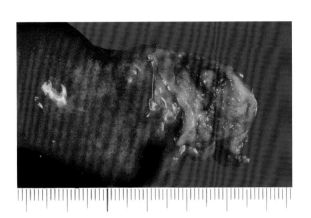

术后经过

术后无胆漏,术后第 3 天拔出引流管,夹闭减压管后出现胆管炎,给予抗生素抗感染治疗。术后 24 日出院,术后 1 年复查无再发。

总结

高龄伴有高血压,糖尿病,肾功能不全等合并症的中部胆管癌患者,保留脏器情况下行肝外胆管切除术。切除断端只有远端胆管上皮内阳性。

肝外胆管切除手术的要点有以下 3 点:

1)根据术前的 ERC、CT、活检的诊断,预计胆管切除线。

2)怀疑 PV 浸润的情况,一定要悬吊 PV 的头侧端和尾侧端,千万别盲目剥离。

3)为了保证良好且扩大的视野,需进行 GDA 背侧的结缔组织切离,悬吊胰头等周围组织分离。千万不要省去这些步骤。

(伊藤橋司,阪本良弘)

参考文献

1) Sakamoto Y et al：Surgical management of infrahilar/suprapancreatic cholangiocarcinoma：an analysis of the surgical procedures, surgical margins, and survivals of 77 patients. *J Gastrointest Surg* **14**：335-343, 2010

2) Sakamoto Y et al：Prognostic factors of surgical resection in middle and distal bile duct cancer：an analysis of 55 patients concerning the significance of ductal and radial margins. *Surgery* **137**：396-402, 2005

3) Seyama Y et al：Long-term outcome of extended hemihepatectomy for bile duct cancer with no mortality and high survival rate. *Ann Surg* **238**：73-83, 2003

4) Sakamoto Y et al：Is extended hemihepatectomy plus pancreaticoduodenectomy justified for advanced bile duct cancer and gallbladder cancer? *Surgery* **153**：794-800, 2013

5) Ikeyama T et al：Surgical approach to bismuth Type I and II hilar cholangiocarcinomas：audit of 54 consecutive cases. *Ann Surg* **246**：1052-1057, 2007

第二篇　胆道手术

第三篇

胰腺手术

第 1 章

联合门静脉切除重建的胰十二指肠切除术治疗胰头癌

适应证与要点

胰头癌已有门静脉侵犯但尚未明确是否侵犯肠系膜上动脉时,可采用联合门静脉切除的胰十二指切除术。相比无门静脉侵犯者,有门静脉侵犯的病例预后较差[1],我国一直以来都积极采取切除的方式,NCCN(National Comprehensive Cancer Network)2015 版定义肿瘤包绕门静脉未超过 180° 为可切除[2]。

手术有 2 大要点,第一是采取动脉优先入路(artery first approach)。离断门静脉之前,阻断肠系膜上动脉周围神经丛中走行的胰十二指肠血供动脉[3],使门静脉系统与胰头部处于分离状态。第二是门静脉切除后重建。离断脾静脉可充分显露肠系膜上动脉周围视野,易于门脉重建及端端吻合,但也存在左侧门脉高压症发生的风险[4],因此应尽可能重建脾静脉。血管修复重建材料可取用生殖腺静脉[5]或同种异体血管移植。

现病史和术前影像学

70 余岁男性,因主诉背部疼痛前往体验。腹部超声检查提示末梢胆管扩张。增强 CT 发现胰头部 3cm 大的肿瘤。血清肿瘤指标:CEA 12.7ng/ml,CA19-9 165U/ml。

肠系膜上静脉受浸润

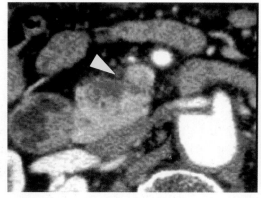

胰腺前方受浸润

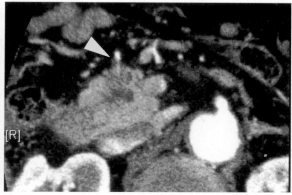

胰头十二指肠切除，合并肠系膜上静脉切除及端端吻合

手术时间 8 小时 10 分钟 / 出血量 450ml

■ 开腹探查所见

上腹部正中切口进腹，可见大网膜有种植转移，将切口延长至脐部确认无肝转移。胰头可触及鸡蛋大小质硬肿瘤，其前方横结肠系膜可疑受侵犯。术中超声（IOUS）示肠系膜上静脉（SMV）右侧壁浸润可能，但未超过 180°。

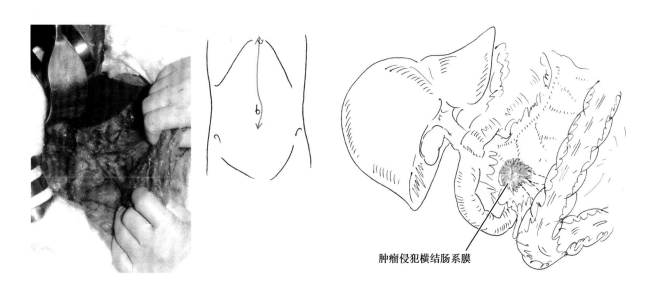

肿瘤侵犯横结肠系膜

■ 游离十二指肠

离断十二指肠附着部，游离升结肠至横结肠远端，之后游离十二指肠，充分显露下腔静脉（IVC）周围视野。保护好左肾静脉（LRV），离断 Treitz 韧带，并于其左侧将十二指肠游离至头侧。离断 LRV 头侧的后腹膜组织，充分显露淋巴结（第 8p 组）及腹腔动脉干周围神经丛边界。

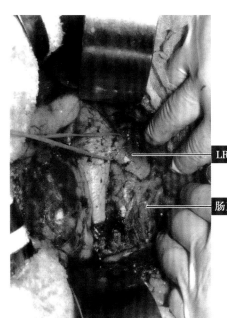

LRV

肠系膜下静脉

> **术者点评**
>
> 游离 Kocher 切口时，横向切开横结肠系膜附着部，这样即可充分游离升结肠，从而获得良好的视野。悬吊 LRV，确认肠系膜上动脉的位置，在分离胰头和后腹膜间相连的结缔组织之后即可较易确定背面清扫的界限。

第三篇　胰腺手术

■ **悬吊肠系膜上静脉**

1. 肿瘤的前端浸润严重,怀疑侵犯横结肠系膜的动静脉血管根部附近的组织。由于通常的游离无法做到悬吊 SMV,采用肠系膜入路(mesenteric approach)切开横结肠系膜尾部浆膜,确定 SMV 位置后将其朝头侧剥离,在剥离过程中将中结肠动脉(MCA)右支与中结肠静脉(MCV)右支结扎离断。

2. SMV 右侧受到肿瘤浸润时,不用确认其左侧边缘是否有肿瘤浸润,直接将其左侧边缘沿头部方向进行剥离。可见同样粗细回肠末端支与空肠末端支汇入,将其分别游离牵引。

3. 在 MCA 根部剥离肠系膜上动脉(SMA)背侧组织,找到胰十二指肠下动脉(IPDA),本病例中,由从左侧的第一空肠动脉(1st JA)发出胰十二指肠下动脉(IPDA)分支,在结缔组织中准确分离出来较困难,从而先处理空肠系膜。

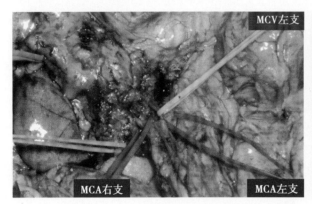
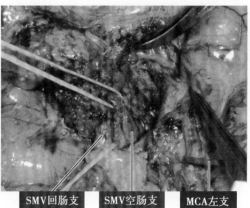

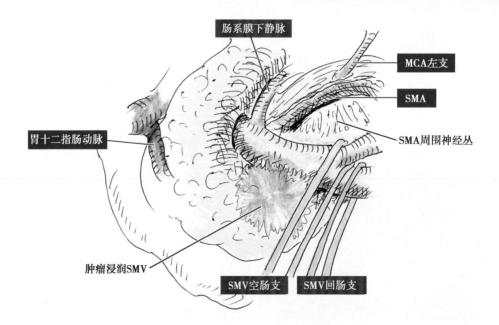

术者点评
经胃结肠静脉干(Henle 干)附近入路较困难时,改从横结肠系膜远端起始(肠系膜入路)十分有用。

术者点评
经"动脉第一入路":无论在 SMA 右侧及左侧都可能,根据 IPDA 的位置自由选择即可。

■ SMA 左侧空肠系膜的处理

1. 越过 Treitz 韧带在空肠起始处找到 1st JA,剥离其周围空肠黏膜。在距空肠起始部 10cm 的位置,用切割闭合器离断空肠。找出比较粗的分支,离断后找到 1st JA 根部。

2. 本病例中,术前 CT 确定了胰十二指肠下动脉(IPDA)是由 1st JA 分出。术中找到 IPDA 并结扎离断,原样保留 1st JA。

3. 在 SMA 背侧,剥离其右侧连续缠绕的神经丛,尽可能地剥离周围组织。

4. 将离断后的空肠向 SMV 右侧牵引,将 SMA 上连接的剩余结缔组织全部剥离。

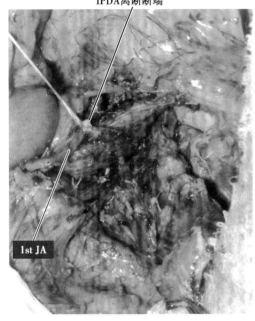

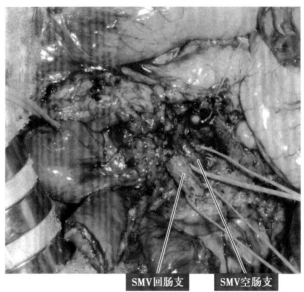

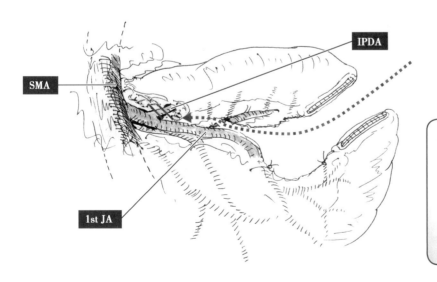

第三篇　胰腺手术

术者点评

像本病例这样根据肿瘤位置和第一空肠动脉的分支部位的关系而保留第一空肠动脉的情况也是有的,稍稍剥离后即可将 IPDA 从左侧牵出。

■ **胃网膜右动静脉人工血管网膜瓣制作及胃的离断**

离断来自胃网膜右动静脉的直动静脉,将胃网膜右动静脉分别向胰头,胰尾的方向剥离,制成人工血管网膜瓣。在胃小弯处离断胃右动静脉,使用切割闭合器断胃。

■ **胰上缘及胃十二指肠系膜的廓清**

1. 将肝总动脉(CHA)前方第 8a 组淋巴结廓清,分离牵引胃十二指肠动脉(GDA)和肝固有动脉(PHA)。并悬吊肝左动脉(LHA)、肝右动脉(RHA)以及其分支出的 A4(肝中 A)。离断 GDA 背面的组织充分显露门静脉(PV)的正面。

2. 测试线临时阻断 GDA,用多普勒超声确认肝脏内动脉血液没有异常后,三重结扎 GDA 并离断。

3. 摘除胆囊后,找到肝总管(CHD)右侧的 RHA,进行分离牵引。

4. 确认肝总管(CHD)旁边的 RHA 走向后,结扎离断 CHD。将肝脏一侧用哈巴狗钳夹住,每隔一小时开放胆管。

5. 胆管切除后,显露并悬吊门静脉(PV)。

6. 一边牵引肝动脉,一边廓清第 l2a、8p 组淋巴结。以胃左静脉为左侧的廓清线,廓清界线右侧淋巴结。

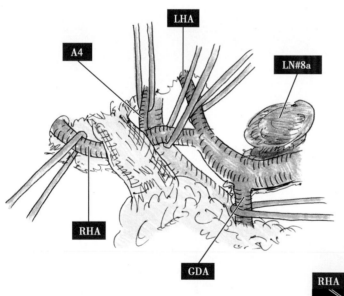

术者点评

边剥离并悬吊动脉边稳步推进淋巴清扫。注意存在从 GDA 发出 RHA 的变异情况,此时不能从根部离断 GDA。

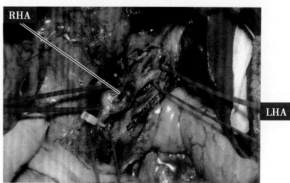

■ "隧道式"贯穿及胰腺离断

1. 分离胰上缘周围组织,确保与 PV 之间的间隙。然后向尾部移动,分离肠系膜上静脉(SMV)与胰颈部间的间隙。用血管闭合器(LigaSure)将细小胰分支进行封闭离断和分离。

2. 用 Metzenbaum 剪从胰颈部 PV 的间隙处隧道式穿入,将胰颈悬吊。

3. 超声波确认扩张的胰管。保留侧的胰颈上缘及下缘用 4-0 缝线结扎,并作为牵引用线。胰头侧的胰组织则用 1 号线结扎。

4. 胰颈部背面置入纱布保护 PV 前壁,用电刀切断胰组织。

5. 找到扩张的胰管口,置入 7.5Fr 的胰管支撑软管,对脾静脉(SpV)进行适当游离和悬吊。

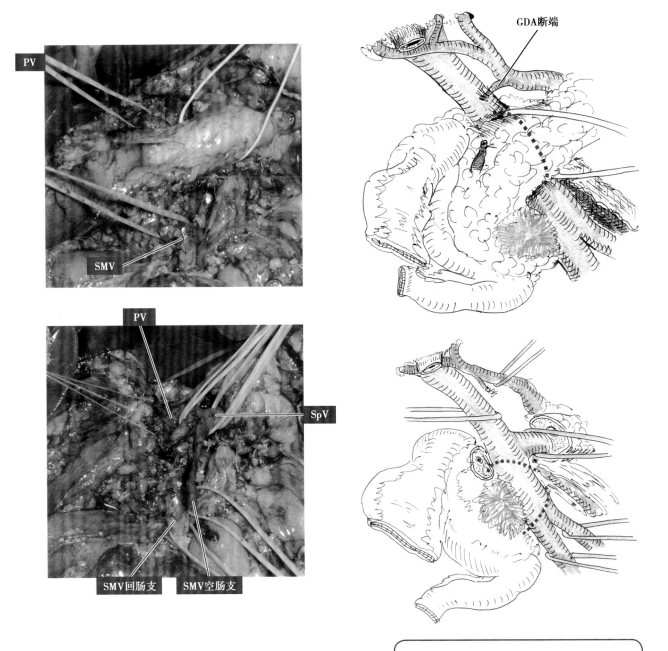

术者点评

先阻断流入的血流是防止胰头部淤血的诀窍。从门静脉剥离至上图所示的状态之后,可以从容地进行操作。

■ 清扫残留的胰头神经丛

　　将腹腔动脉干周围神经丛的部分以及 SMA 周围神经丛的头侧部分不切割而保留下来，一起牵引。之后用血管闭合器（LigaSure）将残存的神经丛和流向胰头部的动脉支离断。经过以上的操作后，胰头部仅与门脉系统相连接。肿瘤渗润 SMV 达 1.5cm，由此判断需将 SMV 空肠支和回肠支根部一起离断。

■ SMV 合并切除与端端吻合

　　1. 使用记号笔在 SMV 腹侧方向画线，防止吻合口线条弯曲。

　　2. 用血管钳夹住 SMV 回肠支、空肠支、SpV 和 PV。

　　3. 将 SMV 与肿瘤头侧以及尾部相隔 2cm 的地方一同切除，作为标本取出。可判断为空肠支和回肠支不在一处，如果吻合的话有归为一处的可能性。

　　4. SMV 的重建用 5-0 Prolene 线的两点进行支撑，首先采用腔内缝合使后壁吻合，在左侧用新线制作起点，以贯穿缝合的方法关闭缝合处。在线头处留 1cm 生长因子后对打结了的静脉进行开放以测试是否存在渗漏，若吻合口无出血不需追加缝合。

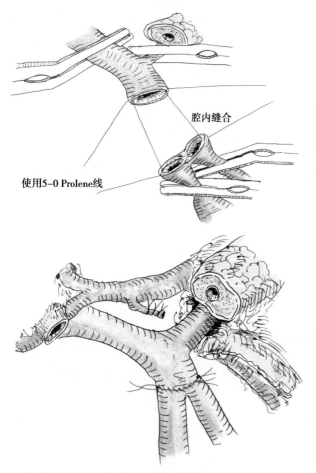

腔内缝合

使用5-0 Prolene线

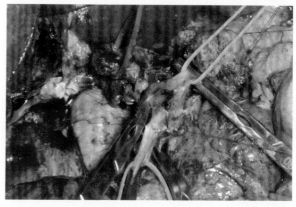

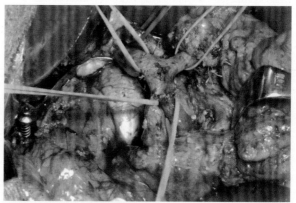

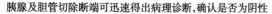

胰腺及胆管切除断端可迅速得出病理诊断，确认是否为阴性

> **术者点评**
> 若以"桶状"切除门静脉可采用端端吻合的形式，或者采用我科人工组织移植物进行重建。部分切除时基本可采用生殖腺静脉作为补片进行重建。

■ GDA 断端的保护

　　为预防胰漏导致 GDA 断端假性动脉瘤的发生,用肝圆韧带内脐静脉制作人工血管预防保护[6]。

　　1. 尽可能地将肝周韧带内的脐静脉向根部游离,并将其周围的脂肪组织向两侧打开,制作肝圆韧带人工血管。

　　2. 在肝总动脉的头部背侧将肝周韧带人工血管卷起,用 4–0 Vicryl 线缝 6 针从周围完全包绕 GDA 断端。

　　3. 在 GDA 断端用纤维蛋白胶填充,结扎先前的 6 根缝合线。

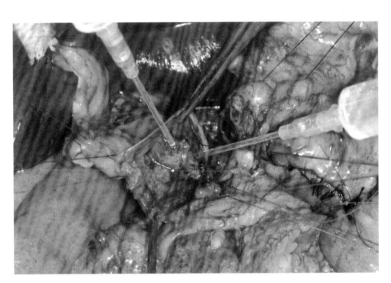

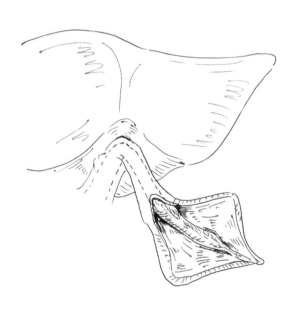

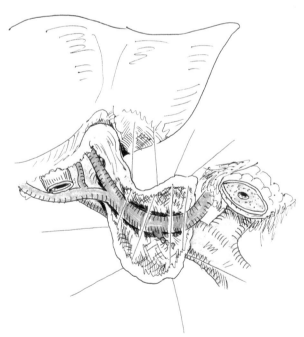

> **术者点评**
> 也有直接将肝圆韧带卷起包绕 GDA 的做法,但类似于此处"贝壳样"包绕的方法更使人安心。

■ 胆管空肠吻合

　　将空肠从横结肠系膜缺损部位向肝门部牵拉,在确保空肠尾部有较理想空余以进行后续的胰空肠吻合后,接着进行胆管空肠吻合。

　　1. 在空肠一侧开一胆管径大小的小孔。

　　2. 用 5-0 PDS 线贯穿空肠左端口内外,胆管侧贯穿内外的牵引线。同样在右侧端也放置好牵引线。

　　3. 在后壁的中央位置空肠侧有由内到外,胆管一侧由外到内贯穿牵引线。

　　4. 从后壁的左侧开始,按顺序将空肠侧由内向外,胆管一侧有由外到内用线贯穿,并用莫斯吉特钳子夹住。

　　5. 缝合后壁的线后将所有的线打结。

　　6. 用长度 2cm、带有直径 2mm 侧孔的支架管作为支架置入吻合部位,用中间的牵引线进行结扎、固定。

　　7. 前壁也用 5-0 PDS 线,将空肠一侧由外向内,胆管一侧由内到外进行打结缝合。

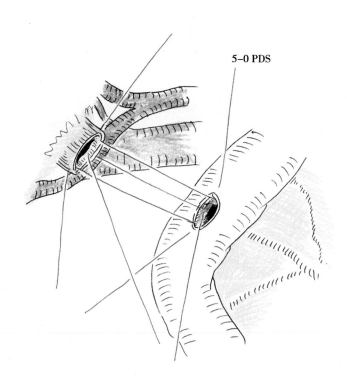

5-0 PDS

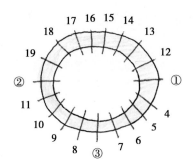

术者点评

按左图所示的钟面顺序运针,用蚊式钳把持结扎线。结扎时,为避免将相邻缝线缠绕在一起,需由助手分别牵开。

■ 胰管空肠吻合(柿田法)

1. 空肠一侧留有和胰管径大小的小孔,在开口部4个地方用6-0PDS固定防止黏膜的脱离。将提前制作好的胃网膜右动静脉人工血管网片填充于吻合处背侧。

2. 首先,进行空肠壁与胰壁的吻合。用带有弯形针的3-0缝线将空肠浆膜肌层从腹侧向背侧,胰壁从背侧向腹侧的顺序围绕胰管口用三针连通。用线牵引和保持形状。

3. 之后进行胰管与空肠黏膜的吻合。首先用5-0 PDS将支撑线置于12点方向,尽量不留针。3点与9点钟方向的线分别作为外内、和内外的支撑线,6点钟方向的线则作为内外、外内的支撑线。4点、5点、7点钟方向则按顺序放置外内的支撑线。然后,保持前壁的线置于2点、1点、11点和10点方向。将胰和空肠拉近并用后壁的线进行结扎。胰管内留置7.5Fr的带有节点的胰管支撑软管。向上移动空肠于外瘘处固定。之后,用挂在前壁的针线将空肠侧的内外刺穿,将这些线结扎后完成前壁的缝合。然后,在胰的断面涂抹少量纤维蛋白胶。

4. 将支撑空肠浆肌层与胰壁的3根3-0 Prolene线,以能够轻贴彼此的程度进行结扎,由此完成胰与空肠的吻合。

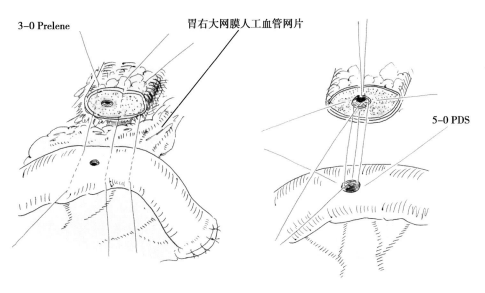

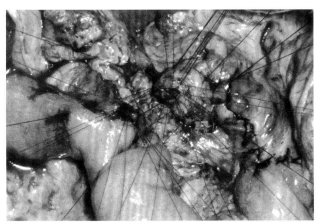

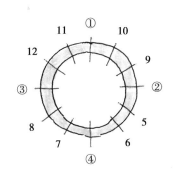

> **术者点评**
> 首先将空肠置于自然位置,做好标记、选择合适的拟吻合部位十分重要。胰空肠壁结扎太紧的话,可能会由于空肠的蠕动恢复后导致胰腺组织撕裂,因此需轻轻结扎。

■ **胃空肠吻合**

　　1. 胃空肠吻合是空肠壁全层和胃黏膜及黏膜下层用 4-0 Vicryl 线进行连续缝合,并用 4-0 丝线对胃与空肠的浆肌层进行间断缝合加固。

　　2. 距胃空肠吻合处 10cm 的位置行空肠与空肠的侧侧吻合,采用 Braun 吻合方法。

■ **置入肠瘘·引流管**

　　1. 输入袢空肠内部置入 9Fr 的供肠道营养用的肠瘘管,经 Braun 吻合后留出其末端,将置入用于空肠减压的 14Fr 的肠瘘管作为外瘘。

　　2. 在输出袢空肠吻合部上下缘置入 24Fr 的引流管,从创口正中开始引导。在胆管与空肠的吻合部位置入 24Fr 的引流管。胰管支撑软管、提供肠道营养用的肠瘘管和减压用的肠瘘管从体外引出。

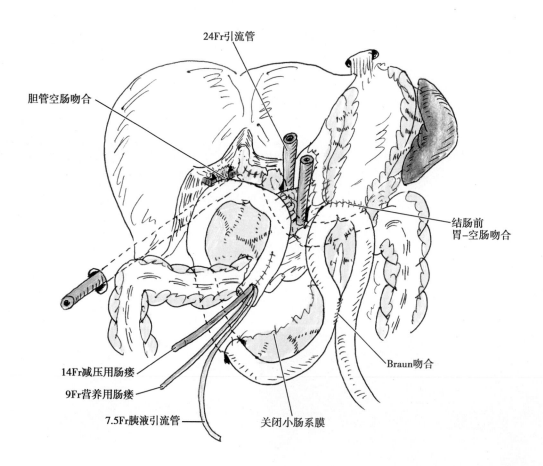

术者点评

当预估质地正常的胰腺发生胰瘘的可能性较高时,在正中切口间断缝合的 1~2 针距之间将开放引流管引出,以策安全。

病理诊断

侵袭性胆管癌（tub2>tub l.por）。

Pbt 起源，浸润型，ly0，v2，ne2，mpd（−），2.5cm×2.0cm×1.7cm，pTS2，pT4（PL），pS（+），pRP（+），pPV（−），pA（−），pPL（+），pOO（−），切缘阴性，pNO（0/13）。

病理学上有显著的胰外神经丛浸润，淋巴结转移（+），切缘（−）。

术后经过

曾出现胰液漏及胆汁漏，有腹泻，第 1 天恢复排气。术后无明显不适，13 天后出院。术后口服 TS-1 内口服药物辅助治疗。

总结

这是浸润 SMV 的胰头癌对应的联合 SMV 切除的胰头十二指肠切除的一个案例。

术式要点有以下 3 点：

1）动脉优先入路可以从 SMA 的左右两侧进行。

2）在胰头部与门静脉相连的状态下进行 PV 周围的组织剥离。

3）学习安全的 PV 联合切除及重建。留意术后腹泻情况，对于 SMA 周围神经丛，在尽可能确保 R0 切除的前提下予以保留。使病人从手术顺利过渡到术后辅助化疗也十分重要。

（阪本良弘，小林祐太）

参考文献

1) Shimada K et al：Clinical implications of combined portal vein resection as a palliative procedure in patients undergoing pancreaticoduodenectomy for pancreatic head carcinoma. *Ann Surg Oncol* **13**：1569-1578, 2006

2) National Comprehensive Cancer Network：NCCN Guidelines Version 1. 2015 Pancreatic Adenocarcinoma. Criteria defining resectability status

3) Inoue Y et al：Pancreatoduodenectomy with systemic mesopancreas division using a supracolic anterior artery-first approach. *Ann Surg* **262**：1092-1101, 2015

4) Ono Y et al：Sinistral portal hypertension after pancreaticoduodenectomy with splenic vein ligation. *Br J Surg* **102**：219-228, 2015

5) Yamamoto Y et al：Reconstruction of the portal and hepatic veins using venous grafts customized from the bilateral gonadal veins. Langenbecks *Arch Surg* **394**：1115-1121, 2009

6) Sakamoto Y et al：Wrapping the stump of the gastroduodenal artery using the falciform ligament during pancreaticoduodenectomy. *J Am Coll Surg* **204**：334-336, 2007

第三篇　胰腺手术

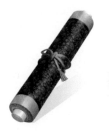

手术技巧

肠间膜上动脉优先入路

胰十二指肠切除相关肠间膜上动脉优先入路

在早期离断从肠间膜上动脉(SMA)发出分支的胰十二指肠下动脉(IPDA)和第一空肠动脉(1st JA),被称为"肠系膜上动脉优先入路"的方式十分流行。它具有以下的优点:①能够预防切除最终阶段标本时因充血而导致的出血;②能够在手术早期阶段判断因SMA侵犯无法切除的情况(防止无用的切除);③脏器游离较少,能近原位状态下进行廓清[1-3]。笔者也依据病症采取此方法。

前方入路的处理

SMA优先入路可分为:后面[4](Kocher游离的视角);前面[2,3](将横结肠向尾侧牵引的视角);左边[1](在空肠起点处展开并从空肠系膜进入);尾部[1](将结肠系膜朝头侧进行翻转,也称肠系膜入路)这几个种类。笔者们多使用前方和左方入路。前方视角入路如图1所示,将SMV向右方牵引,从触诊确认的SMA的正前方结缔组织开始,沿着SMA(或者SMA周围神经丛)的右壁切离。确保视野很重要,第一助手用镊子牢牢抓好SMA周围神经丛的断端向腹部左侧牵引,将胰体部背侧脾静脉左右分开剥离,再用拉勾Cooper剪刀等牢牢向腹侧·头侧牵引进行剥离。最大限度活用放大镜,将神经和结缔组织的纤维一根根剥离然后确认,与此同时,不使用电刀,使用能量装置将其离断,确认SMA壁上保存毛细血管(图2)。盲目地进行切除的话,只会造成动脉性出血而妨碍操作的进行。

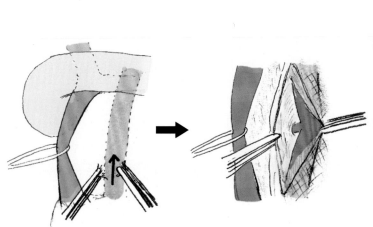

图1
前方入路扩展视野的重要性

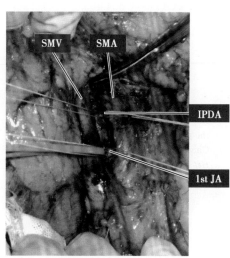

图2 处理中的视野
保留SMA周围神经丛

左方入路的处理

　　将结肠系膜向头侧·腹侧进行翻转,用肠钳等进行牵拉,起点部分以外的空肠用纱布等包裹向外移确保视野。利用电刀标记空肠系膜的廓清线。将切除 1st JA 保留 2nd JA 的切离线做好标记,接着沿 SMA 正前方的浆膜长轴,再与从空肠起点处的头部到左侧,为保留的下半肠间膜静脉画连线。

　　离断空肠,然后离断边缘动脉后,沿着应该保存的第二空肠动脉支(2nd JA)离断系膜(图3)。切至 SMA 所在神经丛,从前向后进行 SMA 的左侧廓清。术者的左手将 SMA 向右侧腹侧牵引好是手术的关键。确认据此全部离断的 1st JA 或 IPDA 的共同断端(如图4)。从空肠起始处的头侧开始到左侧和尾侧一同进入,能够确认除肠系膜上动脉背侧外包含毛细血管的 Treitz 韧带后依次结扎离断。

　　从前方入路显露术野也很重要,将肠系膜上动脉(SMA)从右侧向腹部一侧牵引(从尾部角度看,从逆时针方向回转),可得到更好的视野,从而做到至 1st JA 断端为止的淋巴结清扫。

第三篇 胰腺手术

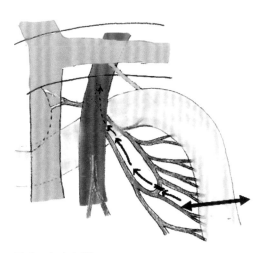

图3　左方入路
箭头提示肠系膜处理线

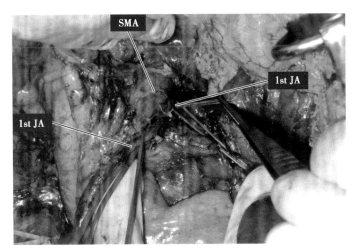

图4　清扫完成时的术野
仅结扎了第一空肠动脉

(有田淳一)

参考文献

1) Kurosaki I et al：Left posterior approach to the superior mesenteric vascular pedicle in pancreaticoduodenectomy for cancer of the pancreatic head. *JOP* **12**：220-229, 2011

2) Ohigashi H et al：Early ligation of the inferior pancreaticoduodenal artery to reduce blood loss during pancreaticoduodenectomy. *Hepatogastroenterology* **51**：4-5, 2004

3) Inoue Y et al：Pancreatoduodenectomy with systematic mesopancreas dissection using a supracolic anterior artery-first approach. *Ann Surg* **262**：1092-1101, 2015

4) Lupascu C et al：Posterior approach pancreaticoduodenectomy：best option for hepatic artery anatomical variants. *Hepatogastro-enterology* **58**：2112-2114, 2011

5) Nakao A, Takagi H：Isolated pancreatectomy for pancreatic head carcinoma using catheter bypass of the portal vein. *Hepatogas-troenterology* **40**：426-429, 1993

第2章

动脉、门静脉合并切除的胰十二指肠切除术治疗化疗后的胰头癌

适应证和要点

一般认为,胰腺的头部,尤其是胰腺钩突部处发生的浸润型胰管癌多由其解剖学的位置开始向肠系膜上动、静脉(SMA,SMV)浸润。在日本,即使是对于必须行门脉(PV)合并切除与重建术的胰腺癌也积极进行切除,其总体预后与不合并门脉切除的病例几乎相同[1]。一方面,动脉的合并切除·再建其预后不良,尤其是围术期死亡率、并发症发生率高[2,3]。基于此,人们对动脉切除重建的胰头十二指肠切除(PD)多持否定意见。

近年,实施术后化疗起到延长预后效果的作用。根据报道,因积极引入使用吉西他滨、TS-1 和 FOLFIRINOX 的术前新辅助化疗(NAC),R0 切除率和淋巴结转移率有所改善[4,5]。因此,在保证安全性的前提下,只要能达成 R0 的可能切除,就不能认为辅以动脉合并切除的 PD 是没有意义的。

现病史及术前影像学

60 岁男性,体检发现胰头部 13mm 大小的胰腺导管内乳头状黏液瘤(IPMN),第二年体检 CA19-9 高于正常,CT 检查示胰腺钩突部 20mm 大小乏血供肿瘤,EUS-FNA 检查确诊为腺癌,肿瘤有浸润 SMV 及 SMA 分支的胰十二指肠下动脉(IPDA)可能。肿瘤与肠系膜上动脉的接触小于半周,为交界性可切除(borderline resectable),采取 NAC 疗法。施行 NAC-GSL 新辅助化疗 4 周期(吉西他滨,TS-1,甲酰四氢叶酸)[UMIN000012480],肿瘤从 20mm 缩小至 17mm,血清 CA19-9 由 168U/ml 降至 25U/ml。复查影像学上可见肿瘤未浸润至胰十二指肠下动脉,但在替代肝右动脉(replaced RHA)有浸润病灶,拟行动脉与门静脉的联合切除。

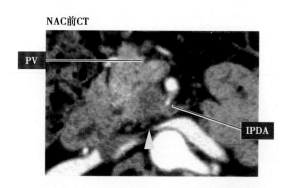
NAC前CT

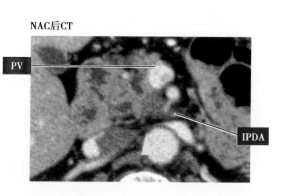
NAC后CT

NAC后CT(冠状面)

胰头十二指肠切除，合并右肝动脉置换及切除重建，合并门脉切除重建

手术时间 10 小时 30 分钟 / 出血量 350ml

■ 开腹探查所见·游离胰头部

上腹部正中切口切开腹腔。增加倒 L 形切开，探查未见肝转移或腹膜转移等不可切除因素。患者体型偏瘦，内脏脂肪较少。虽可触及质硬胰头部原发病灶，但肉眼尚未肿瘤。行 Kocher 切口游离结肠、肝曲部进而游离胰头部。在暴露的下腔静脉（IVC）的前方进行剥离，取第 16 组淋巴结作为标本，送快速冰冻，病理为阴性。向左侧继续剥离，保护左肾静脉（LRV）。继续游离至找到肠系膜上动脉根部周围的神经丛。

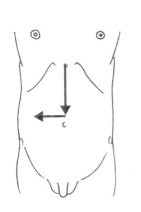
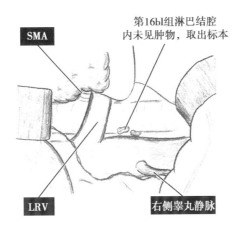
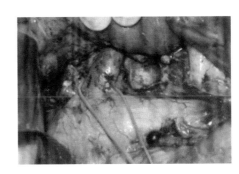

第16bl组淋巴结腔
内未见肿物，取出标本

SMA

LRV

右侧睾丸静脉

■ SMV 周围组织剥离，行前方入路剥离 SMA 右侧

离断一根右侧结肠静脉和两根中间结肠静脉（MCV）至肠系膜上静脉前方的分支分离，在胃结肠干（GCT）的尾侧保护 SMV。

切断在胰下缘处汇合的肠系膜下静脉（IMV）。将 SMV 向右侧将 SMA 周围组织剥离。肿瘤位于肠系膜上动脉的背侧，手术成功的关键是确保 IPDA 的根部。通过前方入路剥离 SMA 周围神经丛右侧找到 IPDA 的根部，暴露 SMA 右侧壁并将剥离范围延长至尾侧，暴露 IPDA 根部，未见明显肿瘤浸润，以悬吊。虽判断肿瘤为可切除，由于无法确保完全切除，可暂不切除。

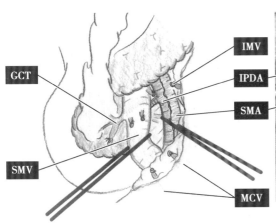
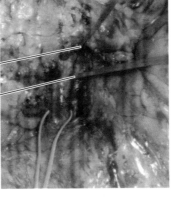

GCT

IMV

IPDA

SMA

SMV

MCV

> **术者点评**
>
> 是否能切除的判断要点是通过术前阅片判断，在明确可切除之前不能离断重要脏器。

■ SMV 左侧肠系膜的剥离

　　清扫第一空肠动脉支配区域。设定保留第二空肠动脉的系膜切离线,以线型吻合器离断空肠。切断 Treitz 韧带,游离空肠起始部。沿着第二空肠动脉剥离,由于其根部附近连接的神经组织浸润和化疗所致的变性的影响,后续操作变得困难。第二空肠动脉神经丛切除后,显露动脉壁,层层剥离。在末梢侧离断第二空肠动脉背侧走行的第二、三空肠静脉,由此到达 SMA 的左侧壁。

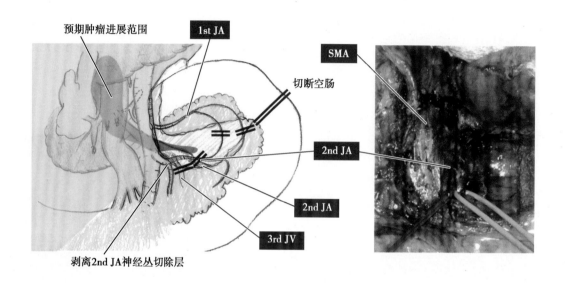

■ 切断 IPDA

　　将离断的空肠从 SMA 背侧牵引到右侧,牵拉 IPDA 根部,廓清 IPDA 尾侧的胰头神经丛。改善术野后剥离 IPDA 根部周围组织,确保廓清之后行中央双结扎后离断。剥离替代 RHA 根部周围组织,由于术野不足,可在横断胰腺实质后再分离这根动脉。

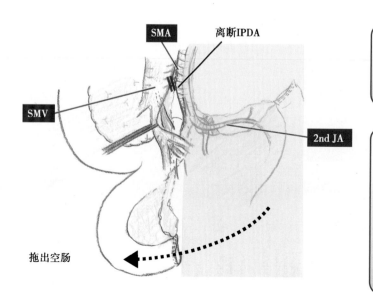

> **术者点评**
> IPDA 的离断需要在良好的视野下进行。

> **术者点评**
> 从 SMA 右侧剥离困难的情况下,可以先从 SMA 左侧开始仔细的剥离。从 SMA 左侧切离胰头神经丛的远端,将空肠牵引至右侧时即可以获得良好的视野。

■ 摘除胆囊,离断肝总管,清扫胰腺上缘,胃离断

　　1. 切除胆囊后保护肝总管右侧的替代 RHA,行肝总管的剥离、离断。

　　2. 清扫第 8 组淋巴结和第 9 组淋巴结左侧的同时保护肝总动脉(CHA),沿末梢方向剥离。剥离肝固有动脉(PHA)分支胰十二指肠上后动脉(PSPDA),显露并保护胃十二指肠动脉(GDA)。

　　3. 像建立网膜瓣(omental flap)一样离断胃大弯部直动静脉后,用隧道式线性切割器在距离幽门 4cm 处离断胃。

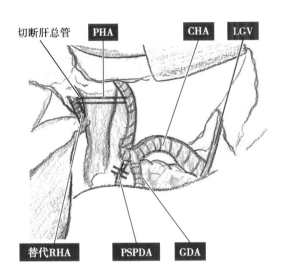

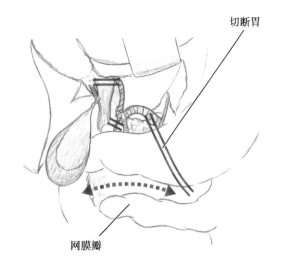

术者点评
预先切取较长的片状大网膜瓣,留置于胰肠吻合口背侧。

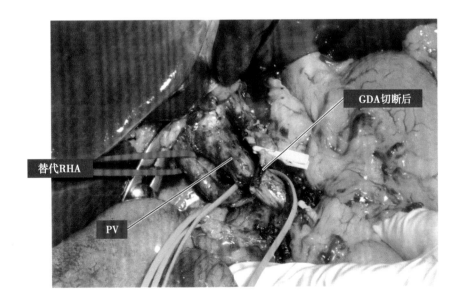

■ 隧道式贯穿胰颈,切断 GDA,离断胰腺

　　1. PV 上方隧道式贯穿胰腺并进行牵拉保护。

　　2. 考虑到切除重建替代 RHA 的可能性,从 CHA 分支部开始到末梢 3cm 剥离 GDA。

　　3. 离断 GCT 并剥离 PV 周围组织,由于肿瘤浸润至胰十二指肠下静脉(IPDV)与 JV 两支合干。

　　4. 目前的阶段无法进一步处理,暂待后续进行。

　　5. PV 正上方使用钳夹法(clamp crushing 法)切断胰腺。可见胰管的直径扩张约 6mm,于柔软的胰管内置入 7.5 Fr 胰管支撑管。

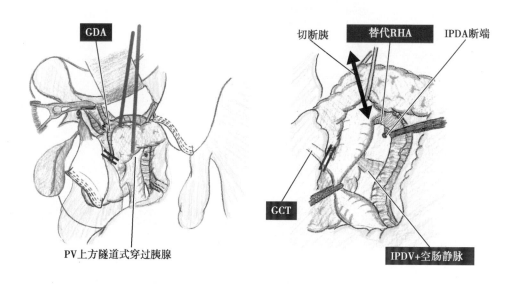

术者点评

变异 RHA 的走行在此阶段仍不甚明了,需考虑重建的可能,因此需要预留较长的 GDA 断端血管。

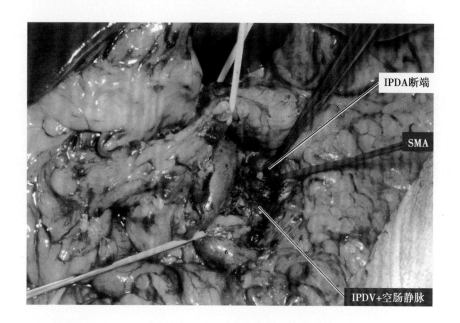

■ 切断胰头神经丛

1. 切断胰头神经丛第 I 部分，获得 SMA 右侧良好的视野后，可能可以悬吊替代 RHA 的根部。

2. 悬吊替代 RHA 末梢侧和中枢侧并进行剥离后，发现从根部开始 1cm 处有 1.5cm 的组织无法剥离，考虑肿瘤浸润而决定切除。阻断替代 RHA 后仍能通过术中超声检测出右肝内的动脉血流波形。替代 RHA 约 6mm 粗，决定重建之。

3. 从 SMV-PV 和 IPDV 与 JV 的共干开始头侧 3cm 的肿瘤无法剥离，予以合并切除。悬吊脾静脉（SpV），剥离胰头神经丛第 I 和第 II 部分。

4. 经过上述的剥离，胰头部呈现出仅和 SMV-PV 以及替代 RHA 相连的状态。

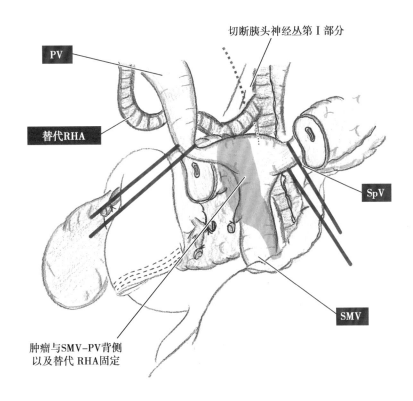

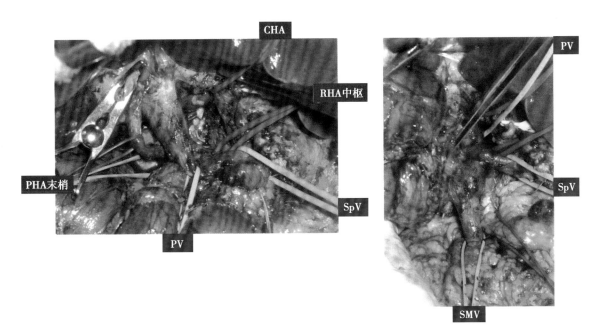

■ 采取左右卵巢静脉

为了重建 SMV-PV，采集右侧睾丸静脉 8.0cm，左侧 2.5cm。修整右侧睾丸静脉，三等分后做成人工血管补片。为了得到足够大小的人工血管，暂不使用左侧睾丸静脉。

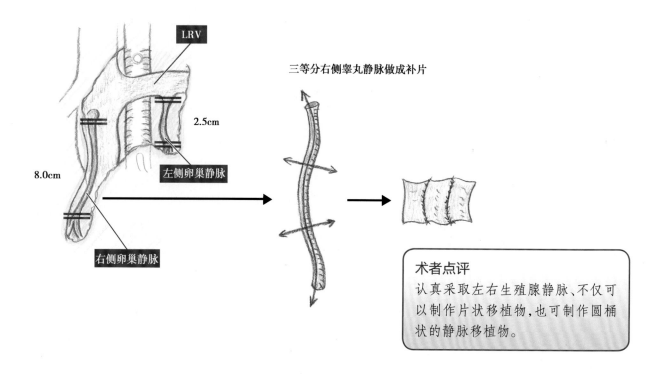

三等分右侧睾丸静脉做成补片

术者点评
认真采取左右生殖腺静脉，不仅可以制作片状移植物，也可制作圆桶状的静脉移植物。

■ 联合切除 SMV-PV，联合切除替代 RHA，取出标本

首先结扎替代 RHA 根部，当时没有直接进行分离而是首先将替代 RHA 末梢侧结扎及离断。用血管钳夹住并保护门静脉，肠系膜上静脉，脾静脉，联合切除粘附于肿瘤的部分静脉壁。在中部双重结扎替代 RHA 根部并离断，取出标本，通过术中诊断确认胰断端为阴性。

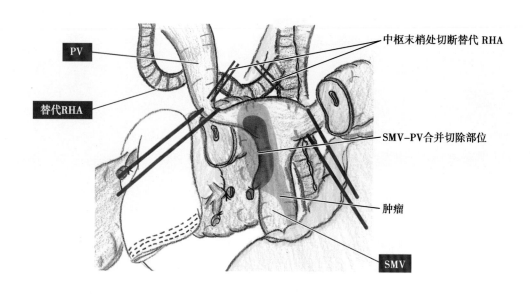

■ 重建 SMV-PV,重建替代 RHA

1. 夹住 DV、SMV、SPV 以重建门静脉。用 5-0 Prolene 的 4 点法来缝合静脉移植物补片,夹住门静脉血流阻断 30 分钟。

2. 由整形外科在显微镜下将 GDA 与替代 RHA 的行端端吻合。夹住动脉阻断 90 分钟。

3. 吻合后,用术中超声确认肝内动脉和门静脉血流通畅。沿着长轴切开肝圆韧带制作人工血管包绕 RHA 吻合处,在动脉吻合口内侧涂上纤维蛋白胶。

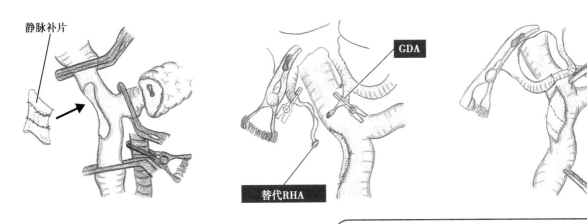

静脉补片　GDA　替代RHA

> **术者点评**
>
> SMV-PV 的汇合部被肿瘤浸润的情况下,很多时候是切断 SPV 行端端吻合,重建补片的话,就可能保留脾静脉的血流。

补片填补，血流再通前的门脉壁

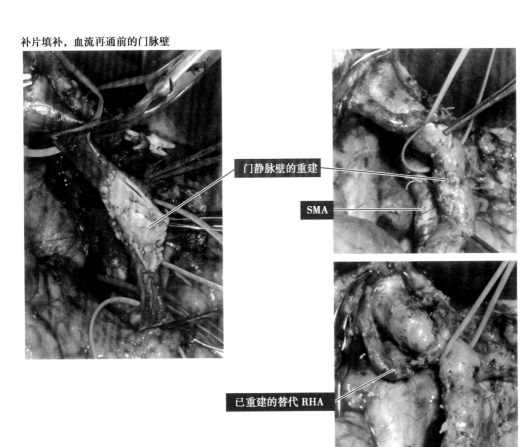

门静脉壁的重建　SMA　已重建的替代 RHA

■ 消化道重建,关腹

1. 切开右侧横结肠系膜的并向上牵引空肠。用 5-0 PDDS Ⅱ 线单结缝线行端侧胆管空肠吻合术(两端 + 后壁 8 针 + 前壁 8 针)。由于肝总管残端的直径仅约 8mm,将 2mm 口径 RTBD 管作为补充支架置于吻合段。

2. 将网膜瓣(Omental flap)置于胰空肠吻合背侧,用柿田法进行胰腺重建。使用 3-0 Prolene 弯针三针缝合空肠壁的浆肌层和胰腺实质。胰管空肠黏膜吻合采用 5-0 PDS Ⅱ RB-1 针 12 针单点结节缝合,将 7.5 Fr 结节性胰管导管置于胰管内并从空肠向上导出体外。

3. 在离胆管空肠吻合口约 40cm 处进行胃 - 空肠吻合,距胃 - 空肠吻合门口 10cm 处的加行 Braun 吻合。胃 - 空肠吻合术在结肠前进行。

4. 经过上空肠末端置入 9Fr 的营养管,并置入 12Fr 的减压肠瘘管。

5. 确切止血后,用 3 000ml 温盐水清洗腹腔内部。将 3 根 24Fr 的引流管分别置于胆管空肠吻合部,胰上缘和下缘。用 Witzel 式将胰管导管、营养管、减压肠瘘管固定在腹腔壁上,缝合伤口,手术结束。

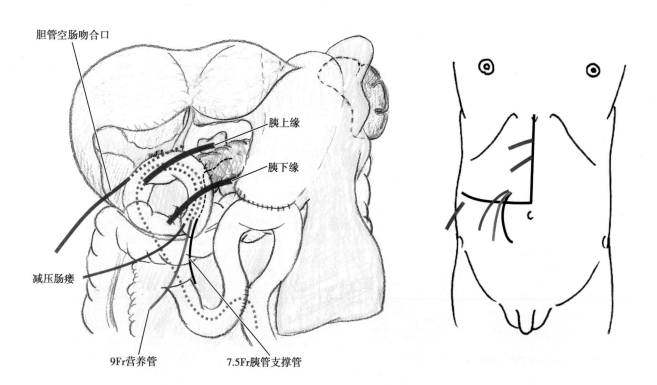

病理诊断

　　胰腺癌,TS2,2.3cm×1.5cm×1.4cm,浸润型,CH(−),DU(−),S(−),RP(+),PV(+),A(−),PL(+),00(−),腺癌,por>tub2,sci,INF γ,lyl,v3,ne3,mpd(−),PCM(−),BCM(−),DPM(−),LN(3/30)。

　　肿瘤浸润门静脉可能,联合切除的动脉中未见肿瘤浸润。可见本身附着的淋巴结和小肠淋巴结转移。2nd JA 周纤维结缔组织难以剥离的部位受淋巴结转移影响可能。包括 2nd JA 剥离部分,切除的断端均为阴性。

术后经过

　　术后出现胰瘘及胃排空障碍。进食后出现更频繁的腹泻,药物治疗后情况好转,术后第 26 天出院。予 TS−1 术后辅助化疗。但在术后半年发现肝转移,术后 8 个月肝转移灶依然在进展。

总结

　　对于疑似背侧浸润 SMA 的胰头癌,用 NAC−GSL 疗法作为术前辅助化疗,行联合动脉和门静脉的切除与重建的胰腺十二指肠切除术。

　　手术的要点有以下 4 点:

　　1)在术前影像上充分讨论能够决定切除的可能性的要点。

　　2)由于化疗可导致血管变性脆弱可能,需要足够开阔的术野进行显露和解剖。

　　3)重建门静脉前,阻断包括胰头神经丛在内的所有流入血,使胰头部仅与门静脉相连,可以较为轻松地进行重建。

　　4)术前讨论切除残端之间端对端吻合的肝动脉的重建,即胃十二指肠动脉等的重建。

(伊藤橋司,阪本良弘)

第三篇　胰腺手术

参考文献

1) Shimada K et al：Clinical implications of combined portal vein resection as a palliative procedure in patients undergoing pancreaticoduodenectomy for pancreatic head carcinoma. *Ann Surg Oncol* **13**：1569-1578, 2006
2) Mollberg N et al：Arterial resection during pancreatectomy for pancreatic cancer：a systematic review and meta-analysis. *Ann Surg* **254**：882-893, 2011
3) Bockhorn M et al：Arterial en bloc resection for pancreatic carcinoma. *Br J Surg* **98**：86-92, 2011
4) Rose JB et al：Extended neoadjuvant chemotherapy for borderline resectable pancreatic cancer demonstrates promising postoperative outcomes and survival. *Ann Surg Oncol* **21**：1530-1537, 2014
5) Ferrone CR et al：Radiological and surgical implications of neoadjuvant treatment with FOLFIRINOX for locally advanced and borderline resectable pancreatic cancer. *Ann Surg* **26**：12-17, 2015
6) Takahashi H et al：Preoperative gemcitabine-based chemoradiation therapy for resectable and borderline resectable pancreatic cancer. *Ann Surg* **258**：1040-1050, 2013

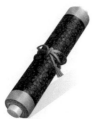
胰空肠二期重建

胰空肠二期重建原理

胰腺十二指肠切除术(PD)后的最佳胰腺重建方法经过了长时间的讨论。在日本,过去采用柿田法的医院较多,近期有许多研究提出 Blumgart 法更优于柿田法。实施胃胰吻合术的机构也报道了较好的临床结果。然而,还没有一种重建方法能够完全防止胰瘘。特别是联合肝胰切除术(HPD)要求将胰腺完全重建为正常胰腺,即便用肝动脉栓塞将因胰液渗出引起的假性动脉瘤出血止住,并发的肝衰竭也是致命的。

所谓胰空肠二期重建法:①正常手术做不到完全避免胰瘘;②手术目的是,使胰液中的非活性蛋白分解酶 – 胰蛋白在肠液中成为活性的胰肮酶,使其他蛋白分解酶也活化,以阻隔胰液同肠液的混合(根据 1996 年内部报道的 胰重建方法 [1-3])。

胰空肠二期重建现状

胰空肠一期重建

1. 胰管的固定是用 4–0 Ti–Cron 线来结扎的,再以 U 形将胰管与胰腺壁三重结扎(图1)。

2. 胰管导管完全作为外瘘管,在胰管壁和空肠后壁用 3–0 Ti–Cron 线缝 4 针,前壁也用 4 针固定。

3. 将胰管导管从正中切口部位引出体外,将其插入胰腺上下缘的 24 Fr 引流管以及 Penrose 引流管中,并在伤口区域为开放式导管留出一点空间。将 12~16 Fr 的减压肠瘘管向上插入空肠。在胰腺空肠吻合的背侧留置移植物(图2)。

4. 术后第 3 天拔除 Penrose 引流管,运用 24 Fr 引流管管理引流液。构建肠瘘。进行胰液还原治疗。

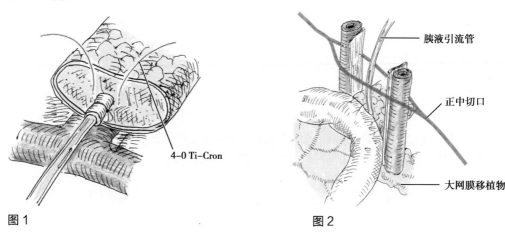

图1　4–0 Ti–Cron

图2　胰液引流管　正中切口　大网膜移植物

一期重建术后的门诊随访注意点

一期重建后的问题多发生在胰管导管的阻塞或脱落。因此,在第一次重建后,有必要至少每两周在门诊就诊一次,确认胰管导管是否固定以及胰液引流量的变化。如果胰液引流量趋于减少,需在 X 线透视的条件下,使用导丝清理胰管。如果第一期重建后的胰漏未治愈,胰液长时间渗出并发皮炎时,可用萘莫司他软膏贴等来进行处理。

　　在 2006 年至 2011 年进行的二次重建的 106 例患者中,21 例(20%)观察到胰管导管闭塞,并且全部都使用了 X 光透视下的导丝清理胰管导管。但其中 4 例没有成功疏通闭塞,后进行了紧急二期胰管空肠黏膜吻合术。另外,产生过 4 例胰管支架脱落(3.8%),其中 3 例通过 X 光透视成功矫正,1 例通过开腹进行矫正。

■ **二期重建的胰空场黏膜吻合**

　　1. 将胰管导管诱导部分的皮肤以纺锤形切开,剥离周围组织。在胰管导管周围显露出瘘管孔,沿瘘管孔进行深部剥离。

　　2. 确认空肠壁和胰管壁后,在距离胰管几毫米末梢处 T 形切开瘘管孔并将其摘除(图 3)。

　　3. 切断第一次手术时固定胰管的 4-0 Ti-Cron 线。取出第一次手术的胰管导管并插入新的导管。如在第一次手术时插入了 6 Fr 的胰管,多数情况下也可以插入新的 7.5 Fr 管。

　　4. 在空肠壁上开出小孔,用 5-PDS 线 8~12 针吻合胰腺导管空肠黏膜。作为实际上连接胰管的瘘管孔(图 4)。

　　5. 胰腺前壁和空肠壁再次用 3-0 Ti-Cron 线固定(图 5)。

　　6. 关腹前通常会将 Penrose 引流管插入。

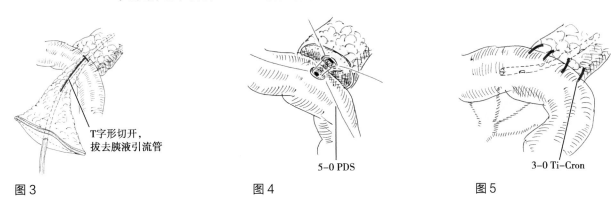

T 字形切开,
拔去胰液引流管

5-0 PDS

3-0 Ti-Cron

图 3　　　　　　　　　　　图 4　　　　　　　　　　　图 5

■ **二期重建的成果与今后的应用**

　　东京大学 2006 至 2011 年施行 177 例的二期重建病例中,177 例中 PD 病例为 106 例(59.9%),B/C 级胰漏率为 48%。99 例(93%)均进行了第二次重建,但有 7 例因复发等原因未行重建。对于主胰管直径狭窄的 79 例(主胰管直径/胰管颈宽度 <0.25),B/C 级胰漏为 52%,1 例(1.3%)出现了术后出血,在平均住院日 27 天(10~79 天)内住院死亡率为零。在接受胰十二指肠切除术的 25 例患者中,所有病例均适用于第二次重建,胰漏率为 68%,平均住院时间为 34 天(16~79 天)。

　　尽管第二次重建后胰漏发病率较高,但可避免严重的胰漏。然而,二期重建手术的时间长,管理也很复杂,目前仅限于 HPD 等风险较高的病例。

(阪本良弘)

参考文献

1) Miyagawa S et al：Outcome of major hepatectomy with pancreatoduodenectomy for advanced biliary malignancies. *World J Surg* **20**：77-80, 1996

2) Seyama Y et al：Two-staged pancreatoduodenectomy with external drainage of pancreatic juice and omental graft technique. *J Am Coll Surg* **187**：103-105, 1998

3) Hasegawa K et al：Two-stage pancreatojejunostomy in pancreaticoduodenectomy：a retrospective analysis of short-term results. *Am J Surg* **196**：3-10, 2008

第三篇　胰腺手术

适应证和要点

　　与本节介绍的剥离全肝动脉和肠系膜上动脉(SMA)这种困难的胰体尾切除术相比,胰体尾切除术可采用较为简单的腹腔镜手术。对胰管内乳头状黏液性肿瘤(IPMN)和胰腺内分泌肿瘤(pNET)等低度恶性肿瘤,需做胰体尾切除和脾动脉淋巴结廓清。另一方面,对于怀疑浸润肠系膜上动脉周围神经丛的胰体尾部癌,目的达到切缘阴性以及淋巴结及伴随神经丛廓清的胰体尾部切除术[1,2]。

　　尤其对于局部晚期胰腺癌,有许多如本篇第4章介绍的在胰体尾部切除术同时联合腹腔动脉干切除(DP-CAR)的情况。然而,由于DP-CAR与通常的胰体尾切除相比更具侵袭性,并发症发病率高,因此有报告质疑该式对于预后的价值[3]。在本节中,将介绍术前新辅助化疗后交界性可切除胰腺癌(borderline resectable pancreatic cancer)行胰体尾部的切除术。

现病史和术前影像学

　　80岁女性,体检发现胰管扩张,后进行详细检查发现胰体部肿瘤,由于肿瘤已经浸润到肝总动脉(CHA)所以不可切除。

　　在本院的CT检查示肝总动脉和肿瘤极其接近,且SMA周围的神经丛发现软组织阴影,所以能否进行R0切除手术还不清楚。实施4个疗程的GSL(吉西他滨、TS-1、亚叶酸钙)术前化疗后,确认疾病稳定拟行切除手术。虽然没有看到术前化疗带来的肿瘤明显缩小的效果,但肠系膜上动脉周围的神经丛的软组织阴影已经消失。

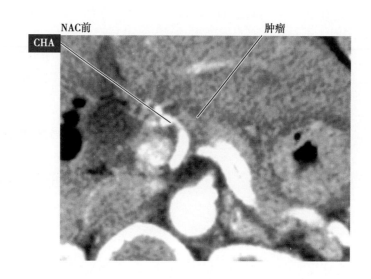

胰体尾切除联合门静脉切除重建

手术时间 6 小时 30 分钟 / 出血量 300ml

■ 开腹探查所见

上腹部正中切口开腹,无肝转移及腹膜种植。

确认主肿瘤位于胰腺体部,胰腺表面有肿瘤的露出。术中使用超声波(IOUS)探测到肿瘤裸露部一直延伸到门静脉正上方。并确认了主胰腺管到肿瘤部位之间出现扩张现象。通过视诊和触诊,怀疑肠系膜上动脉有轻度的浸润。

脾动脉(SPA)、肝总动脉(CHA)、肠系膜上动脉(SMA)的周围神经丛有肿瘤浸润可能。考虑到患者的年龄、化疗效果、胃十二指肠动脉(GDA)周围的肿瘤浸润等,DP-CAR(详见238 页)是不可行的治疗方案。

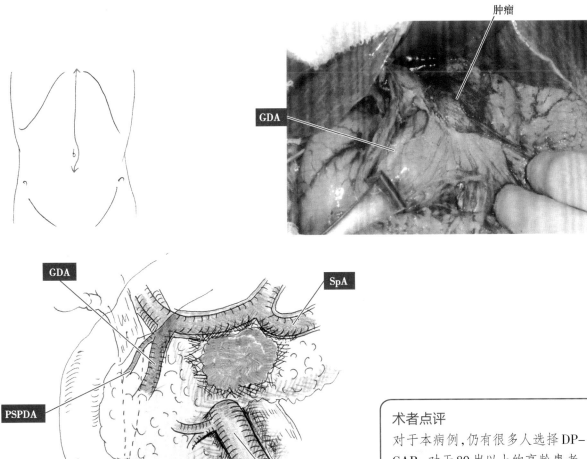

肿瘤

GDA

GDA

SpA

PSPDA

SMV

术者点评

对于本病例,仍有很多人选择DP-CAR。对于 80 岁以上的高龄患者、化疗有效能够达到断端阴性的病人可以允许行胰体尾切除术。

■ 游离胰头部,悬吊肠系膜上静脉

游离胰腺头部,清扫第 16 组淋巴结进行快速病理诊断,确认无转移现象。进一步游离至左肾静脉显露并悬吊,切开大网膜,切开网膜囊。悬吊肠系膜上静脉。

■ 切除可能性评估（1）——CHA 的剥离

1. 首先将第 8a 组淋巴结从肝总动脉前面开始剥离,确定肝总动脉与胃十二指肠动脉的分叉处,可见 GDA、CHA、右胃动脉。肿瘤裸露部接近肝总动脉与胃十二指肠动脉的分叉处,胃十二指肠动脉根部处背面可见胰十二指肠上后动脉（PSPDA）分支,此处周围神经丛让人把化疗奏效后的肿瘤误认为是硬组织,这点术中得到了确认。

2. 对胰十二指肠上后动脉进行结扎离断后,尽可能把胃十二指肠动脉从胰腺头部剥离,切除第 8a 组淋巴结,同时清扫肝总动脉头部的神经丛,将整条肝总动脉露出来。保护胃左动脉（LGA）,从肝总动脉一直探到腹腔动脉（CeA）,确定脾动脉的根部,对脾动脉进行分离、悬吊。

3. 在胰腺上缘尝试进行门静脉的分离、套带,但是由于它与扩张的胆管间的位置关系不清晰所以分离非常困难。于是,剥离肝十二指肠韧带右侧,将 PV 和胆总管（CBD）的分别进行游离,然后分别进行悬吊。通过切除整个胃十二指肠动脉背面的结合组织,可充分显露 PV 前方。剥离 PV 前面,可以安全地贯通胰腺颈部后方隧道。但是,此时是否能剥离肠系膜上动脉周围神经丛还不清楚,所以考虑仍有可能是不可切除的。

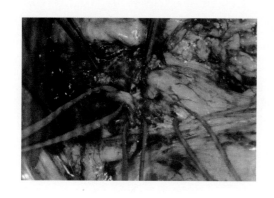

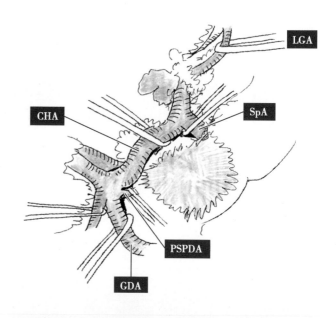

贯通胰颈部

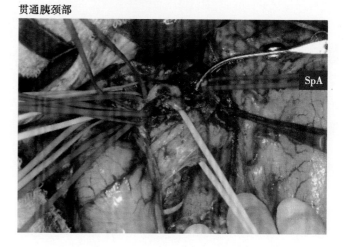

术者评论

为了安全地贯通胰颈部,悬吊 CHA,必须在胰腺上缘确认 PV 的前面。由于肿瘤的缘故难以展开的话,也悬吊 GDA,并切断其背面的结缔组织,这样就能较好地展开 PV 的前面。

■ 切除可能性评估（2）——SMA 的剥离

1. 游离左肾、左侧结肠，在左肾背面塞入纱条，通过这个操作可使胰腺体尾部的视野变得非常清楚。

2. 之前从右侧悬吊的左肾静脉实属肠系膜上动脉的左侧，据此作为指引，沿肠系膜上动脉神经丛的左侧腹侧部位向肠系膜上动脉根部方向切除相应神经丛组织。新辅助化疗前确认 SMA 周围神经丛有软组织阴影，但新辅助化疗后已确认此处软组织确已癌变，明确了实际上可以进行剥离。

至此认为此肿瘤可切除。

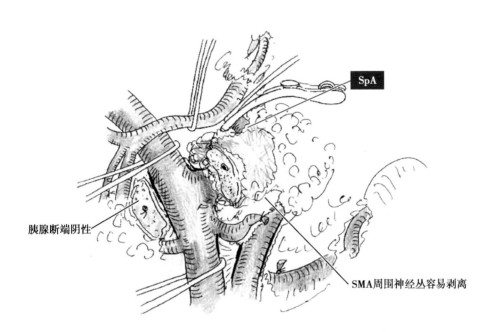

胰腺断端阴性

SpA

SMA周围神经丛容易剥离

■ 胰断端切除的快速病理诊断

1. 虽然经新辅助化疗后，肝总动脉可从肿瘤剥离，但是因高龄患者，考虑到胃十二指肠动脉极其接近肿瘤，而 DP-CAR 又是不可行的治疗方案。因而如果肝总动脉剥离出来后，若行胰体尾部切除无法达到胰头侧切缘阴性，则需考虑行胰头十二指肠切除术以确保 R0 切除。

2. 因此，不对脾动脉进行结扎，用阻断钳夹住一边进行手术。利用钳夹法离断胰腺，用 3-0 手术缝线对主胰管进行双层缝扎后，切除胰腺残端片 1mm 左右用于术中快速病理诊断。由于胰腺残端快速病理诊断的结果是阴性，所以此时方决定进行胰体尾部切除手术。

■ 离断 SpA 及 SpV,右卵巢静脉移植物门脉再建

1. 对脾动脉进行三重结扎后离断,残端用 3-0 Ti-Cron 线进行缝扎加固。由于 SpV 根部附近接近肿瘤不能结扎,所以决定拟将 PV 壁合并切除,再考虑用补片修补 PV 壁。

2. 确认右侧卵巢静脉是右肾静脉分叉出来的,一边注意不损伤右侧输尿管,一边剥离 7cm 长的卵巢静脉,然后将其切除。

3. 将切除的卵巢静脉按长轴方向分成二等分,横着排放做成 2cm×2cm 的静脉移植补片[4,5]。

4. 用止血钳夹闭门静脉主干、SMV、SpV,切除 SpV 后,用 6-0 Prolene 线将补片以 4 点为固定点连续缝合缺损部位。松开止血钳后移植补片的鼓起部分无渗血,内静脉血流情况良好。

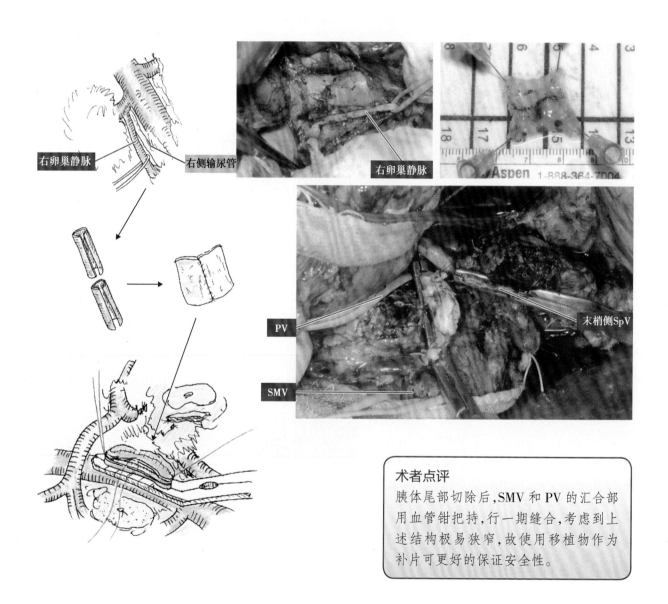

右卵巢静脉　　　右侧输尿管　　　右卵巢静脉

PV　　SMV　　末梢侧SpV

术者点评

胰体尾部切除后,SMV 和 PV 的汇合部用血管钳把持,行一期缝合,考虑到上述结构极易狭窄,故使用移植物作为补片可更好的保证安全性。

■ 清扫 CeA 神经丛

SpV 切除后廓清残留的第 8p 组淋巴结,一边显露出腹腔动脉干后方及左侧的壁,一边继续廓清第 9、7 组淋巴结,对左肾上腺静脉结扎切除,将左肾上腺安在被切除的一侧,采用整块切除的方法切除胰腺体尾部。

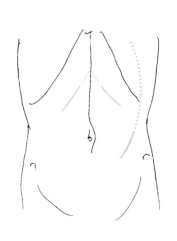
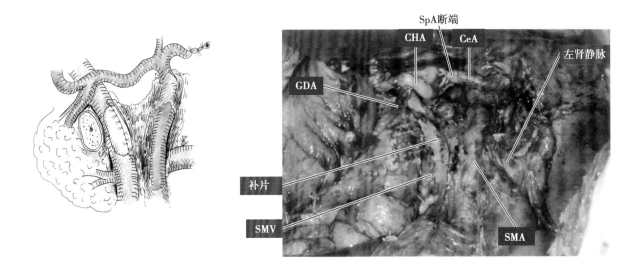

■ 冲洗腹腔,放置引流管

先用 3 000ml 的生理盐水冲洗腹腔。制作胃网膜右动脉移植补片,覆盖在脾动脉残端上,然后涂上纤维蛋白胶。

用肝圆韧带覆盖修补后的 GDA、CHA 注入纤维蛋白胶增加保护。在胰腺残端安置 2 条引流管,左侧横膈膜下放置 1 条引流管,然后逐层缝合腹部切口。

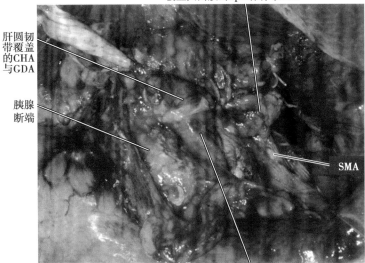

术者点评

对于 SpA 断端和神经丛完全切除的动脉壁,用肝圆韧带和右侧胃大网膜动静脉移植物保护,然后在其内部再涂以纤维蛋白胶。

病理诊断

侵袭性导管癌（tub2 >tub1,por),Pb,20mm×15mm×12mm,pTSl,浸润型,INFb,ly 1,v3, ne2,mpd (-),pT4 (PL,PV),pS (-),pRP (+),pPVsp (+),pA (-),pPL (+),pOO (-),pNl (2/35),切缘阴性。

肿瘤可疑浸润 SpV 血管腔,未浸润动脉。浸润 CHA 周围神经丛,切除端病理阴性。

术后经过

ISGPF（International Study Group on Pancreatic Fistula)Grade B 的胰漏,术后预后良好,于第 28 日出院。

术后行 2 周期 TS-1 辅助化疗,由于本人体力不支而中止。术后 8 个月见肝转移及局部复发,于术后 1 年零 3 个月死亡。

总结

对于诊断为不可切除的胰头癌,按 Gem+TS-1+LV 化疗后行 R0 切除。

术式要点有以下 3 点:

1)首先进行与切除可能性有关的动脉以及从周围神经丛的剥离,再判断是否可切除。

2)在合并切除门静脉时考虑采用性静脉等静脉移植补片进行重建手术。

3)作为胰漏引起的假性动脉瘤的对策,可采用肝圆韧带、胃网膜动静脉补片覆盖修补剥离后的肝动脉、脾动脉残端。

遗憾的是此病例在较早期出院肿瘤复发并死亡。对于老年人的局部进展期胰腺癌,应避免侵害性过大的手术,保证术后的生活质量很重要。

（伊藤橋司，阪本良弘）

参考文献

1) Shimda K et al：Prognostic factors after dital pancreatectomy with extended lymphadenectomy for invasive pancreatic adenocarcinoma of the body and tail. *Surgery* **139**：288-295, 2006

2) Yamamoto J et al：Improved survival of left-sided pancreas cancer after surgery. *Jpn J Clin Oncol* **40**：530-536, 2010

3) Yamamoto Y et al：Is celiac resection justified fro T4 pancreatic cancer? *Surgery* **151**：63-69, 2012

4) Kubota K et al：Reconstruction of the hepatic and portal veins using a patch graft from the right ovarian vein. *Am J Surg* **176**：295-297, 1998

5) Yamamoto Y et al：Reconstruction of the portal and hepatic veins using venous grafts customized from the bilateral gonadal veins. Langenbecks *Arch Surg* **394**：1115-1121, 2009

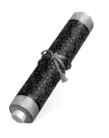

手术技巧

利用同种移植物进行门静脉重建

胰十二指肠切除后门脉重建

在局部进展期胰腺癌的手术中,为了达到 R0 切除,很多时候有必要进行门静脉的联合切除与重建手术。在门静脉重建方面,应避免吻合部位的"张力过大,无法对合"。"避免狭窄"很重要。在门静脉缺损部位很小的情况下,也可进行简单缝合。但是,①若存在缺损部位很大、②横跨距离较长、③须进行脾静脉重建手术等情况下,为了避免吻合部位的过度紧张,则有必要进行血管移植。

可使用的血管补片有:①自身静脉移植补片;②人工血管移植补片;③冷冻保存的同种静脉移植补片(自体移植)。也有使用异种静脉移植补片、壁层腹膜的移植补片的报道,均表明这些移植补片具有安全性和可行性[1-4]。

同种静脉移植的使用经验

本院自 2000 起年在肝胆胰领域恶性肿瘤的静脉联合切除重建手术中,开始使用自体移植的先进医疗技术施行组织移植,并从 2016 年 4 月起决定将冷冻保存组织移植纳入医疗保险。自 2016 年 4 月到现在,本院在胰腺癌领域一直处于业内领先地位。在 25 例胰十二指肠切除手术中使用自体移植补片,并没有出现组织移植相关的并发症。自体移植补片的使用步骤如图 1 所示:

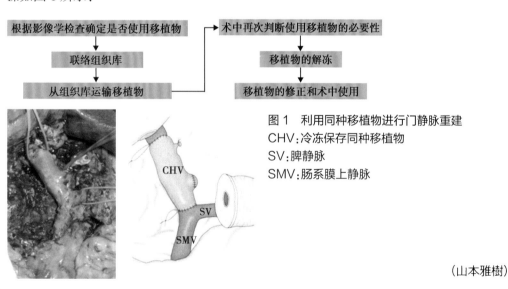

图 1 利用同种移植物进行门静脉重建
CHV:冷冻保存同种移植物
SV:脾静脉
SMV:肠系膜上静脉

(山本雅樹)

参考文献

1) Sakamoto Y et al:Reconstruction of hepatic or portal veins by use of newly customized great saphenous vein grafts. Langenbecks *Arch Surg* **389**:110-113, 2004

2) Meniconi RL et al:Pancreaticoduodenectomy with venous reconstruction using cold-stored vein allografts:long-term results of a single center experience. *J Hepatobiliary Pancreat Sci* **23**:43-49, 2016

3) Yamamoto M et al:Safety and efficacy of cryopreserved homologous veins for venous reconstruction in pancreaticoduodenectomy. *Surgery* **161**:385-393, 2017

4) Chu CK et al:Prosthetic graft reconstruction after portal vein resection in pancreaticoduodenectomy:a multicenter analysis. *J Am Coll Surg* **211**:316-324, 2010

第4章 胰体部癌术前化疗后的 DP-CAR

适应证和要点

　　DP-CAR 是 Distal Pancreatecetomy with en bloc Celiac Axis Resection(胰远端全腹腔轴切除术)的缩写。主要的适应证是腹腔干受浸润的进展期胰尾部癌。有 23 例术后患者的 5 年生存率为 42% 的报道[1],备受瞩目。但是,由于有报道认为切除腹腔干的进展期癌的长期生存率低,并发症发生率高[2],因此最好选择至少在术前影像学评估能够达到 R0 切除者作为适应证。DP-CAR 的原型术式为针对胃癌行合并腹腔干切除的全胃切除术,即 Appleby 手术[3,4]。

　　在理论上,即使腹腔干被切除,也可通过胰头部的动脉交通支保证肝内的血供。然而,由于腹腔干(CeA)切除后肝和胃的血供可能不足,有报道认为可在术前行腹腔干和胃动脉的弹簧圈栓塞术并保留胃左动脉。由于胰漏的发生率高,充分的围术期管理十分必要。

现病史和术前影像

　　50 岁的男性患者,因主诉体重减少行检查,发现胰体部有 3cm 的肿瘤。在超声内镜(EUS)引导下行穿刺活检(FNA)确诊为腺癌。由于发现腹腔干(CeA)明显被肿瘤侵袭,故按照 GSL(Gemcitabine + TS-1 + LV)方案行 4 次术前化疗后(NAC-GSL:UMIN000012480),肿瘤显著缩小。手术 2 周前在肝总动脉(CHA)和胃左动脉(LGA)行弹簧圈栓塞术改变血流。

　　化疗后,CA199 从 1 016U/ml 降至 48U/ml,CEA 小于 5mg/ml,无变化。RESIST(药物抵抗)基础上缩小率为 38%,判断为部分反应(partial response)。

NAC 前

NAC 后

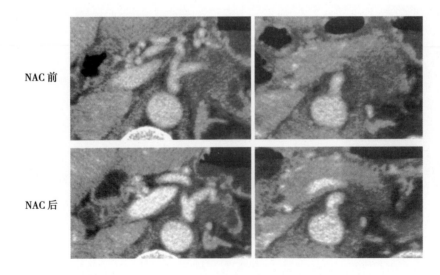

腹腔干联合胰体尾切除（DP-CAR）

手术时间 6 小时 20 分钟 / 出血量 180ml

■ 开腹探查所见

　　取上腹部正中切口入腹，探查腹腔，未见肝转移和播散灶。胰腺体部可及质硬肿块，活动性尚好。追加"反 L 形"横切口开腹。术中超声（IOUS）发现胰体部低回声占位、肝总动脉和胃左动脉内可及弹簧圈的低回声。脾动脉血流良好。

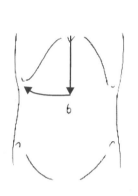
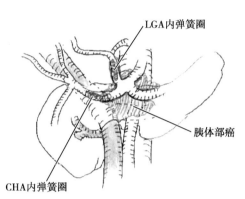
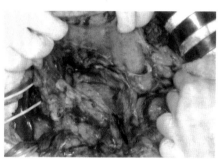

■ 游离十二指肠，悬吊 SMA-CeA 和 CeA 的结扎

　　游离胰头部和十二指肠后，悬吊左肾静脉（LRV）。一边清扫第 16 组淋巴结，一边切断右膈角和正中弓状韧带，以确保视野。悬吊在 SMA 和 CeA 根部，CeA 周围神经丛质地较软，未见明显的肿瘤浸润。在试阻断 CeA，并用超声确认肝动脉的血流之后，在 CeA 根部予以双重结扎，在本阶段不予离断。

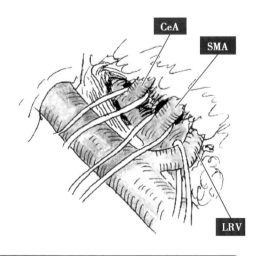
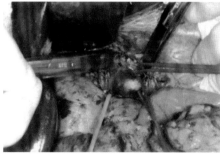
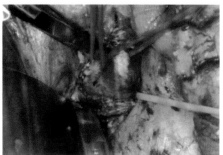

> **术者点评**
> SMA 和 CeA 的周围神经丛及其结缔组织可用逐次结扎或 LigaSure 夹闭离断。由于还存在淋巴管的缘故，因此动脉周围需要仔细剥离。

第三篇　胰腺手术

■ CHA 的离断

　　打开网膜囊，结扎、切离结肠中静脉，显露肠系膜上静脉前面。剥离 CHA 周围神经丛，确认 CHA 和胃十二指肠动脉分支部，仅悬吊 CHA。虽然 CHA 内的弹簧圈接近分支部，但尚能结扎肝脏部的 CHA。同时留意胃的回流静脉 - 人胃网膜右静脉的存在并予以保留。

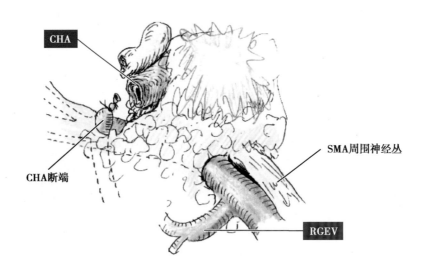

■ SMA 周围神经丛的剥离

　　游离降结肠，脾脏和左肾，并在左肾的背面放入方纱，由此确保胰体尾部的视野良好。将左侧的横结肠系膜前叶从结肠系膜剥离的同时，以 LRV 为标志，在其腹侧切除结缔组织直至 SMA，并将其悬吊。将 SMA 前方的神经丛剥离至 SMA 的根部。

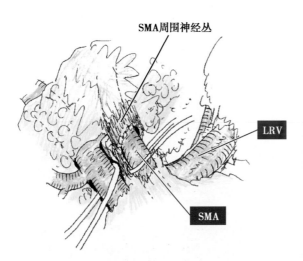

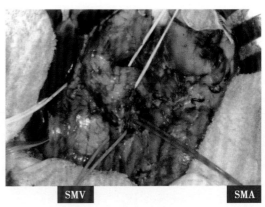

术者点评
分离至 SMA 之前，LRV 的腹侧没有重要结构，即使脂肪多，如能确认 SMA 的位置，可以用 LigaSure 等器械高效分离。

■ 胰头部以及 SpV 的分离

　　把 CHA 的 CeA 部分和 LN#8a 一同剥离,在胰体上缘显露门静脉(PV)。以不损伤胃网膜右静脉(RGEV)的方式悬吊 SMV,建立胰头部下方隧道。clamp crushing 法切离胰头部,双重结扎主胰管后离断胰腺。然后,将胃大弯侧的胃短动脉和静脉全部结扎离断。

　　虽然有化疗影响,脾静脉(SpV)周围组织有严重的纤维化,但尚可悬吊 SpV。SpV 自 PV 分支后,立即用血管钳来夹住 SpV、切断。SpV 的断面用 5-0 Prolene 线连续缝合闭锁。

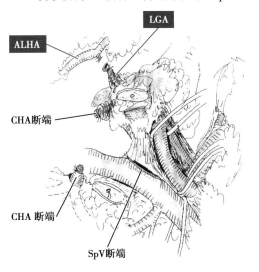

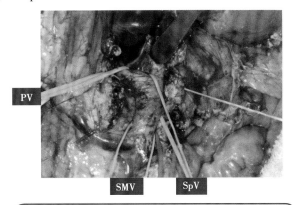

術者点評

可以漂亮地清扫 SMA 周围神经丛显露动脉壁。但是,由于术后患者极易出现腹泻,所以未被肿瘤侵袭的神经组织应尽量保留。

■ SMA 的周围神经丛清扫和 LGA、CeA 的切离

　　SMA 左侧前面的神经丛已从下腔静脉的分支部被完全切除。LGA,将从 LGA 分支的副左肝左动脉(aberrant left hepatic artery：ALHA)和 LGA 的胃支悬吊后,保留 ALHA 与 LGA 的胃交通支的同时切除 LGA。此时可将 LGA 内部的弹簧圈栓塞物摘除。LGA 切除后可向膈肌角的方向进行垂直剥离,就可得到良好的视野对主动脉,CeA 的根部,SMA 等进行确认。CeA 的根部进行三重结扎后用血管钳夹持并切除,断面用 5-0 Prolene 线行连续缝合。

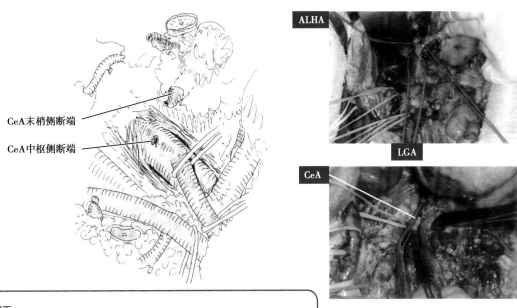

術者点評

虽然 CeA 的断面的处理法有很多,但是有余地的话,尽可能的做三重结扎后切除,再把断面进行连续缝合为佳。

第三篇　胰腺手术

■ 左侧胰腺和左肾的剥离

先在 LRV 分支部分离结扎左肾上腺静脉,剥离 Gerota 筋膜后,显露左肾上极。摘除左肾上腺,显露主动脉左侧壁和左膈肌脚后摘除胰体尾部。胰腺断面经快速冰冻病理确认为阴性。

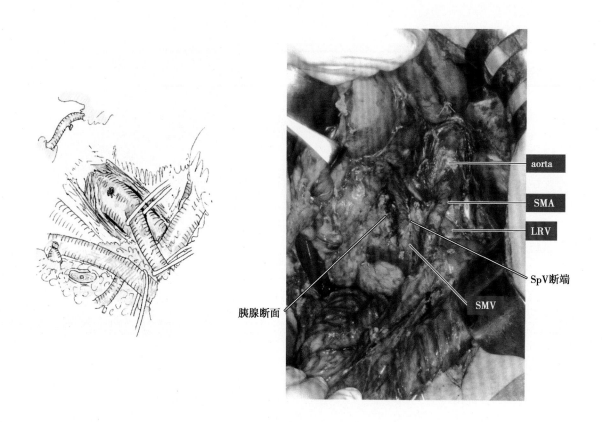

aorta

SMA

LRV

SpV断端

SMV

胰腺断面

■ 覆盖 CeA 和 CHA 的断面

以大网膜覆盖 CeA 的断面和 SMA 的剥离,内部涂纤维蛋白胶。以肝圆韧带覆盖 CHA 的断面。在小肠内留置 9 Fr 肠营养管。

腹腔内用温生理盐水 3 000ml 清洗后,左侧横膈下方,胰腺断面,胰腺上缘分别留置 24 Fr 引流管。逐层关腹。

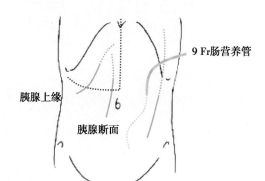

9 Fr肠营养管

胰腺上缘

胰腺断面

> **术者点评**
> 在术中就开始实施预防胰瘘的措施。CHA 和 CeA 这两处动脉的断端可用大网膜和肝圆韧带的脂肪组织进行覆盖。

病理诊断

侵袭性导管癌(tub2>tub1.por)。Pbt 起源,浸润型,INFb,ly0,v2,ne2,mpd(−),2.5cm × 2.0cm × 1.7cm,pTS2,pT4(PL),pS(+),pRP(+),pPV(−),pA(−),pPL(+),pOO(−),切缘阴性,pN0(0/13)。胰腺外神经丛有明显的肿瘤浸润,但无淋巴转移,标本断面阴性。

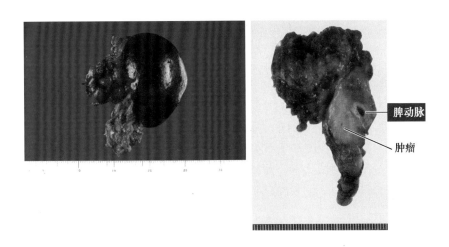

脾动脉
肿瘤

术后经过

患者出现 ISGPF(International Study Group on Pancreatic Fistula)A 级的胰漏,但术后恢复良好,在术后第 19 天出院。服用鸦片酊来控制腹泻。患者术后接受四次 TS-1 辅助化疗疗程。术后 2 年 5 个月内未复发。

总结

本案例中,对于术前化疗无法满足 R0 切除的胰腺体、尾部癌,经 GEM+TS-1+LV 的化疗后,成功实施 R0 切除,患者术后 2 年 5 个月内未复发。

在这个手术中有 3 个关键点:

1)首先悬吊 SMA 和 CeA,把 CeA 结扎。

2)于 SMA 腹侧切除神经丛,可确保胰体尾部背面的视野。

3)仔细处理 SpV(如有必要可以使用补片重建)。

需注意术后腹泻的发生,尽量保留神经丛也是很重要的。

(阪本良弘)

参考文献

1) Hirano S et al：Distal pancreatectomy with en bloc celiac axis resection for locally advanced pancreatic body cancer：long-term results. *Ann Surg* **246**：46-51, 2007

2) Yamamoto Y et al：Is celiac axis resection justified for T4 pancreatic body cancer? *Surgery* **151**：61-69, 2012

3) Appleby LH：The coeliac axis in the expansion of the operation for gastric carcinoma. *Cancer* **6**：704-707, 1953

4) 國土典宏：Appleby 手術の原典. 外科学の原典への招待, 南江堂, 東京, p141-143, 2015

5) Okada K et al：Preservation of the left gastric artery on the basis of anatomical features in patients undergoing distal pancreatectomy with celiac axis en-bloc resection(DP-CAR). *World J Surg* **38**：2980-2985, 2014

第三篇 胰腺手术

第 **5** 章　针对胰头体部癌行胰腺全切合并肝总动脉切除重建

适应证和要点

　　由于全胰腺切除后患者需要自己注射胰岛素导致 QOL 低下。因此胰腺全切除术的适应证是被限制的。该术式的适应证包括：广泛的病变的胰腺癌，主胰管型 IPMN，肾癌的多发胰腺转移，多发胰腺内分泌肿瘤等不能保留胰实质的情况。

　　本病例中，除了广泛的胰头病变之外，EUS 发现在胰尾亦有可疑肿瘤，不能排除恶性可能，因此决定行胰腺全切除术。此外，本病例中肝总动脉由从肠系膜上动脉（SMA）发出，形成 hepatomesentric trunk，走行于胰腺内。

　　同时怀疑有慢性闭塞性胰腺炎，如在胰腺周围炎症较重，从胰腺内游离出 CHA 存在困难。如需合并切除并重建 CHA，届时可利用脾动脉（SpA）进行重建，但在正中弓状韧带处发现有腹主动脉根部有狭窄，是否能够保证肝动脉的血供是本手术的要点。

　　在伴有慢性胰腺炎的情况下进行剥离会遇到很多困难，同时也有许多此类病例是很难确定肿瘤准确范围的。所以术前事先考虑各种可能会发生的情况及其应对措施。

现病史和术前影像

　　70 余岁，男性患者，20 年前因糖尿病就诊，10 年前血糖控制恶化，MRI 发现胰腺萎缩和 6nm 的主胰管扩张。之后患者被诊断为慢性胰腺炎并进行随访。本次入院因血糖控制再次恶化，以及发现胰头部 14nm 的主胰管扩张和多发肝肿瘤。用 EUS 做详细检查后在胰尾部发现低回声的肿瘤。怀疑是来自胰头部主胰管型 IPMN 的浸润癌和胰腺尾部肿瘤。而肝内病灶则诊断为炎性假瘤，因此予以全胰腺切除。

ERCP

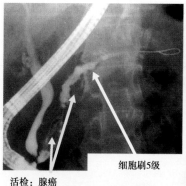

活检：腺癌　　　　　　细胞刷5级

主胰管的扩张和腔内隆起性病变

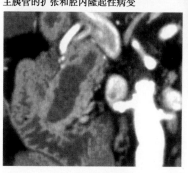

胰尾部可疑肿瘤

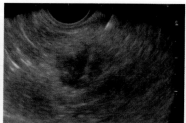

EUS-FNA：3级

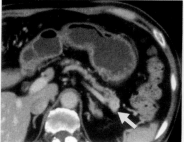

胰腺内走行的肝总动脉

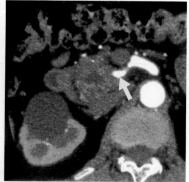

腹腔干根部狭窄

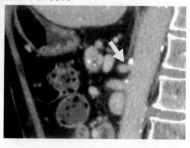

244

胰腺全切除，肝总动脉合并切除，脾动脉重建

手术时间 9 小时 30 分钟 / 出血量 1 010ml

■ 开腹，十二指肠游离术中超声

上中腹部行正中切口开腹，未见明显腹水和肿瘤播种。游离结肠肝曲和十二指肠。可及胰头部白色、突出的质硬病变。悬吊左肾静脉（LRV），从右侧打开 Treitz 韧带。术中超声（IOUS）发现胰腺萎缩明显，因此很难评估肿瘤的进展范围。

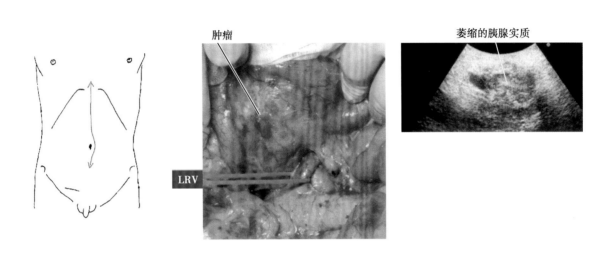

肿瘤　　　　　　　　　　　萎缩的胰腺实质

LRV

■ SMV 周围剥离

从右侧剥离大网膜和横结肠系膜。结扎、离断副右结肠静脉（ARCV）和结肠中静脉（MCV）。剥离横结肠系膜后，显露并悬吊肠系膜上静脉（SMV）。IOUS 检查胰尾部，但很难确认肿瘤的进展范围。判断胰腺几乎已经丧失其外分泌功能，因此行胰全切术。

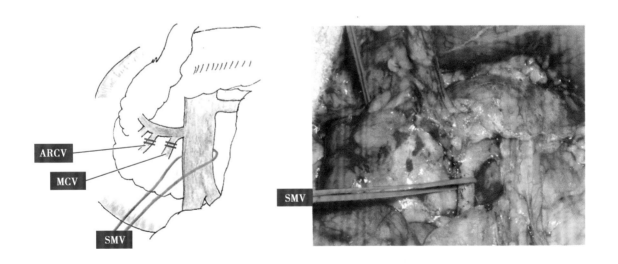

ARCV

MCV

SMV

SMV

第三篇　胰腺手术

■ 左肾的翻转

为了扩展胰体尾部术野,将左肾翻转。用李斯特钳上提腹膜壁层的同时,从肾后方的层次进行剥离,并在左肾后方放入 2 个纱布(Opeze x)。在结肠脾曲部轻轻游离,将左侧大网膜从横结肠系膜剥离并与右侧剥离层贯通。将胰腺尾部和脾脏上抬至腹侧可使术野变好。

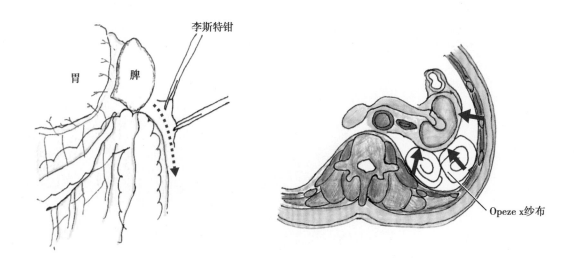

■ 胃网膜左动静脉,胃短动静脉的结扎切除,游离胰体尾部

从网膜囊打开处向胃壁方向切开大网膜。结扎、离断胃网膜左动静脉和胃短动静脉。剥离胰体尾部背侧,由于炎症的缘故,周围组织异常坚硬。胰腺上缘也进行剥离。将胰腺外侧的腹膜切开并完全游离胰体尾部。

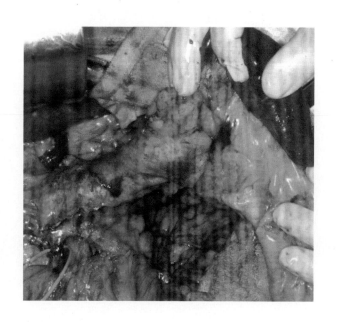

■ 悬吊肝固有动脉,胃切除

显露并剥离肝门部的血管。清扫淋巴结(LN)#12a,悬吊肝固有动脉(PHA)后,即可显露出背侧的门静脉壁。将从 PHA 分支的胃右动脉(RGA)和十二指肠上动静脉结扎、离断,以 linear cutter 75mm 在距幽门 5cm 部位口侧处离断胃。

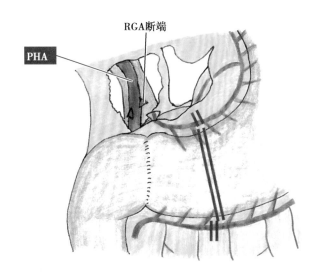

■ 肝门,胰腺上缘的淋巴结清扫,肝总管的切除

1. 行胆囊切除术。

2. 从 PHA 追溯至右肝动脉(RHA)以及左肝动脉(LHA)的走行,分别悬吊,再结扎、离断胆囊动脉(CyA)。

3. 从 RHA 追溯至肝总管(CHD)剥离并悬吊后切除。从 CHD 的背侧悬吊门静脉。

4. 继而剥离 SpA 根部周围,在胰腺上缘的结扎、离断胃左静脉(LGV),并悬吊 SpA 以及胃左动脉。

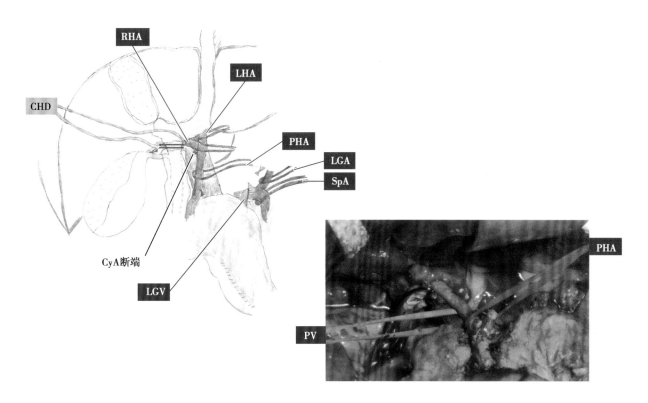

■ IPDA 和胰头神经丛的切离

　　1. 切除胰头部神经丛,把胰体尾部往右侧翻转。

　　2. 结扎、离断肠系膜下静脉(IMV)。

　　3. 分别悬吊从 SMA 分支的 CHA,空肠动脉第一支(1st JA)和胰十二指肠下动脉(IPDA)的主干,以及空场动脉第二支(2st JA)。

　　4. 确认 1st JA 和 IPDA 后予以结扎、离断。

　　5. 离断 IPDA 获得更加好的手术视野后,用 LigaSure 将胰头神经丛Ⅱ尽可能切除。

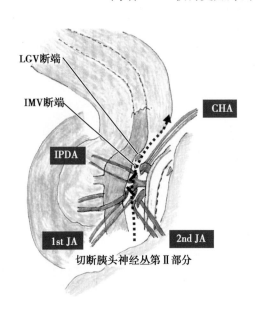

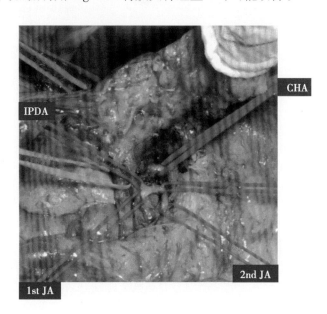

■ 空肠肠系膜的剥离,空肠离断

　　1. 在横结肠系膜的尾侧松解 Treitz 韧带,并游离空肠。

　　2. 离断空肠系膜,将 1st JA 一并包含在切除侧。用 linear cutter 55mm 离断空肠。

　　3. 除了静脉以外的系膜处理完成后把空肠头侧从右侧抽出,把 1st JV 结扎切除,完成空肠系膜的处理。

　　4. 事先切除的胰头神经丛Ⅱ的残留部分用 LigaSure 切除,完成胰头神经丛的切除。在胰头部,从 SMA 分支的 CHA 的头侧和背侧的胰头神经丛Ⅰ仍然相连。

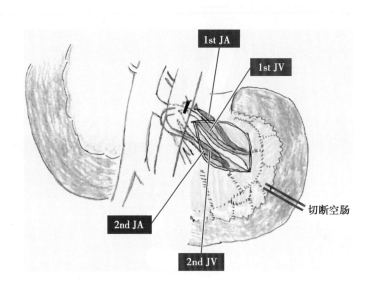

■ CHA 和 PHA 的切除,利用 SpA 重建 PHA,切除标本

1. 尽管胰头部和门静脉有炎症性粘连,但在门静脉左缘水平仍可贯通。

2. 沿着 PHA 进行剥离,尝试悬吊胃十二指肠动脉(GDA)或 CHA,但慢性闭塞性胰腺炎使周围的组织变得非常坚硬,游离困难。另一方面,尽管 SpA 周围组织有炎症但剥离却比较容易。从 SpA 根部剥离、显露距其 7cm 处。但是正中弓状韧带压迫的腹腔干(CeA)以及近旁组织的钙化,SpA 的搏动使之不适合用于重建。

3. 在 CeA 的右侧切开膈肌脚,显露 CeA。切除周围的神经节和膈肌脚后,改善了 SpA 的搏动幅度。此时把 CHA 合并切除,并将 PHA 和 SpA 吻合。

4. 将 CHA 从 SMA 分支的部位结扎后、离断 PHA。因为 SpA 内皮的动脉粥样硬化严重,为了获得适合重建的断端,追加切除了数次。SpA 和 PHA 由血管外科端端缝合。重建后的动脉血流是良好的。

5. CHA 从 SMA 分支的部位予以结扎、切断,最后把脾静脉,Henle 干和 PSPDV 切除并剥离 PV 和胰腺,移除标本。PV 和胰腺有炎症性粘连,但尚可剥离。

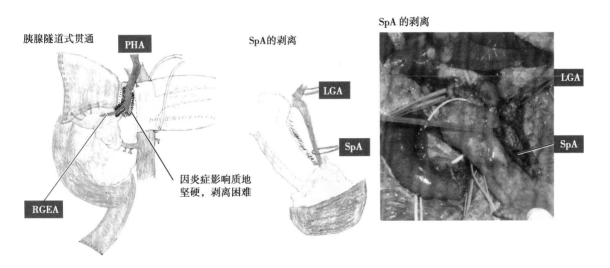

胰腺隧道式贯通　PHA　RGEA

因炎症影响质地坚硬，剥离困难

SpA 的剥离　LGA　SpA

SpA 的剥离　LGA　SpA

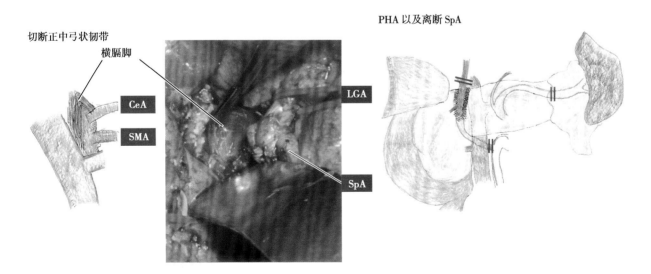

切断正中弓状韧带　横膈脚　CeA　SMA　LGA　SpA

PHA 以及离断 SpA

第三篇 胰腺手术

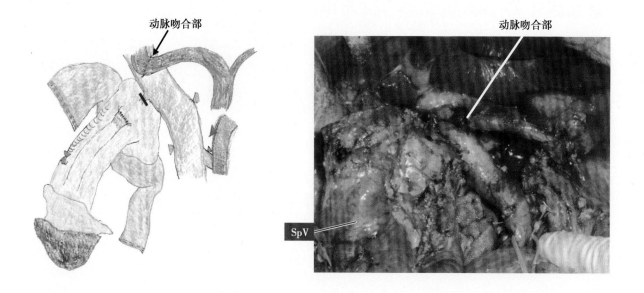

■ 重建,关腹

1. 首先行胆管空肠吻合术(结肠后吻合)。以 5–0 PDS 两端缝 2 针,后壁缝 10 针、前壁缝 8 针,由此完成胆管和空肠吻合。此时,将直径 2mm RTBD 管切短至 3cm,留置于吻合口两端的肠管内,于后壁中央结扎、固定。

2. 然后行胃空肠吻合术。用 4–0 PDS 和 3–0 silk 行减压肠瘘管,再追加 Braun 吻合。

3. 自输入袢空肠断端插入 9 Fr 空肠营养管和 12 Fr 的空肠减压肠瘘管。

4. 所有的系膜缺损部用 4–0 silk 来进行缝合闭合。

5. 3 000ml 生理盐水清洗、确认、止血,在胆管空肠吻合部留置 24 Fr 引流管,营养管和减压肠瘘管于体外再固定。关腹结束手术。

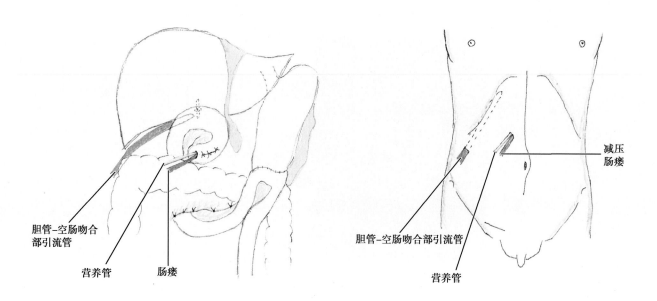

病理诊断

侵袭性导管癌伴导管内黏液性乳头状瘤。Ph,tub1,TS3(49mm×35mm×28mm),ly0,v0,ne0,mpd(−),CH(−),DU(−),S(−),RP(−),PV(−),A(−),PL(−),OO(−),BPM(−),DPM(−)。pT2N0M0 Ⅱ期。

合并切除的肝总动脉处可见肿瘤浸润,并且与扩张的主胰管距离很近,但没有浸润。在胰尾部发现1.5cm×1.1cm大小的白色结节,为伴有纤维化的胰腺组织。

术后经过

恢复过程顺利,在第21天转科到内分泌科。

调整血糖后,在第36天出院,术后10个月无复发。

总结

本案例是针对由IPMN发展而来的胰腺浸润癌侵犯CHA行胰腺全切合并CHA切除的病例。利用SpA重建。

本手术的3个关键点:

1)为了合并切除CHA需要充分剥离SpA。

2)解除被正中弓状韧带压迫的CeA。

3)确保视野良好才能安全进行胰腺全切术。

像本例这样在胰腺周围存在严重的炎症,很难得到充分的视野,剥离操作十分困难,在术中可能会有意外,所以要求术者在术中具有临机应变的能力。近期,由于内科控制血糖的治疗的明显进步,因此在胰腺全切除后患者QOL降低的病例也在减少[1]。

(市田晃彦,阪本良弘)

参考文献

1) Andren-Sandberg A et al:Are there indications for total pancreatectomy in 2016? *Dig Surg* **33**:329-334,2016

第四篇

腹腔镜手术

第 1 章

腹腔镜左肝外叶切除术治疗肝细胞癌

手术适应证和要点

近年来腹腔镜肝切除术因其具有良好的短期效果而逐渐得以普及 [1]。2010 年被医疗保险收录的腹腔镜术式有部分肝切除术和左肝外叶切除术。部分肝切除术的难易程度取决于肿瘤的大小和部位。左肝外叶切除时肝脏断面的处理以及头、尾侧方向的游离在腹腔镜下钳子操作起来都相对容易。由于手术操作更易形成套路和定型，因此在积极开展腹腔镜肝切除术的中心更倾向于选择腹腔镜手术 [2]。

肝细胞癌行肝切除时，腹腔镜手术也能保证解剖学上解剖性切除的质量。

左肝外叶切除时脉管处理的要点是：① Glisson 鞘可用自动吻合器一并切断，也可以逐个处理 Glisson 鞘；② 肝左静脉分支 [脐静脉裂静脉（umbilical fissural vein，UFV）和膈下静脉] 的结扎。

现病史和术前影像学检查

60 多岁，女性，有丙型肝炎病史，定期体检时发现肝 S2/3 段有一个 20mm 大小肿瘤。增强 CT 诊断为原发性肝细胞癌。AFP5.5ng/ml，PIVKA-IT22mAU/ml。拟定行解剖性切除肿瘤滋养门脉所在的肝段。在术前 3D 模型显示肿瘤位于 S2 和 S3 段的交界处。左肝外叶切除存在切除肝组织过多的问题。术中通过钳夹 S3 的 Glisson 鞘（G3）进一步确认荷瘤门静脉支，拟采取腹腔镜 S3 解剖性切除术或左肝外叶切除术。

术前增强 CT（动脉期）

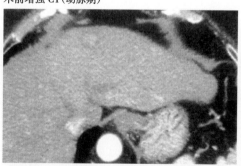

术前增强 CT（静脉期）

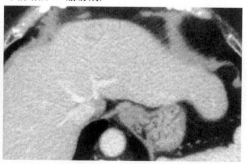

3D 模拟

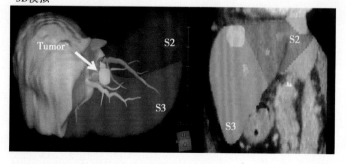

术者点评
在 3D 模型中，肿瘤位于 S2 和 S3 的交界处，有两支肿瘤的滋养门静脉，但仍需要通过术中最终确认，并实施该区域的解剖性肝切除。

腹腔镜左肝外叶切除术

手术时间 3 小时 40 分钟 / 出血量 250ml

▓ 腹腔镜所见,术中超声检查

由于存在 S3 解剖性切除的可能性,因此采用右侧半卧位开始手术。如下图所示,在 5 个位置置入 Trocar,探查发现肝脏边缘稍钝,表面略粗糙,没有腹水,呈慢性肝炎表现。肿瘤未突出肝脏表面,但从肝脏表面隆起处可大致辨认肿瘤的位置。

术中行超声检查,结合术前影像学检查学检查确认肿瘤位于 S2 Glisson 鞘(G2)和 G3 之间的交界处。

Trocar 位置

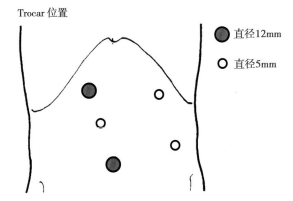

● 直径12mm
○ 直径5mm

> **术者点评**
> 本病例采用右侧半卧位。腹腔镜左肝外叶切除术的标准体位是仰卧位,双下肢分开。

▓ 肝脏的游离

游离切断肝圆韧带、肝镰状韧带,进一步切断左冠状韧带和左三角韧带,分离肝左静脉(LHV)和 Arantius 管周围组织。

分离肝圆韧带、肝镰状韧带

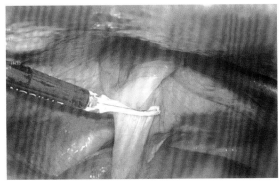

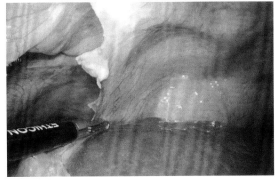

> **术者点评**
> ①本病例行 S3 解剖性切除术,先行肝圆状韧带和肝镰状韧带分离,但通常在左肝外叶切除术中,肝镰状韧带和左三角韧带有固定肝脏外侧的作用,先不切断反而有利于手术的操作。
> ②由于肝圆状韧带妨碍手术视野,应于腹壁附着处先行切断,肝镰状韧带在肝脏离断时影响手术操作,因此需沿肝脏表面处理。

■ 离断肝脏的准备

　　在 G2 根部附近切断小网膜囊附着部，在肝脏脏面处理 G2 根部的头侧端，处理 S2 和 S3 的 Glisson 鞘（G 2/3）时要确认其头端。

　　在肝圆状韧带的起始部，锐性分离门静脉矢状部的 Glisson 鞘腹侧和肝固有被膜之间的间隙，分离 G2/3 根部的腹侧区域时，为了确认 S3 的范围，解剖并用血管吊带悬吊该段 Glisson 鞘根部，由此可以阻断之。

LHV根部、G2根部的确认

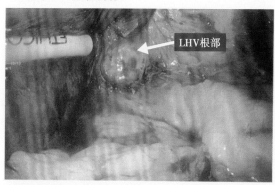
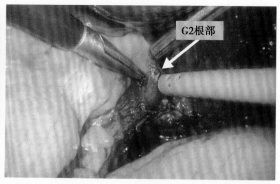

钳夹G3和S2、S3交界处的确认

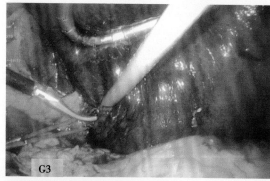
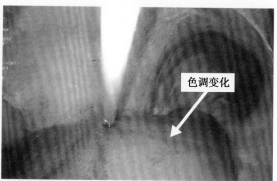

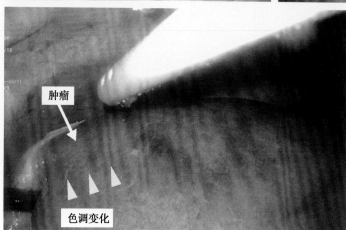

术者点评

肿瘤位于 S2 和 S3 的交界处，拟行荷瘤门静脉支的解剖性切除，选择左肝外叶切除术。

■ 肝脏的离断

　　使用 SonoSurg、EnSeal 和 BiClamp 设备进行肝脏离断前,于肝镰状韧带附着部稍外侧预设离断线,术中超声进一步确认离断线,因为肿瘤并不毗邻肝中静脉和肝左静脉的根部,因此为了避免损伤,稍稍偏左侧设定离断线。

　　对于肝脏表面 5mm 厚的肝组织,可采用 SonoSurg 进行离断,深部的肝组织,可用 EnSeal 和 BiClamp 离断。行肝脏腹侧面肝实质的离断,对残留肝侧显露出的 UFV 进行离断。

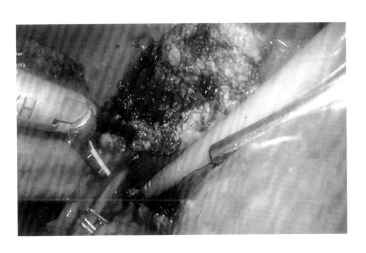

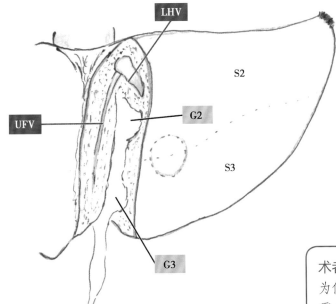

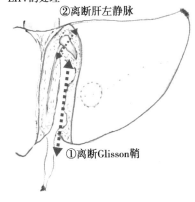

术者点评

为使自动吻合器能够插入 G2/G3 Glisson 鞘,需分别从肝脏腹侧、背侧开始,以 Glisson 鞘为中心离断肝脏,使肝实质逐渐变薄,直至可以从腹背两侧通透地看到 G2/G3 Glisson 鞘。使用自动吻合器进行初步阻断但不切割,以确认 S4 内没有扩大的淤血区域出现。

S2/3 Glisson 鞘和 LHV 的切断

1. 在 G 2/3 的头侧充分展开后,将视野转移到肝脏的侧面,首先力求切断 G2 头侧较薄的肝实质。

2. 在 G 2/3 的头侧与 LHV 的间隙中插入钳子,确认有自动吻合器插入的空间。

3. 确认切割闭合器的尖端超过 G2,将 G2/3 一并切断(使用金钉)。

4. 在 LHV 的头侧用自动吻合器切断(使用蓝钉)。

用自动吻合器切断G2/3

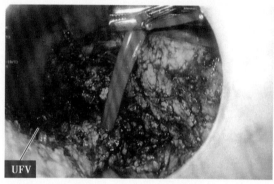

术者点评

沿着 UFV 进行离断。LHV 紧贴在 G2 的腹侧走行,注意两者之间的间隙很窄。如果无法分别确认 G2 头侧与 LHV 之间的位置关系时,可对 G2 和 G3 分别进行处理。

用自动吻合器切断LHV

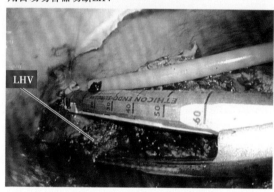

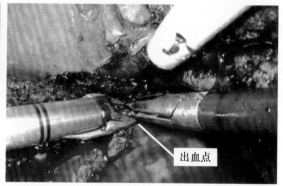

术者点评

用自动吻合器不时在闭合部位确认有无出血。通过夹闭或缝合止血。必须反复确认有无出血。由于气腹压力可能增加止血效果而造成止血假象,因此,通常降低 5mmHg 气腹压来确认是否还存在出血。

■ **标本回收和关腹**

标本用回收袋收取,耻骨上缘 4cm 横切口置入回收袋,将标本取出体外。

温生理盐水洗净肝脏断面,确认无出血和胆漏后,将气腹压降低 5mmHg 再次确认止血,在肝脏离断面留置引流管,缝合闭锁 Trocar 穿刺孔的腹壁,皮肤真皮皮内缝合关闭,手术结束。

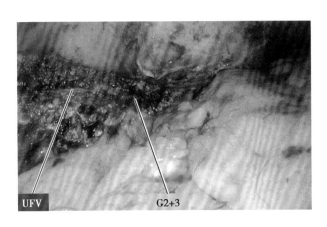

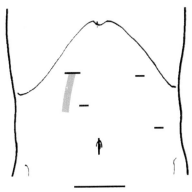

术者点评

G2/3 自动吻合器处理的病例中,因为有术后出血病例的处置经验,因此习惯用夹子将 G2 和 G3 分别进行钳夹处理。

G2 的分别处理

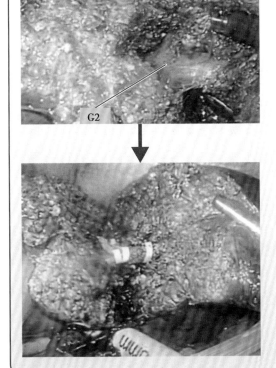

G3 的分别处理

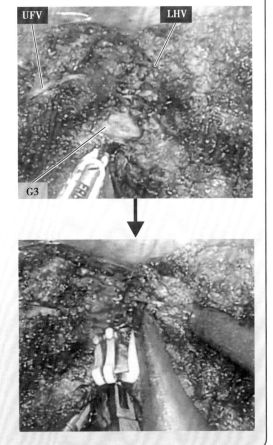

第四篇　腹腔镜手术

病理诊断

高分化肝细胞癌,脉管无浸润,非癌部为慢性肝炎。

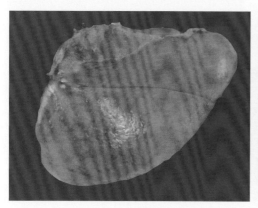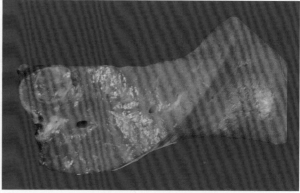

术后经过

无术后并发症,术后第 5 天出院。

总结

腹腔镜左肝外叶切除术治疗肝细胞癌的手术要点有以下 4 点:

1)基于 3D-CT 术前模型的三维视野对于因俯瞰视野而存在诸多难点的腹腔镜肝切除术十分有用,但毕竟它是虚拟的,因此不要忽视术中对于实际情况的再次确认。

2)通过阻断 Glisson 鞘来确认肝脏表面的缺血线,确认荷瘤门静脉分支。

3)如果忽略对于 G2 头侧的确认,那么使用自动吻合器时可能会导致 Glisson 鞘的闭合不完全。

4)为了处理 G2/3,在自动吻合器插入的同时,要特别的注意紧贴其腹侧走行的 LHV。

(河口義邦)

参考文献

1) Wakabayashi G et al：Recommendations for laparoscopic liver resection：a report from the second international consensus conference held in morioka. *Ann Surg* **261**：619-629, 2015
2) Kawaguchi Y et al：Survey results on daily practice in open and laparoscopic liver resections from 27 centers participating in the second International Consensus Conference. *J Hepatobiliary Pancreat Sci* **23**：283-288, 2016

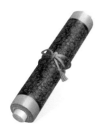

手术技巧

腹腔镜下 ICG 荧光成像法的应用

ICG 荧光成像

以 ICG 为荧光源的荧光成像已经普遍应用于肝胆胰外科手术[1]。文献报道在开腹手术中应用于：①肿瘤的确定；②胆道造影；③血管造影；④肝脏区域的确定；⑤肝静脉闭塞区域的确定。但是，在开腹手术中，为了更好观察荧光成像，有必要调整显示器的视线方向。荧光成像存在很难反映实际术野的缺点。

但是腹腔镜手术中，手术野可以在显示屏上获得，在同一显示屏上也可看到荧光成像图像，因此能够有效地显示术中视野的信息。

腹腔镜肝切除术肿瘤的确定

用开腹手术同样的方法进行肿瘤的确定[2,3]。

1. ICG 用药方法

如果 10 天内用 ICG 进行过肝功能检查则不需要追加给药。超过 10 天的话则在手术前一天静脉注射 1.25mg(0.5ml)。

2. 通过红外线照相机观察肝脏表面(图 1)

多个公司有售。

有关腹腔镜肝切除术肿瘤的确定，Kudo 等报道荧光显影技术可以确认 75% 的肝细胞癌(n=12/16)，69% 的转移性肝癌(n=11/16)[4]。我们也报道了该技术对化疗后缩小的转移性肝癌(甚至消失的病灶)以及射频消融术后再发病灶行术中导航有用[5]。

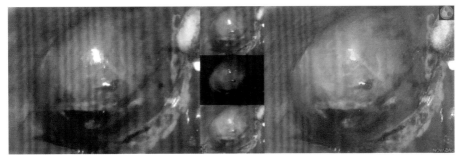

大肠癌肝转移(S6)
50mm

图 1

第四篇 腹腔镜手术

腹腔镜肝切除术中胆道造影(图2)

ICG 的用药方法

静脉注射 2.5mg(1ml),考虑到 ICG 经血液系统从胆道排泄的时间,最迟在观察前 20 分钟就要给药。

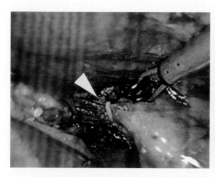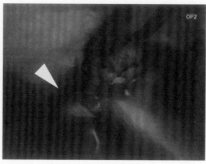

图2　右肝管阻断后确认左肝管是否通畅

腹腔镜肝切除术中胆道造影有报道用于下列情况 [6]:

a) 在左半肝或右半肝切除时确认需要保留肝管的走行

b) 在粘连致密的病例中确认门静脉和胆管

c) 确认肝脏断面中的末梢胆管

(河口義邦)

参考文献

1) Verbeek FP et al：Image-guided hepatopancreatobiliary surgery using near-infrared fluorescent light. *J Hepatobiliary Pancreat Sci* **19**：626-637, 2012

2) Ishizawa T et al：Fluorescent cholangiography illuminating the biliary tree during laparoscopic cholecystectomy. *Br J Surg* **97**：1369-1377, 2010

3) Kawaguchi Y et al：Hepatobiliary surgery guided by a novel fluorescent imaging technique for visualizing hepatic arteries, bile ducts, and liver cancers on color images. *J Am Coll Surg* **212**：e33-39, 2011

4) Kudo H et al：Visualization of subcapsular hepatic malignancy by indocyanine-green fluorescence imaging during laparoscopic hepatectomy. *Surg Endosc* **28**：2504-2508, 2014

5) Kawaguchi Y et al：Usefulness of indocyanine green-fluorescence imaging during laparoscopic hepatectomy to visualize subcapsular hard-to-identify hepatic malignancy. *J Surg Oncol* **112**：514-516, 2015

6) Kawaguchi Y et al：Usefulness of indocyanine green-fluorescence imaging for visualization of the bile duct during laparoscopic liver resection. *J Am Coll Surg* **221**：e113-117, 2015

第 2 章　腹腔镜肝 S8 部分切除治疗大肠癌肝转移

适应证和要点

位于肝脏 S7 或 S8 的肿瘤开腹手术时,即使小肿瘤,皮肤切口也很大,且常需要加开右侧腹横切口。为了使腹部损伤最小化,腹腔镜手术在这方面能够发挥最大的优势。但是,通过常规放置的 Trocar 进行操作时,肝脏 S7 或 S8 切除中对肝脏表面方向的操作相对容易,但腹腔镜肝脏离断的操作很困难。

腹腔镜肝 S7 或 S8 病变切除时,一种办法是广泛游离右半肝,另一种方法是从肋间经胸腔插入 Trocar 进行操作[1,4-6]。后一种方法具有以下优点:不仅从内侧也可以从外侧对肝脏表面垂直展开肝脏离断面,也可直接处理肝右/中静脉根部。不仅适用于手术难度大的深部病变,对肝脏表面的小病灶也有适用价值。

现病史和术前影像学检查

男性,40 多岁,诊断为大肠癌异时性肝转移(S8,单发:下图箭头),未行术前化疗。腹部增强 CT 显示肝脏 S8 有一个直径 2cm 的乏血性肿瘤。EOB-MRI 肝胆期显示肿瘤所在的相同位置呈现清晰的缺损影像。其他部位未发现可疑的转移灶。拟行早期胃癌腹腔镜远端胃切除的同时,经肋间置入 Trocar 行腹腔镜下肝脏"半球形"部分切除术。

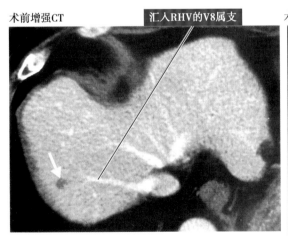

术前增强CT　　汇入RHV的V8属支

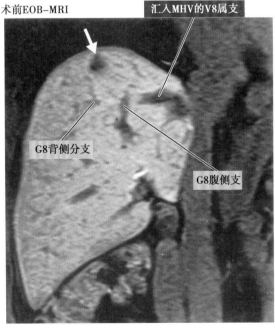

术前EOB-MRI　　汇入MHV的V8属支

G8背侧分支

G8腹侧支

> **术者点评**
> 腹腔镜肝切除术时会遇到很多小病灶,但是直径 2cm 以下的小病灶的术前确诊率达不到 100%。因此不能随意作为腹腔镜肝切除的适应证,应该考虑进行进一步的仔细检查。因为已经确认了本例病人肿瘤有明显增大的趋势,有肝切除的适应证。

肋间 Trocar 置入的腹腔镜肝 S8 部分切除术

手术时间 2 小时 20 分钟 / 出血量 50ml

■ 术中超声检查，肋间 Trocar 置入

　　1. 腹腔镜胃远端切除后体位改变，右手上抬，仅上半身的左半侧卧位、双下肢分开的仰卧位，然后开始肝切除手术。按照下图腹壁三个位置设置为 Trocar 置入处，探查见肝边缘锐利，表面光滑，为正常肝脏表现，未发现肿瘤种植等不可切除的征象。

　　2. 术中超声检查发现肝 S8 背侧亚段（S8dor）有一个直径 2cm 大小肿瘤伴有"牛眼征"（Bull's eye sign）。超声造影检查 Kupffer 期发现肿瘤所在的相同位置呈现清晰的缺损影像，未发现其他部位可疑的转移病灶。

　　3. 向头侧切开肝镰状韧带，切断右冠状韧带，确定肝右静脉（RHV）的汇入部。

　　4. 经体表（肋间）行超声检查确认右肺下缘的位置。在右肋弓头侧、距离右上腹部 Trocar 7cm 以上肋间置入直径 12mm Trocar，在其头侧肋间再置入一个直径 5mm Trocar。

体位和Trocar分布

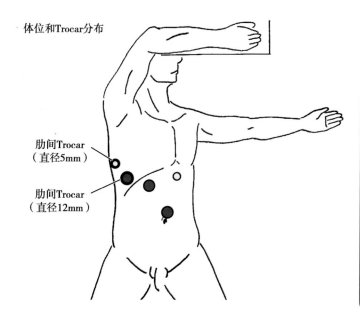

肋间Trocar
（直径5mm）

肋间Trocar
（直径12mm）

术者点评

肋间 Trocar 置入时需经体表超声检查和腹腔镜确认右肺下缘的位置。

通常，尾侧 Trocar 置入部位一般没有肺组织，头侧 Trocar 置入时可在维持呼吸的情况下，在腹侧通过膈肌用钳子将右肺下缘推开。

根据肿瘤的位置，有时会放置尾侧肋间 Trocar。

术者立于患者右侧。

右肺下缘位置的确认（经体表超声）

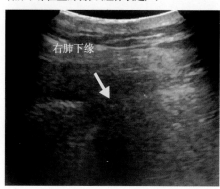

右肺下缘

肋间Trocar的放置（从腹腔内观察）

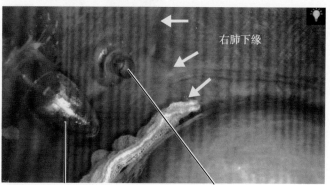

右肺下缘

肋间Trocar（直径12mm）　　　肋间Trocar（直径5mm）

术者点评

在肝脏离断面前端填塞止血材料的情况下行超声检查更容易确定离断线。

肋间Trocar的视野（ICG荧光成像）

超声造影（肝离断中）

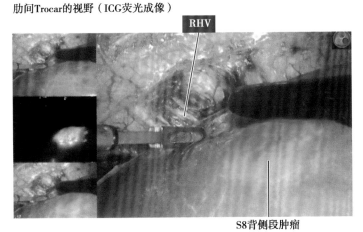

S8背侧段肿瘤

S8背侧段肿瘤

肝脏离断的前端

■ 肝脏离断线的标识,肝脏离断

1. 超声和荧光成像合用,设定距肿瘤边缘 1cm 以上的离断线,设定在 RHV 底部处离断能确保足够的切缘。

2. 间断性悬吊肝十二指肠韧带,用肠钳间歇性阻断入肝血流。用自带闭合系统的血管钳钳夹破碎、吸引和电凝肝实质行肝脏离断。硬质内窥镜从尾侧的肋间套管（直径 12mm）置入。术者站在患者的右侧,头侧（直径 5mm）肋间套管由左手负责操作,从右上腹部的腹壁置入的套管,由右手操作。

3. 在肝中静脉（MHV）的内侧,S8 的回流静脉（V8）汇入处切断。钳夹切断 S8 腹侧段 Glisson 鞘（G8vent）的分支后,从外侧逐步离断肝实质进入到肿瘤背面。切断汇入 RHV 的两支 V8 血管。显露出 RHV 的腹侧,向头侧离断肝实质。钳夹切断 S8 背侧段 Glisson（G8dor）的分支。从内侧离断最头侧的肝实质,钳夹切断表浅肝右静脉（superficial RHV）后完成"半球形"肝切除。

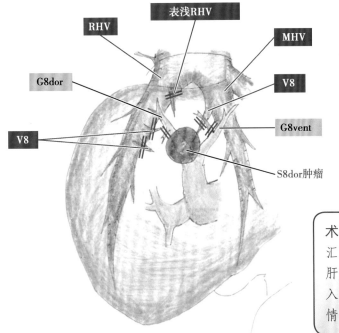

表浅RHV

RHV

MHV

G8dor

V8

V8

G8vent

S8dor肿瘤

术者点评

汇入 MHV 的 S8 回流静脉（V8）是肝切除术的重要标志,但 V8 有时汇入 RHV,又有直接汇入下腔静脉的情况,这一点需要注意。

第四篇　腹腔镜手术

■ 肝脏离断线的设定

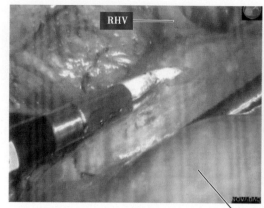 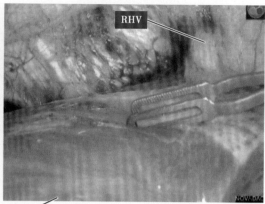

术者点评

术前肝功能检查时静脉注射 ICG,ICG 会滞留在肝细胞癌内部或转移性肝癌周围,利用此特征行肝脏肿瘤的荧光成像,有助于确定位于肝脏浅表的小肿瘤。ICG 荧光成像检查不适用于医疗保险。用于荧光观察的红外线观察装置是多台监视器,市面上均有销售。

术者点评

在半球状肝部分切除的情况下,向肿瘤两个侧面的肝脏离断时距离肿瘤足够肝切缘容易保持垂直的切面,但是处理肿瘤时很难垂直地切入.虽然不应过度增加非肿瘤肝实质的切除量,但为了便于游离的进行,将肿瘤前面离断线的设定距离稍远于两侧面会更具优势。

肝脏离断线的设定

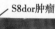 S8dor肿瘤

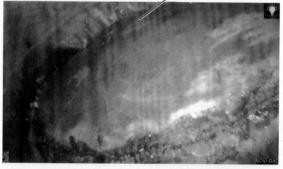

内侧的肝脏离断

从外侧离断背侧肝组织

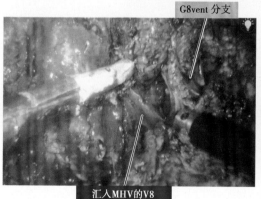 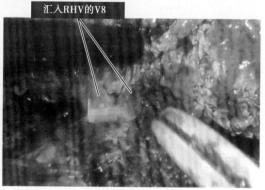

术者点评

钳夹破碎法和吸引联合使用,即使不用超声吸引装置(CUSA 等)也可以确认细小的脉管。

RHV的确定　汇入RHV的V8

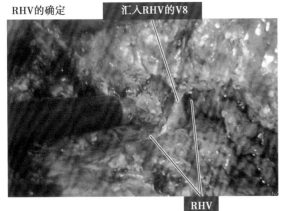

RHV

切断汇入RHV的V8

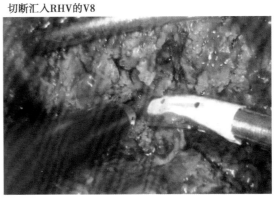

术者点评

血管闭合装置通常用于细小静脉的闭合是足够的。考虑到一旦出血就难以处理,一般同时使用 Hemolock 夹夹闭后切断。

为了防止迟发性胆漏的发生,Glisson 鞘结扎切断前也需用 Hemolock 夹夹闭。

G8背侧支的切断

G8背侧分支　　G8背侧支主干

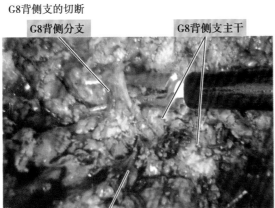

RHV

表浅RHV的切断

表浅RHV

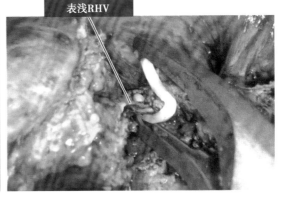

术者点评

在主肝静脉附近的区域,其浅表支行走在肝脏表面下方,因此,在离断的最后阶段不致于引起出血,直至离断结束都需要谨慎操作。

■ 标本回收和关腹

1. 标本用回收袋回收,从脐部 Trocar 穿刺孔处,将标本取出体外。

2. 温生理盐水冲洗肝脏断面,确认没有出血和胆漏后,留置腹腔引流管。

3. 在腹腔内可缝合关闭经膈肌的头侧肋间 Trocar(直径 5mm)穿刺孔,可从体表缝合关闭尾侧肋间 Trocar 穿刺孔(直径 12mm)。

4. 肝脏断面涂布组织黏合剂,缝合关闭腹壁其他 Trocar 穿刺孔,皮肤真皮层皮内缝合,结束手术。

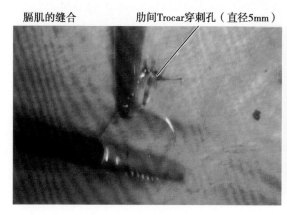

膈肌的缝合　　肋间Trocar穿刺孔（直径5mm）

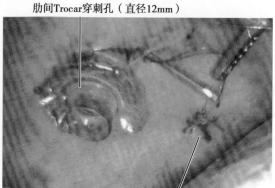

肋间Trocar穿刺孔（直径12mm）

肋间Trocar穿刺孔（直径5mm）

S8 半球状部分肝切除后的离断面

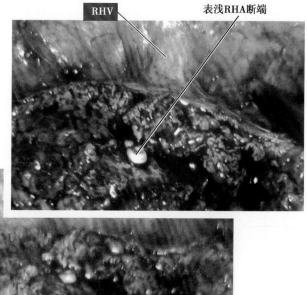

RHV　　表浅RHA断端

> **术者点评:**
> 与开腹手术比较,为了获得所谓的"干净明了"的肝切除离断面,有必要建立一种更加复杂的处理细小血管的方法。

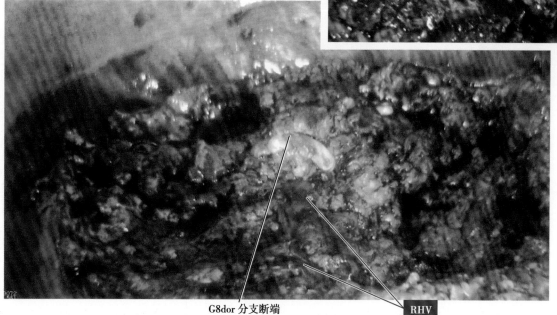

G8dor 分支断端　　　　RHV

病理诊断

高分化肝细胞癌，大肠癌肝转移。

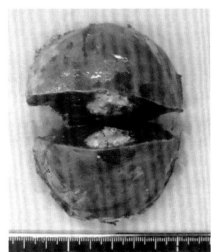
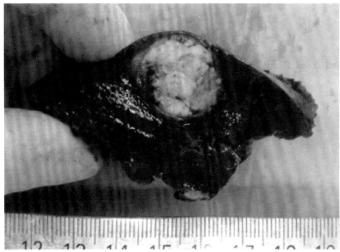

术后经过

无胃切除和肝切除术后并发症，术后第 8 天出院。

总结

S8 头侧区域大肠癌肝转移病灶，经胸置入两个肋间 Trocar 操作孔，行腹腔镜半球状部分肝切除。手术要点有以下 5 点：

1）对于肝脏 S7、S8 切除，经胸置入两个肋间 Trocar 进行操作，可最小限度游离肝脏的表面，即可方便地对肿瘤行垂直离断，对于完成和开腹手术相同的"半球形"肝切除"会更有利。

2）置入肋间 Trocar 时需经体表超声检查和腹腔内观察以确认右肺下缘的位置。

3）术者立于患者右侧，左手操作头侧肋间 Trocar，右手操作右肋弓下 Trocar（经腹壁置入），尾侧肋间 Trocar 为观察镜置入通道。

4）因为肿瘤内侧、外侧肝脏离断得十分充分，在离断背侧时就容易确保足够的外科切缘，对出血的处理也容易些。

5）膈肌的 Trocar 穿刺孔需缝合关闭。

（石沢武彰）

参考文献

1）Ishizawa T et al：Laparoscopic Segmentectomy of the Liver：From Segment Ⅰ to Ⅷ. *Ann Surg* **256**：959-964, 2012

2）Ban D et al：A novel difficulty scoring system for laparoscopic liver resection. *J Hepatobiliary Pancreat Sci* **21**：745-753, 2014

3）Wakabayashi G et al：Recommendations for laparoscopic liver resection：a report from the second international consultation conference held in Morioka. *Ann Surg* **261**：619-629, 2015

4）石沢武彰，Brice Gayet：Gayet 腹腔鏡下肝胆膵手術，南江堂，東京，2012

5）Ogiso S et al：Laparoscopic transabdominal with transdiaphragmatic access improves resection of difficult posterosuperior liver lesions. *Ann Surg* **262**：358-365, 2015

6）Ichida H et al：Use of transthoracic trocars for laparoscopic resection of subphrenic hepatic tumors. Surg Endosc［in press］

7）Ishizawa T et al：Real-time identification of liver cancers by using indocyanine green fluorescent imaging. *Cancer* **115**：2491-2504, 2009

8）Ishizawa T et al：Mechanistic background and clinical applications of indocyanine green fluorescence imaging of hepatocellular carcinoma. *Ann Surg Oncol* **21**：440-448, 2014

9）Kudo H et al：Visualization of subcapsular hepatic malignancy by indocyanine-green fluorescence imaging during laparoscopic hepatectomy. *Surg Endosc* **28**：2504-2508, 2014

第四篇 腹腔镜手术

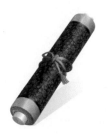

手术技巧

腹腔镜下如何安全游离肝脏

腹腔镜下肝脏游离的要点

开腹肝切除时,肝脏离断前事先需要充分游离肝脏,肝脏离断面才可自由的控制,这样就容易处理静脉出血。腹腔镜肝切除时肝脏游离的意义没变,在确保手术视野的同时,相较开腹手术而言,游离的范围通常小得多。而且肝脏周围韧带和系膜结构的保留可以维系肝脏的位置。以下是腹腔镜手术中肝脏游离的要点。

1. 在肝静脉根部损伤下腔静脉、膈下静脉。膈肌的损伤不仅需要中转开腹,有可能进一步危及患者生命,因此,气腹开始后,游离肝脏的操作要小心谨慎。

2. 即使在肝脏边缘的楔状切除,也要预先确保肝脏离断过程中出血,可以通过压迫或上抬肝脏加以控制。

3. 用钳子行肝脏游离时注意避免肝实质的损害(被膜下血肿或裂伤)。

4. 频繁使用血管闭合器,层次的分离比较困难,而超声凝固切开装置易引起前端和背侧的副损伤,需注意。要把握各种器械的特征,分别加以使用。

右半肝的游离(图1和图2)

1. 切开肝镰状韧带,在其头侧切断左右冠状韧带,必要时剥离相应韧带间疏松的结缔组织,预先确认肝右静脉根部,肋间 Trocar 的使用可大大缩小游离的范围。

2. 继续向外侧切断右冠状韧带,这时通过裸区头侧的视野来判断分离的程度,如此反复操作,就可从膈肌上游离切断右三角韧带,注意勿损伤膈下静脉。

3. 助手将胆囊和肝脏抬起,切开肝肾韧带和右三角韧带。

4. 切断尾侧的肝短静脉,省略该步的话,头侧的操作比较固定,造成肝短静脉损伤的可能性比较大。肝短静脉闭合时,有存在夹子脱落的危险,可以考虑联合使用血管闭合器。

5. 同开腹手术一样,沿下腔静脉前方将右肾上腺与肝脏剥离开。

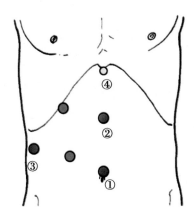

图1 右半肝游离时 Trocar 的基本放置位置
红色:直径 12mm;黄色:直径 5mm;灰色:必要时追加
①置入硬质镜,术者立于患者双下肢之间,②右手操作,③左手操作,分离到右冠状韧带深部时,硬质镜从②置入,术者右手持钳子从④进行操作
助手立于患者的左手侧,通过④一边压迫肝脏膈面的尾侧背侧,一边将钳子插至胆囊和肝脏侧面下方,上抬头侧的肝组织以努力确保良好的操作视野

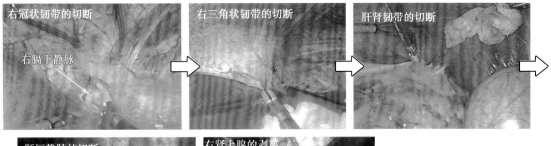

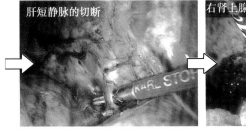

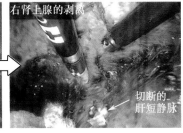

图2　右半肝游离的实际情况根据术式力求完全显露肝右静脉根部和下腔静脉

右半肝的游离（图3）

1. 切开肝镰状韧带并切断左右冠状韧带，肝S2或S3切除时，不要将韧带完全切断，这样有利于肝脏的固定和肝脏断面的展开，根据肝脏切除的多少来决定游离的范围。

2. 继续向外侧切断左冠状韧带和左三角韧带，不切除肝S2时，为了预防胆漏，肝脏侧的韧带断端要用夹子夹闭。

3. 将钳子从肝脏脏面插入并将肝脏上抬，追加切断小膜囊附着处和冠状韧带。对于尾状叶的手术，则需切断Arantius管和下腔静脉韧带，将Spiegel叶从下腔静脉上剥离下来。

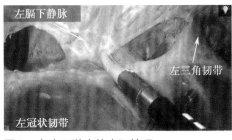

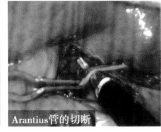

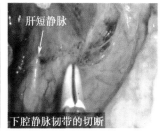

图3　左半肝游离的实际情况
　　　根据术式决定游离的范围

（石沢武彰）

参考文献

1）Ishizawa T et al：Laparoscopic segmentectomy of the liver：from segment Ⅰ to Ⅷ. *Ann Surg* **256**：959-964, 2012
2）Ogiso S et al：Laparoscopic transabdominal with transdiaphragmatic access improves resection of difficult posterosuperior liver lesions. *Ann Surg* **262**：358-365, 2015
3）Ichida H et al：Use of transthoracic trocars for laparoscopic resection of subphrenic hepatic tumors. *Surg Endosc*［in press］
4）石沢武彰，Brice Gayet：Gayet腹腔鏡下肝胆膵手術，南江堂，東京，2012

第 3 章

腹腔镜胰体尾切除术治疗胰腺神经内分泌肿瘤

适应证和要点

　　腹腔镜胰体尾切除治疗胰体尾肿瘤（原则上不包括淋巴结清扫）从 2012 年 4 月起被医疗保险收录。2016 年 4 月起腹腔镜胰十二指肠切除术也被医疗保险收录，今后需进一步与开腹手术比较。

　　适应证有实性假性乳头状肿瘤、小的胰腺内分泌肿瘤、黏液囊性肿瘤、部分导管内黏液囊性肿瘤等。与下一章节要介绍的保留脾脏的胰体尾切除术的严格适应证的区别目前不明显。

　　手术的要点是脉管的安全处理和胰腺断端的处理。自动吻合器的适时使用很重要。

现病史和术前影像学检查

　　75 岁女性，体检发现胰腺尾部神经内分泌肿瘤，同时合并脾动脉末端动脉瘤，拟行腹腔镜胰体尾 + 脾切除术。

　　动态 CT 动脉期显示直径 5mm 肿瘤，增强后强化，稍偏中枢侧可见脾动脉动脉瘤。

术前增强 CT（动脉期）

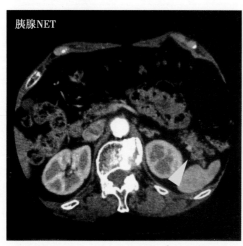

胰腺NET

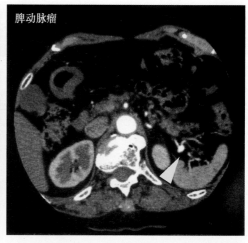

脾动脉瘤

术者点评
本例病灶非常小，术中超声无法确定病变，可考虑将邻近位置的脾动脉瘤作为定位标志。

腹腔镜胰体尾部分切除术

手术时间 3 小时 30 分 / 出血量 250ml

■ Trocar 的设置，胰体尾部的游离

　　患者右半侧卧位，如下图腹壁所示 5 个位置为 Trocar 置入点，术中使用 SonoSurg 和 BiClamp 装置。

　　1. 在靠近脾门部稍内侧打开大网膜，继而向左切开，确认胃网膜左动静脉进行钳夹切断。

　　2. 在脾胃韧带的离断过程中，使用超声凝固切开装置进行切割处理，保持良好视野进一步处理脾膈韧带，以游离脾脏头侧。

　　3. 处理脾脏尾侧的脾结肠韧带，从尾侧游离脾脏的背侧，与先前的头侧游离平面相汇合。

　　4. 从脾门内侧游离胰腺尾部，接着切开胰腺下缘、胰腺上缘与后腹膜的连接处，将脾脏和胰体尾部游离。

Trocar的设置

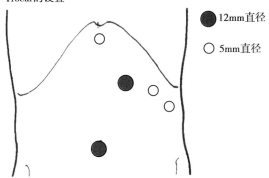

● 12mm直径

○ 5mm直径

脾脏头侧的游离

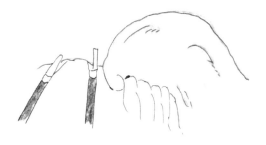

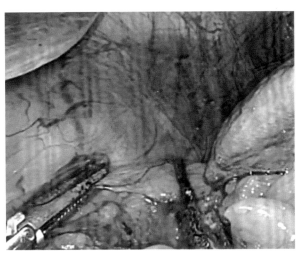

> **术者点评**
>
> 在处理脾胃韧带过程中，为保持良好的手术视野，预先游离可处理到的脾脏头部，然后从脾脏尾侧游离就会容易些，助手的作用是牵引脾脏，容易损伤引起出血，止血非常困难，这一点要特别注意。

第四篇　腹腔镜手术

胰体尾部脾脏的游离

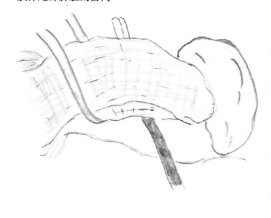

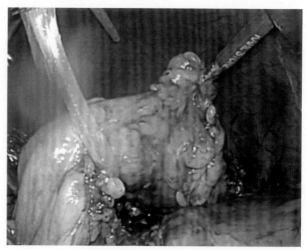

> **术者点评**
> 确定预定切断线的前提下,充分游离胰腺体尾部的范围十分重要。

■ **术中超声检查,预定离断线的标记**

　　术中超声检查确定肿瘤的位置,由于肿瘤太小的缘故,术中超声明确发现高回声病灶比较困难,结合术前的检查,又以肿瘤稍偏中枢侧的脾动脉瘤作为标志,以该位置中枢侧2cm标记预定的离断线,用止血钳前端蘸色素作一标志线。

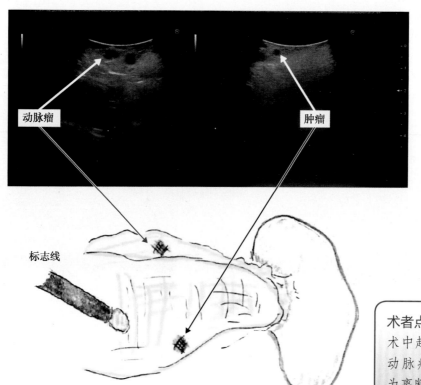

动脉瘤　　　　　　　　肿瘤

标志线

> **术者点评**
> 术中超声明确显示出脾动脉瘤的位置,以此作为离断的标志。

■ 胰腺的离断

　　本例预定切断部位为胰腺体尾部,用自动吻合器将脾动静脉一并切除,将游离后的胰腺体尾部用 Penrose 引流管悬吊,并确保脾动静脉一起,术者用左手牵引,自动吻合器(金钉)沿预定离断线插入,确认胰腺上缘进入钉仓的切割范围,闭合后维持 5 分钟后离断。仔细观察钉仓切割断端的出血情况,动脉性出血需用夹子钳夹止血。

　　其他有血液渗出的切割部位,用夹子钳夹止血,共 3 处。

自动吻合器离断胰腺

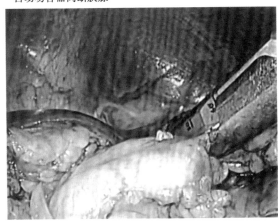
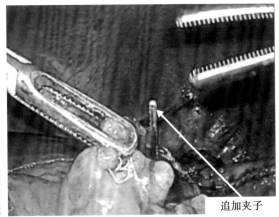

追加夹子

术者点评

(1) 切割部位出血的病例很多见,是术后出血的常见原因,术中确认确切止血非常重要。

(2) 自动吻合器的选择:胰腺实质的厚度超过 10mm 时,选用黑钉,还有切割部位用可吸收线缝合加固时也可用钉仓加固[1]。

■ 标本回收和关腹

　　标本用回收袋收取,做耻骨上 5cm 横切口,将标本取出体外。

　　温生理盐水冲洗离断面,确认无出血和自动吻合部裂开后,在胰腺断端留置引流管。缝合关闭 Trocar(直径 5mm)穿刺孔的腹壁,皮肤真皮皮内缝合关闭,手术结束。

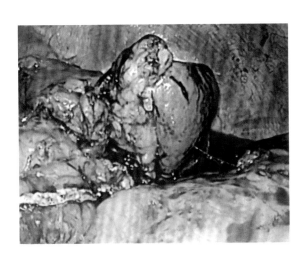
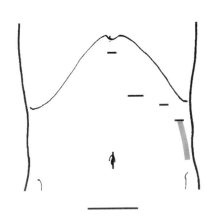

病理诊断

神经内分泌瘤,G1,6mm×3mm,切缘阴性。

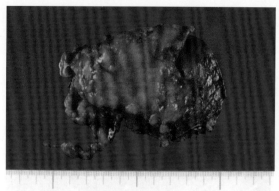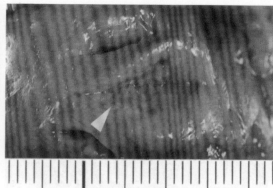

术后经过

无胰漏等术后并发症,术后第 9 天出院。

总结

以上描述了腹腔镜下胰体尾切除术治疗胰腺神经内分泌肿瘤,手术要点有以下 4 点:

1)脾胃韧带处理后,继续尽可能地游离脾脏头侧,这样后面从尾侧游离脾脏时操作就变得容易些。

2)肿瘤术中超声定位非常有用,进一步超声检查确定残余胰腺没用肿瘤残留也是必需的操作步骤。

3)腹腔镜下胰腺离断时多使用自动吻合器,断端出血的情况时有发生,必须谨慎处理。

4)本病例因为肿瘤位于胰腺尾部,所以采用外侧切除法即脾脏和胰腺体尾部游离后,再行胰腺的离断。但当肿瘤靠近胰腺体部时,可采用内侧切除法即先离断胰腺。

(河口義邦)

参考文献

1) Hamilton NA et al：Mesh reinforcement of pancreatic transection decreases incidence of pancreatic occlusion failure for left pancreatectomy：a single-blinded, randomized controlled trial. *Ann Surg* **255**：1037-1042, 2012
2) Farkas G et al：PolysorbR(an absorbable lactomer)staples, a safe closure technique for distal pancreatic resection. *World J Gastroenterol* **20**：17185-17189, 2014

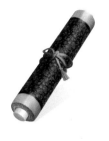

手术技巧

腹腔镜下如何安全离断肝脏

▍安全性肝切除

所谓的"安全性"肝切除包括肝脏离断时：①出血的控制；②残余肝功能的保存；③确保肿瘤尽可能完整切除。本章节中，作者将介绍腹腔镜肝切除在遵守上述的"安全三原则"下所采取的策略。腹腔镜肝切除的原则是为患者提供同开腹手术同样的肝切除质量的前提下，以较小的手术创伤完成肝切除。

▍以"恰当"的手术时间和出血量完成手术

与开腹手术比，腹腔镜肝切除出血量少，但手术时间延长。作者探讨了手术方式对肝脏离断速度（离断面积／所需时间）的影响，在本病例中，腹腔镜肝切除肝脏离断所需时间是开腹手术的2倍。腹腔镜手术中出血会使操作变得困难，彻底止血会延缓肝脏离断进程，一定程度上肯定会延长手术时间。因此，在探讨腹腔镜手术适应证和是否中转开腹时，如果事先没有很好的评估预定离断面积对应的离断速度的话，就很难确定完成手术所需的时间长短。如图1所示，与开腹肝切除比，腹腔镜手术肝脏离断速度明显要慢，这也是腹腔镜手术的特点[1]。今后对于手术操作这方面数据的收集很有意义。

图1　肝脏离断速度（蓝色：开腹；红色：腹腔镜）
图示作者从2014年4月到2016年3月在癌研有明医院实施肝切除术的肝脏离断速度（离断面积／离断时间）
腹腔镜手术（42例）比开腹手术（43例）肝脏离断速度要慢
［中位数（范围），0.60（［0.16~1.36）vs 1.25（0.23~2.89）cm²/min，$P<0.05$］

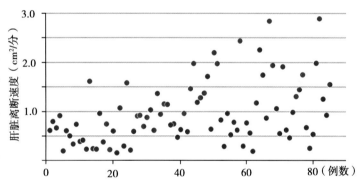

肝脏离断和止血的具体方法在其他章节会介绍，肝切除时有的因为肝脏离断顺利而手术进程满意，也有因为出血而手术进程停滞的。参照开腹肝切除的手术效果，腹腔镜手术时，各单位对从开始到结束以"恰当"的手术时间和出血量完成手术的策略预先备案很有必要。在癌研有明医院，腹腔镜肝切除中转开腹讨论标准参照"五字原则"，可适用于肝部分切除术和肝左外叶切除术。

> **五字原则**
> ①出血量500ml，②手术经过5小时后肝脏离断完成率≤50%。出现上述任何一种情况时，应听取未参加手术的人员关于是否中转开腹的建议。

本单位内部讨论意见是完成该手术应控制出血量在1 000ml以下，手术时间在8小时以内。今后，对于亚段以上的腹腔镜肝切除，计划制定新的中转开腹的指征。

适用于与开腹手术相同的肝切除术

　　腹腔镜肝切除时,根据肿瘤因素和肝脏储备功能来设计切除范围十分必要。腹腔镜操作时,为了方便操作,容易扩大切除范围,在采用非解剖性肝切除治疗肝细胞癌时应谨慎。即使小范围肝切除,达到与开腹手术相同的肝切除范围也是很困难的。术中超声的应用,随时保持和显露正确的肝脏离断面十分必要。例如,肝脏离断面的前方插入止血纱布或纱条,非常方便切除边界的确认(图2)。

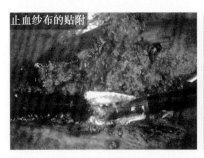
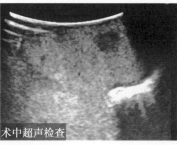
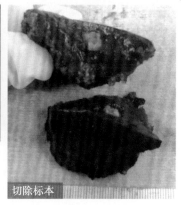

图 2　应用止血纱布指引超声确认肝切除的边界

　　处理主要 Glisson 鞘时,在确认需保存的肝脏脉管无损伤的情况下,切断前使用可拆卸式血管钳。阻断 Glisson 鞘时腹腔镜下观察或术中超声确认缺血范围都非常方便。阻断 Glisson 鞘后静脉注射 ICG 1.25mg,荧光成像确认残留肝脏的血运良好(图3)[2]。

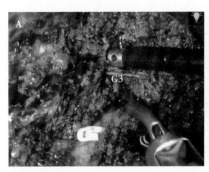
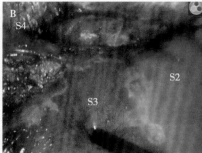
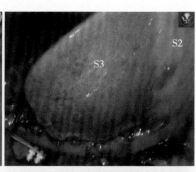

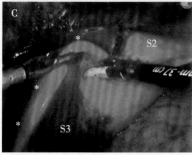

图 3　ICG 荧光成像确认肝脏血流(肝 S3 切除)

A. 肝 S3 的 Glisson 鞘(G3)根部阻断后,术中静脉注射 ICG1.25mg

B. 荧光成像清楚地显示肝脏膈面(左)及脏面(右)S3 和 S2、S4 的分界线

C. 确认残留肝脏的血运,S3 的 Glisson 鞘根部钳夹后切断,沿 S3 的边界进行离断。(* 为 S3 边缘残留的 ICG 荧光)

(石沢武彰)

参考文献

1) Nomi T et al：Learning curve for laparoscopic major hepatectomy. *Br J Surg* **102**：796-804, 2015

2) Ishizawa T et al：Positive and negative staining of hepatic segments by use of fluorescent imaging techniques during laparoscopic hepatectomy. *Arch Surg* **147**：393-394, 2012

腹腔镜下保留脾脏的胰体尾切除术治疗胰腺神经内分泌肿瘤

适应证和要点

保留脾脏的胰体尾切除术是指保留脾脏包括脾动脉（SpA）、脾静脉（SpV）、淋巴结及腹膜后组织，切除胰体尾部的术式。手术适应证限于胰腺体尾部的良性和低度恶性肿瘤。不同单位的疾病适应证略有不同。胰体尾发生的实性假性乳头状肿瘤、小的胰腺内分泌肿瘤、黏液囊性肿瘤，部分导管内黏液囊性瘤等等。上述疾病有恶性程度高的时候，也有肿瘤累及脾动脉和后腹膜的情况。对于需行胰体尾切除及脾门淋巴结清扫的病例，应选择不保留脾脏的胰体尾切除术。比较腹腔镜胰体尾切除术，该术式手术处理脾动静脉和胰腺之间的细小分支很关键。

现病史和术前影像学检查

70余岁女性，主诉为发作性意识丧失，检查发现胰腺胰岛素瘤。SACI试验（Selective Arterial Calcium Injection test）发现，靠近脾动脉的胰腺尾部肿瘤受 Ca^{2+} 刺激可引起肿瘤分泌胰岛素显著升高（1 066μU/ml）。诊断为胰岛素瘤。动态CT动脉期强化，显示直径24mm肿瘤伴中央坏死，静脉期发现造影剂残留。与脾动静脉有一定距离，拟行腹腔镜下保留脾脏的胰体尾切除术。

术前增强CT

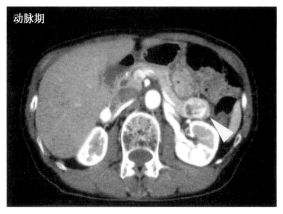
动脉期

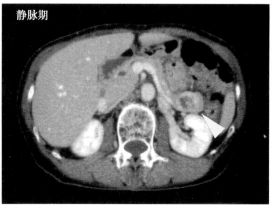
静脉期

腹腔镜保留脾脏的胰体尾切除术

手术时间 4 小时 50 分 / 出血量 50ml

■ Trocar 置入和手术步骤

患者右半侧卧位,如下图腹壁所示 5 个位置为 Trocar 置入点,术中使用 SonoSurg、LigaSure 和 BiClamp 装置。

在大网膜与小网膜囊未闭合处切开大网膜,显露出小网膜囊,继而向左切开大网膜至距离胃网膜左动脉尾侧 2~3cm 处,在此切断大网膜。靠近脾脏处结扎切断胃网膜左动静脉,切开部分脾胃韧带,沿胰腺上缘切开胃胰韧带。

Trocar放置位置

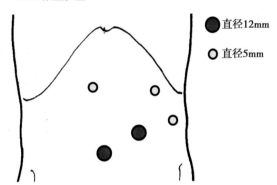

● 直径12mm
○ 直径5mm

术者点评

脾脏的供应血管有脾动脉(SpA)、胃短动脉和胃网膜左动脉 3 支血管[1]。

保留脾脏式的情况,如果保留入脾的血流 SpA,胃短动脉和胃网膜左动脉就可以切断。另一种情况,在 Warshaw 法 [2,3] 中切断 SpA 时,为了保留脾脏,必须保留胃短动脉和胃网膜左动脉。

小网膜囊的切开

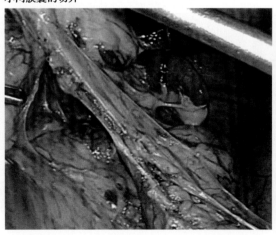

胰腺上缘切开

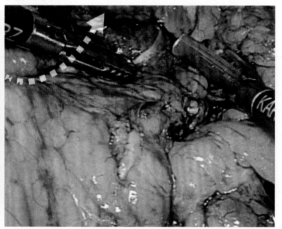

■ 术中超声

　　显露胰尾部前方,术中超声检查确认肿瘤的边界。

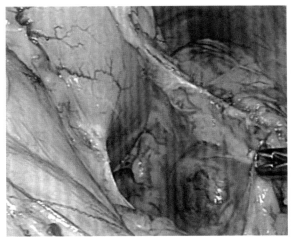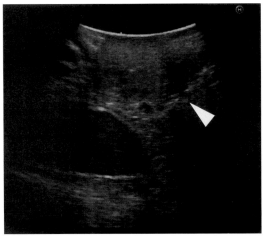

术者点评

即使肿瘤己露出部分组织,为确认肿瘤深部的边界,术中超声检查也很有用。

■ SpA、SpV 的确认,胰尾部的游离

　　胰腺上缘从脾脏起确认 SpA、SpV。

　　接着,于胰腺下缘切开胃胰韧带,游离胰腺背侧,确保良好的手术视野,切开脾结肠韧带。

SpA、SpV的确认

从胰腺下缘侧游离

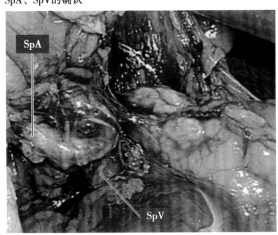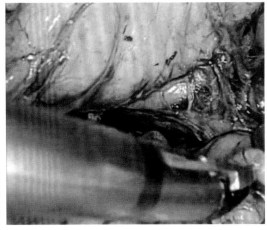

术者点评

从胰腺尾侧游离视野不良时,切开脾结肠韧带可改善手术视野。

第四篇　腹腔镜手术

■ 胰腺背侧和 SpA、SpV 的剥离

在胰腺背侧和 SpA、SpV 之间进行剥离时，会发现很多细小的分支，用 LigaSure，必要时夹子夹住处理。

SpV 的剥离

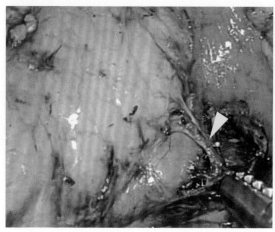

SpA 的剥离

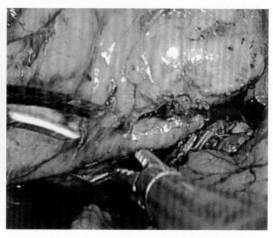

术者点评

胰尾部 SpV 邻近胰腺部分支少，剥离比较容易，而在胰腺体部，脾静脉多走行于胰腺内形成的沟壑中，SpV 分支的处理及 SpV 的剥离就困难得多。

从胰腺体部分离 SpA

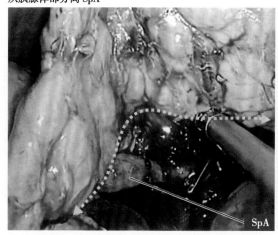

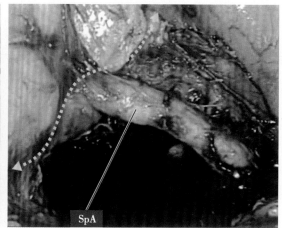

■ **胰腺的离断**

　　SpA 和 SpV 的剥离完毕后,将游离后的胰腺体尾部用 Penrose 引流管环绕,术者用左手牵引之,应用自动吻合器(金钉)沿预定离断线插入,确认胰腺上缘进入钉仓的切割范围,闭合后维持 8 分钟后离断。仔细观察钉仓切割断端是否有出血,动脉性出血需用夹子夹住止血。

自动吻合器离断胰腺

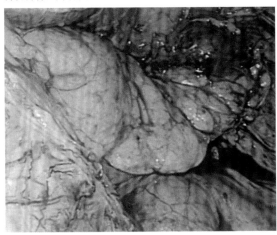
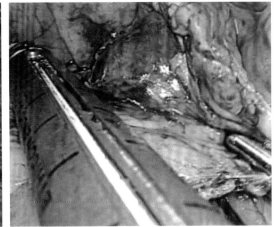

■ **标本回收和关腹**

　　标本用回收袋收取,延长脐下 5mm 穿刺孔,将标本取出体外。

　　温生理盐水冲洗离断面,确认无出血和自动吻合部裂开后,胰腺断端留置 2 根引流管(胰腺断端、左膈下)。

　　缝合关闭 Trocar(直径 5mm)穿刺孔的腹壁,皮肤真皮皮内缝合,手术结束。

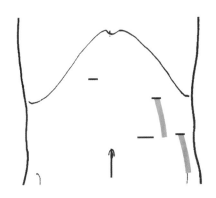

> **术者点评**
> 保留脾脏手术,不只是胰腺断端的出血,SpA 和 SpV 的剥离及保留时分支断端是否存在出血也要仔细确认。

第四篇　腹腔镜手术

病理诊断

神经内分泌瘤,G1(胰岛瘤),20mm×18mm,切缘阴性。

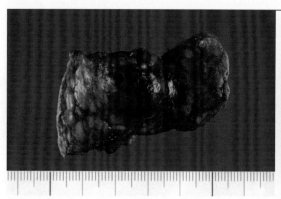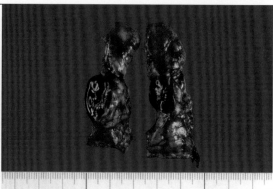

术后经过

胰漏 A 级(ISGPF)[4],术后第 13 天出院。

总结

对于胰尾部胰岛细胞瘤,行腹腔镜保留脾脏的胰体尾切除术,手术要点有以下 3 点:

1)对脾动静脉与胰腺之间的细小分支的处理。闭合血管常用血管夹和闭合装置,由于往往没有意识到细小分支被切断,没有钳夹的情况很多见,切断后要进一步确认剥离保留的脾动静脉是否有出血。

2)为保留入脾血流。在胰腺尾部处理脾门部的血管要十分小心。

3)确认胰腺断端是否有出血。

(河口義邦,長谷川潔)

参考文献

1) Romero-Torres R：The true splenic blood suply and its surgical application. *Hepatogastroenterology* **45**：885-888, 1998

2) Warshaw AL：Conservation of the spleen with distal pancreatectomy. *Arch Surg* **123**：550-553, 1988

3) Kawaguchi Y et al：Laparoscopic distal pancreatectomy employing radical en bloc procedure for adenocarcinoma：Technical details and outcomes. *Surgery* **157**：1106-1112, 2015

4) Bassi C et al：Postoperative pancreatic fistula：an international study group(ISGPF)definition. *Surgery* **138**：8-13, 2005

肝移植

第 1 章

活体肝移植右半肝移植物获取（供体手术）

适应证要点

　　成人活体肝移植中,首先必须确保供体安全,然后再保证移植物足够的大小,这对手术成功同样重要。右肝移植物相对于左肝移植物在移植物大小方面有优势,但对捐赠者的创伤相对增大。

　　本科室早期应用右肝移植物时采用了包含中肝静脉的扩大右肝移植物,现在出于供体安全性考虑,均采用不包含中肝静脉的右肝移植物,再应用冻结保存静脉进行中肝静脉分支重建,我们称之为重建右肝移植物(modified right liver graft)。为保证足够的移植物体积,标准选择、测定请参照(手术技巧–肝移植①–移植物 3D 影像的选择标准)。

现病史及术前影像

　　受体是 50 岁女性患者,C 型肝炎肝硬化合并肝细胞癌(S2 13mm,S8/7/1 9mm,S5 5mm)已经进行过 RFA 及 TACE 治疗。MELD(model for end–stage liver disease)评分 14 分,Child-Pugh 评分 10 分、C 级。受体标准肝脏体积(R–SLV)1 114ml,结合 MELD 评分小于 ≤ 15 分,必需肝脏体积至少 35% 的标准肝体积,经过计算移植物需 390g。

　　供者是受体的妹妹,50 岁女性,既往有子宫肌瘤开腹手术病史,无其他基础疾病。评估 ICG–R15 值 6.1%,全肝体积(TLV)1 041ml,如果应用左肝移植物,预测移植物体积 322ml,供体剩余肝脏 69.1%,移植物相对于受体标准肝仅 28.9%,不能满足必需移植物大小。另外右后叶移植物大小相对于受体标准肝 24.9%,同样不能满足需要。

　　右肝移植物体积 719ml,左右肝分别占标准体积 30.9%、64.5%,如果直接应用之,供体残肝体积不能满足需要。最后决定重建 V5 以及 V8,重建中右肝门静脉(MRHV)后有效移植物肝体积 542ml(占受体标准肝体积 48.6%),满足了供受者的条件。综合上述各种方法,最终采取右肝移植物(重建中右肝门静脉)的方法。

3D 模拟影像

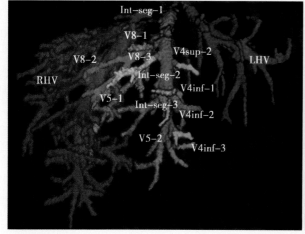 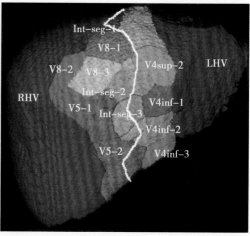

供体右肝移植物获取

手术时间 8 小时 50 分钟 / 出血量 500ml

开腹探查所见

J 字形切开进腹，同时沿第 9 肋间开胸。探查见肝脏表面平整，边缘锐滑，颜色如常，为正常肝脏。术中超声波（IOUS）确认血管解剖，动脉方面 2 段、3 段动脉来源于胃左动脉，右肝动脉（RHA）来源于肠系膜上动脉分支，即存在替代 2 段、3 段动脉及变异右肝动脉。按照计划右肝静脉（RHV）和中右肝静脉 MRHV 预定重建。

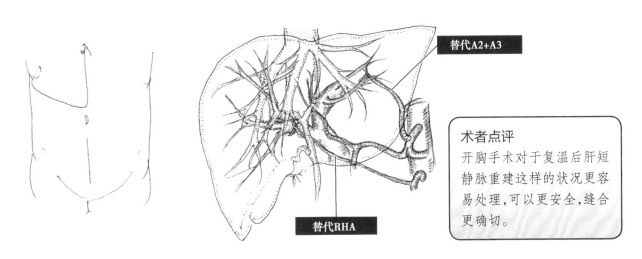

替代A2+A3

替代RHA

> **术者点评**
> 开胸手术对于复温后肝短静脉重建这样的状况更容易处理，可以更安全，缝合更确切。

游离右半肝

切断处理冠状韧带，右三角韧带，肝短静脉，游离右肝。下腔静脉（IVC）纵形游离，下腔静脉前方与肝脏背侧之间予以悬吊（modified liver hanging maneuver）。存在 2 支右下膈静脉流入右肝静脉，予以结扎切断。右侧肾上腺常和右肝紧密粘连，结扎后电刀切断剥离。肝右后中肝静脉予以悬吊。

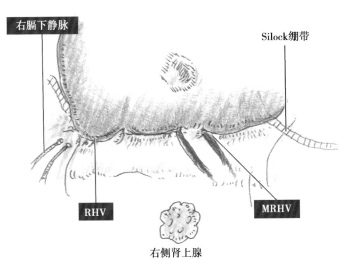

右膈下静脉

Silock绷带

RHV

MRHV

右侧肾上腺

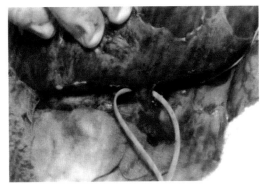

> **术者评论**
> 供体手术的肝脏背侧绕带最好在搬动右肝、处理好肝短静脉后进行。

第五篇 肝移植

■ 切除胆囊、胆道造影

　　肝十二指肠内局部注入 2% 赛罗卡因,进行胆囊切除。胆囊管断端置入 IOC 管进行一次胆道造影,确认各胆管走行。该患者胆道左肝管(LHD)和右肝管(RHD)2 分支型,右肝管再分出右后支(Post BD)和右前支(Ant BD)。

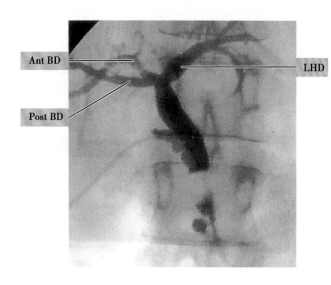

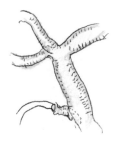

术者点评

为了确定胆管切除点,胆囊切除后胆道造影必需。

■ 肝门处理

　　从胆囊管根部切开肝十二指肠韧带。首先悬吊右前肝动脉 Ant HA,再进一步确定右肝动脉、右后肝动脉(Post HA),并分别绕带悬吊。然后再解剖动脉背侧走行的门静脉主干(MPV)和门静脉右枝(RPV),均予以悬吊。

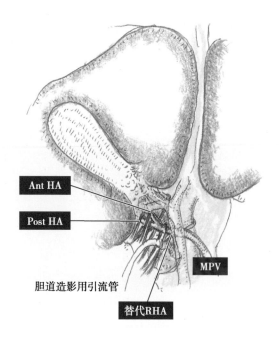

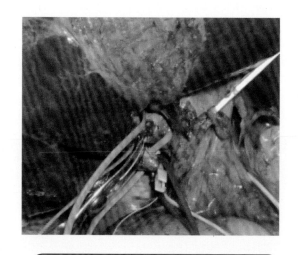

术者评论

肝门操作是为胆管切断做准备。右肝动脉及门静脉右支两者和肝门板之间必须充分剥离,该步骤非常重要。由于从肝动脉会分出一些细小动脉分支进入胆管,动脉侧疑似分支处需仔细结扎牢靠。

■ 肝脏离断线确定

　　将 RHA、RPV 吊带，确认切除线并标记，可以发现标记线和术前三维模拟划线图像几乎一致。

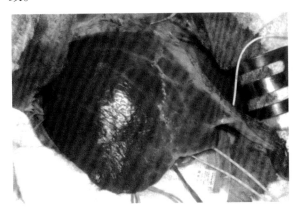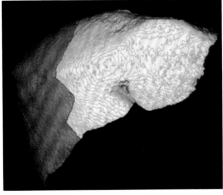

■ 肝实质离断

　　首先切开尾状叶突起，然后，肝门部 Pringle 法阻断，应用超声和 Harmonic FOCUS Long 进行肝实质切开离断。手术过程中应用术中超声确认 MHV 走行，MHV 血管壁非常薄，沿着 MHV 的右侧仔细进行实质离断过程。进展到肝门板完全显露的时候，原先肝门板的悬吊带从肝门板头侧重新调整位置，右肝管也同时进行悬吊。

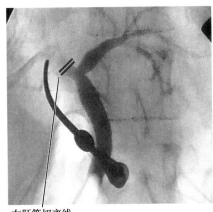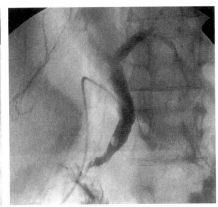

右肝管切离线　　　　　　　　　　　　　右肝管切离后

　　此时进行胆管造影。发现右肝管为两分支型，在移植物侧和供体侧间进行胆管结扎切离。继续离断肝实质至下腔静脉并裸化之。到肝实质离断结束，共血流阻断时间 100 分钟（最初应用 Pringle 法，其后应用保留 RHA 血供的 Pringle 法）。

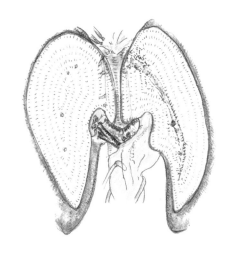

> **术者评论**
> MHV 显露，由于血管壁很薄，肝实质离断要谨慎细致。

■ 脉管处理和移植物获取

1. 右侧中肝静脉切断：供体侧 5-0 Prolene 线往返连续缝合，受体侧哈巴狗钳夹闭。

2. 为了防止门静脉吻合术时的血管扭曲，右侧门静脉前壁正中 6-0 Prolene 线缝合标记，切断 RPV，供体侧 6-0 Prolene 线单程连续缝合。

3. 切断 RHA，供体侧 2-0 丝线结扎，再 3-0 Ti-Cron 线贯穿缝扎。

4. 切断 RHV，供体侧 5-0 Prolene 线往返连续缝合。

移植物获取完成，移植物称重 526g。

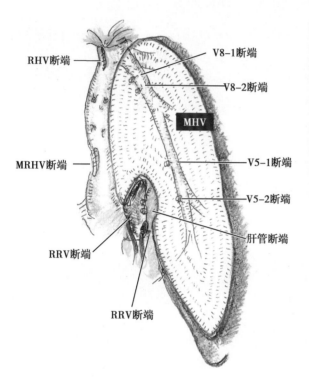

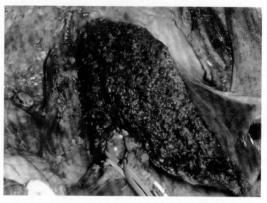

术者评论
由于 RHV 和 MRHV 的回流区域较大，通常切断 RHV 前处理门静脉、肝动脉。本病例由于考虑到 MRHV 回流区域较小，切断后淤血轻微，所以开始时就最先处理了。

■ 关腹

从胆管造影管进行胆道造影，检查有无胆汁泄漏。发现有 1 处胆漏，用 4-0 Vicryl 线 Z 形缝合漏口，然后经胆囊管放置 5Fr 胆道留置管，另一端引出体外。腹腔、胸腔冲洗干净，肝断面应用纤维蛋白胶防止出血，16Fr 胸腔引流管经穿刺放置胸腔内，关闭胸腔。腹腔内肝离断面放置 24 Fr 引流管，最后逐层关闭腹腔，完成手术。

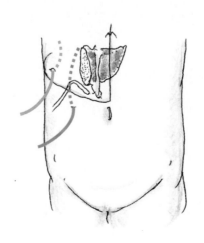

获取移植物

移植物回流后

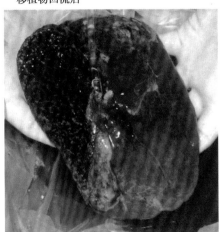

后台移植物RHV、MRHV重建后

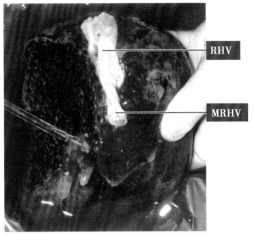

术后经过

术后第 3 日拔除胸腔引流管，并予以进食。肝断面引流管由于胆漏的可能性需要慎重处理，术后第 10 日才予以拔除。胆管内置管由于手术后患者转氨酶升高而予以开放，术后第 17 日患者出院。引流管再随访时予以拔除。该患者总体恢复顺利，术后 2 个月重新工作，回归社会。

总结

活体肝移植中右肝移植物获取术总体而言有以下 2 个要点：

1）肝门中，术前影像评估不能完全评估出实际患者解剖变异，因此操作室需要非常仔细的进行（存在以 MRCP 评估未能发现进入肝内囊肿胆管的病例）。

2）肝脏实质离断的方向不能够偏离。为了保留必需的肝静脉分支，术中见到可能的血管均需应用超声逐一进行扫描确认。

（冲永裕子，長田梨比人，長谷川潔，國土典宏）

参考文献

1）Akamatsu N, Kokudo N：Living liver donor selection and resection at the University of Tokyo Hospital. *Transplant Proc* **48**：998-1002, 2016

2）Akamatsu N et al：Adult right living-donor liver transplantation with special reference to reconstruction of the middle hepatic vein. *Am J Transplant* **14**：2777-2787, 2014

第五篇　肝移植

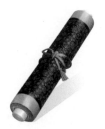

手术技巧

移植物 3D 影像的选择标准

活体肝移植移植物选择标准的原则

东京大学的活体肝移植移植物选择标准的原则有两条：

1) 供体肝脏残余肝体积需达到全肝体积（TLV）30% 以上 [1]。

2) 移植物体积需要达到受体标准肝体积（standard liver volume，SLV）的 40% 以上 [2]。但针对 MELD 评分 <15 分的受体，移植物体积达到受体标准肝体积 35% 也可接受。

移植物选择标准的应用

应用三维软件进行肝脏体积的测定，测定左半肝、肝右后叶、右半肝包含肝中静脉以及不包含肝中静脉的体积 [3]。应用 Urata 公式或者 Kokudo 公式 [4] 计算出受体标准肝体积，进而推测出受体最小必需肝体积。但是，需要特别注意的是由于肝右后叶管道变异众多，实际应用其作为移植物需慎重考虑（常常有可能不太合适）[5]。

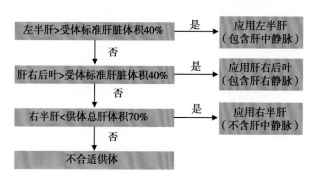

图 1　东京大学移植物的选择标准

右半肝的静脉重建

右半肝获取时为了保证供体安全，肝中静脉保留在供体残肝一侧，因此移植物上的 V5、V8 以及右后下肝静脉（inferior right hepatic vein，IRHV）必需搭桥重建。应用三维重建影像软件，计算肝右静脉（RHV）、V5、V8、IRHV 等肝静脉回流分支的回流区域总计体积，无淤血的肝脏体积必须超过图 1 的移植物选择标准，这些回流静脉需要重建。

应用 ICG 荧光法来对肝脏表面荧光强度进行观察,肝静脉回流受阻区域(非重建区域)的荧光强度相比于回流正常区域低 30%~ 40%[4],术后 1 个月更是下降 70%[6]。由于 V5 和 V8 命名时不能够涵盖所有 MHV 分支(intersegmental vein),加上 MHV 分支变异众多,因此即使 V5 和 V8 重建,右半肝的肝静脉回流区域仍然存在静脉回流受阻现象(图 2)[7]。

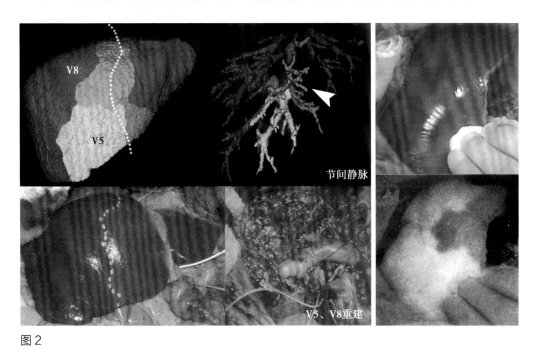

图 2

（河口義邦）

参考文献

1) Sugawara Y et al：Living-donor liver transplantation in adults：Tokyo University experience. *J Hepatobiliary Pancreat Surg* **10**： 1-4, 2003
2) Fan ST et al：Safety of donors in live donor liver transplantation using right lobe grafts. *Arch Surg* **135**：336-340, 2000
3) Kokudo N et al：Tailoring the type of donor hepatectomy for adult living donor liver transplantation. *Am J Transplant* **5**：1694- 1703, 2005
4) Kokudo T et al：A new formula for calculating standard liver volume for living donor liver transplantation without using body weight. *J Hepatol* **63**：848-854, 2015
5) Kokudo T et al：Pitfall of right lateral sector graft procurement：supraportal right posterior hepatic artery. *Transplantation* **96**： e89-91, 2013
6) Kawaguchi Y et al：Portal uptake function in veno-occlusive regions evaluated by real-time fluorescent imaging using indocya- nine green. *J Hepatol* **58**：247-253, 2013
7) Kawaguchi Y et al：Identification of veno-occlusive regions in a right liver graft after reconstruction of vein segments 5 and 8： Application of indocyanine green fluorescence imaging. *Liver Transpl* **19**：778-779, 2013

第五篇 肝移植

第2章

活体肝移植左半肝移植物获取（供体手术）

适应证和要点

左半肝供体相对于右半肝供体的肝脏切除量较小，只要受体需求方面条件允许，该方式是备选第一术式。左半肝根据是否包含肝中静脉（MHV）及是否包含 Spiegel 叶，移植物共有4种选择。本病例 MHV 及 Spiegel 叶均包含在移植物一侧，下面对此移植物获取进行讲解。

现病史及术前影像学检查

受体是60余岁女性患者，诊断 C 型肝硬化，伴肝细胞癌（S6单发1.8cm）。MELD 评分15分，Child-Pugh 评分8分（B 级）。受体标准肝脏体积（R-SLV）1 144ml，按照标准由于 MELD 评分 ≤ 15 分，35% 的 R-SLV 即可满足需要，计算出400g 以上的移植物可满足需要。

供体是受体的丈夫，60余岁男性，既往无特别疾病史，ICG-R15 值为 8.4%，全肝体积 1 177ml。

如果应用左半肝，预测移植物体积413ml，供体残余肝体积占总肝体积65.0%，移植物相对于 R-SLV 为36.1%，移植物满足必需体积。

另外，如果应用肝右后叶，上述测定数据分别是369ml、68.7% 和32.3%，不能满足受体必需移植物体积。如果应用 MHV 分支重建的右半肝，前述测定数据分别为766ml、35.0% 和67.2%。也能满足供体残肝体积要求及受体移植物选择要求。综上所判，选择了左半肝。

3D 模拟影像

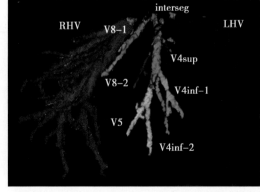
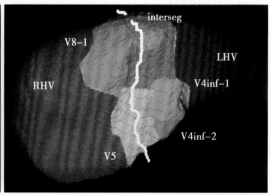

供体左半肝切除、获取

手术时间 6 小时 0 分钟 / 出血量 650ml

■ 开腹探查所见

反 L 形切口进腹，不开胸，切除第 9 肋一部分以便于显露。探查见肝脏表面平整，边缘稍钝，颜色如常，是个正常肝脏。术中超声检查（IOUS）确认管道解剖，发现在肝中、肝左静脉汇合根部水平有一支细小 V1 支，没有其他明显尾状叶静脉（caudate vein）。由于 V1 支的存在，肝静脉切断时需要注意。

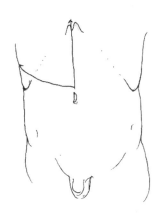
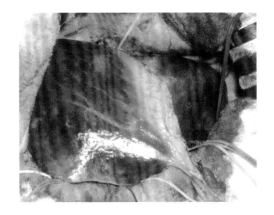

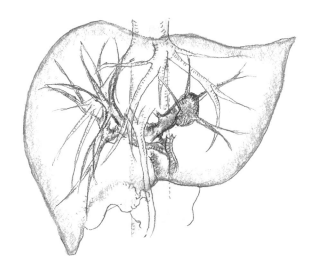

■ 左半肝的游离

术中超声引导下在下腔静脉前方放置肝脏悬吊带，切断肝脏冠状韧带、左三角韧带及可见的肝短静脉，左膈下静脉用 2-0 丝线结扎加 3-0 Ti-Cron 线缝扎处理。通常状态下会存在 1 支较大的尾状叶静脉，需要最后进行重建，但是本例不存在较大尾状叶静脉，无需重建。

第五篇　肝移植

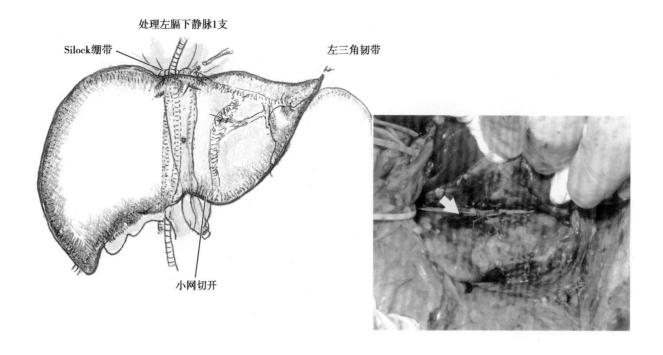

处理左膈下静脉1支

Silock绷带

左三角韧带

小网切开

肝门的处理

肝十二指肠韧带内局部注入 2% 赛罗卡因,进行胆囊切除。从胆囊管断端置入胆道造影管后,进行胆道造影,确认胆管走行。该患者为左肝管(LHD)和右肝管(RHD)2 分支型,切断左肝管,注意保留左肝管足够的长度。

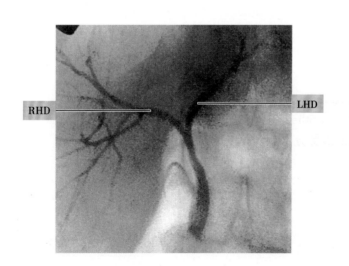

RHD

LHD

术者点评

尽早进行胆道造影以利于了解把握左、右肝管的分叉部的位置。

打开肝十二指肠韧带浆膜。解剖出肝左动脉、肝右动脉并悬吊，继续解剖出门静脉左支（LPV）和门静脉主干（MPV）并悬吊。过程中发现从 LPV 上发出 1 支 P1 分支，予以保留并 LPV 重新直接悬吊，最终因为该分支直径细小，重建困难而予以结扎处理。4 段肝动脉分支通常从肝左动脉末梢发出，但该患者术中一直没有发现和确认。

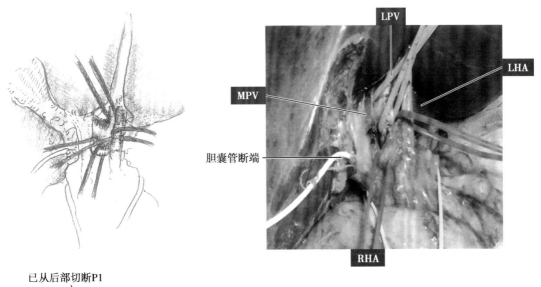

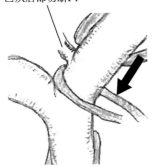

已从后部切断P1

术者点评

肝动脉解剖过程需要小心仔细，并严加保护。肝右动脉确定并轻柔悬吊，如果存在肝中动脉可以通过术前影像学检查了解其存在与否、分支多少，解剖剥离悬吊同样需要仔细轻柔并予以保护。否则存在受体手术时肝动脉不能重建的可能。

■ 肝脏离断线的确定和肝实质的离断

夹闭肝左动脉、门静脉左支，确定缺血线，标记切断线和术前影像模拟切断线几乎完全一致。肝实质离断时，首先切开尾状突，应用 Pringle 血流阻断方法，使用 CUSA 及 Harmonic FOCUS 离断肝实质。沿着 Cantlie 线推进，MHV 包含在离断线左侧，到达左肝门静脉水平后，在肝脏头侧会有较大的静脉分支流入 MHV，应用术中超声仔细确认 MHV，结扎切断这些分支。

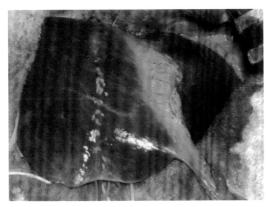

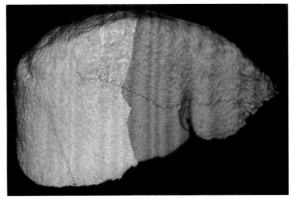

■ 胆道造影及胆管切断

　　进一步离断肝实质,显露肝门板,将原先肝门血管悬吊重置使绕于肝门板结构,形成包含左肝管的 Glisson 鞘悬吊。此时进行胆道造影,发现移植物侧胆管仅一个开口,切断胆管。该供体侧胆管断端应用 2-0 丝线结扎加 3-0 Ti-Cron 线贯穿缝合处理。

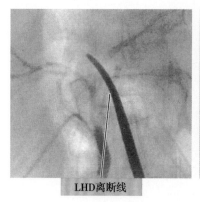

LHD离断线

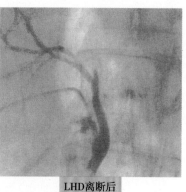

LHD离断后

> **术者点评**
> 胆管断端有时也采用连续缝合。

　　再次进行肝实质离断,结扎切断肝门板和 Spiegel 叶间的 Glisson 鞘。保留主要管道不离断,完全离断肝脏实质。肝脏血流阻断时间总计 65 分钟。

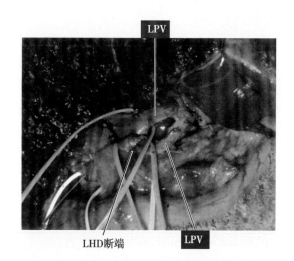

LPV

LHD断端　　LPV

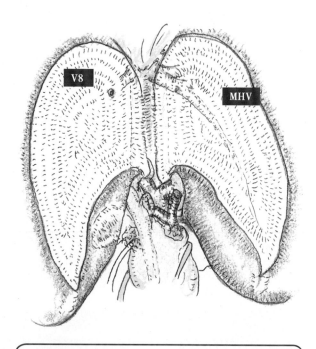

V8　　MHV

> **术者点评**
> 为了把 MHV 全部分支都切断处理好,肝实质离断过程最好靠近肝右前叶侧,离断过程要非常小心仔细,有肝中静脉紧贴肝右前叶 Glisson 鞘的病例,所以术中一定要应用超声逐一进行管道确认再进行离断。

■ 脉管处理和移植物取出

　　1. 为了防止门静脉吻合时血管扭曲，门静脉左支前壁正中 6-0 Prolene 线缝合打结标记，切断 LPV，供体侧 6-0 Prolene 线单程连续缝合。

　　2. 切断 LHA，供体侧 2-0 丝线结扎，加 3-0 Ti-Cron 贯穿缝扎。

　　3. 切断 MHV、LHV，供体侧 5-0 Prolene 线往返连续缝合。

　　移植物获取完成，移植物称重 390g。

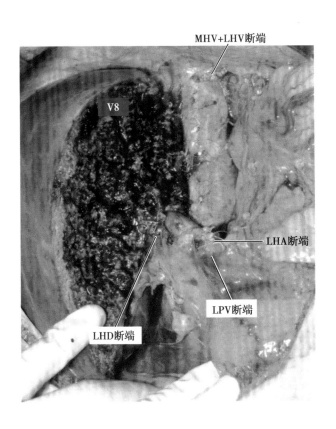

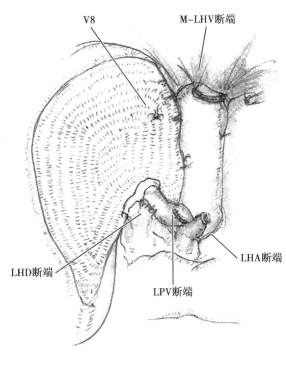

■ 关腹

　　从胆管造影管进行胆道造影，检查有无胆汁泄漏。温生理盐水 2 000ml 冲洗腹腔干净，再次确认止血满意，肝断面应用纤维蛋白胶防止出血，为防止胃排空延迟，手工幽门成型，肝脏断面放置 24 Fr 引流管，逐层关闭腹腔，4-0 Maxon 线皮内缝合，手术结束。

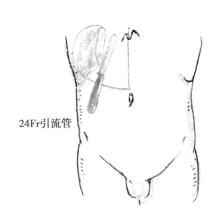

移植物获取

移植物回流后

后台移植物MHV，LHV，尾状叶静脉重建后

术后经过

术后恢复良好，无并发症，术后第 14 日出院。术后 1 个月重新工作，回归社会。

总结

活体肝移植左半肝获取仅施行 1 例。

术式要点有以下 2 点：

1）为了防止脉管损伤，术前影像学检查尽可能仔细研究，同时术中操作谨慎进行，多加保护。

2）特别是胆管切开一定要在见到胆管造影图像后，小心仔细进行。胆管切断点偏向左侧末梢侧是受体胆管并发症增加的原因，切断点靠近中间侧则容易造成供体胆管狭窄。

（冲永裕子，長田梨比人，長谷川潔）

参考文献

1）Kawasaki S et al：Preoperative measurement of segmental liver volume of donors for living related liver transplantation. *Hepatology* **18**：1115-1120, 1993

2）Akamatsu N. Kokudo N：Living liver donor selection and resection at the University of Tokyo Hospital. *Transplant Proc* **48**：998-1002, 2016

第**3**章 活体肝移植肝右后叶移植物获取（供体手术）

适应证和要点

活体肝移植右肝后叶的应用扩大了供体的选择范围，该手术方式 2001 年由本中心进行世界首例报道 [1]。其后，其他中心也应用了该技术，但是合适病例较少，加上手术难度大，报告例数较其他移植物方式少。由于该方式可以同时保证供体、受体安全，手术技术也能够达到，并且从供体角度出发可以更大可能保护供体肝脏功能，因而优于右半肝手术 [3]。下面介绍一例本中心进行的肝右后叶获取病例。肝右后叶的获取标准可以参照"手术技巧 – 肝移植①"。

现病史及术前影像学检查

受体是 40 余岁男性，诊断 B 型肝炎后肝硬化合并肝细胞癌。MELD 评分 9 分，Child-Pugh 评分 8 分（B 级）。受体标准肝脏体积（R-SLV）1 299ml，结合 MELD 评分 ≤ 15 分，必需肝脏体积至少 35% 的标准肝体积，经过计算移植物需 >455ml。

供体是受体的妻子，50 余岁女性。评估 ICG-R15 值为 6.0%，全肝体积 1 245ml，术前腹部超声发现脂肪肝，肝脏穿刺活检检查，病理诊断 25%~30% 脂肪肝。经过 1 个月的减肥训练，脂肪肝降到 5%。

如果应用左半肝，预测移植物体积 381.1ml，供体剩余肝脏 69.4%，移植物相对于受体标准肝 29.4%，不能满足必需移植物大小。

如果应用肝右后叶，移植物体积 490.5ml，供体剩余肝脏 60.6%，移植物相对于受体标准肝 37.7%，可以满足移植物需要量以及供体剩余肝脏量。

如果应用右半肝，移植物体积 864.1ml，供体剩余肝脏 30.6%，移植物相对于受体标准肝 66.5%。

综上所述，右半肝同样也可以满足需要，但是结合供体既往脂肪肝病史及术中所见，决定采用肝右后叶。

第五篇 肝 移 植

供体肝右后叶获取

手术时间 11 小时 30 分钟 / 出血量 700ml

■ **开腹探查所见**

　　沿第 9 肋间 J 字形切口进腹，同时开胸。探查见肝脏可疑脂肪肝表现，从肝脏 S3 进行肝脏活检，病理诊断脂肪肝小于 5%。

　　然后进行右半肝的游离。依次切断肝脏镰状韧带、右冠状韧带，处理右膈下静脉汇入肝右静脉的两支，切开肝肾韧带、三角韧带，游离暴露裸区，切断肾上腺和肝脏黏连。本病例没有右后下肝静脉（IRHV），仔细结扎切断肝短静脉直至肝右静脉，肝右静脉悬吊。肝实质离断时将悬吊从下腔静脉前方重置绕过肝脏进行肝脏悬吊（hanging maneuver）。

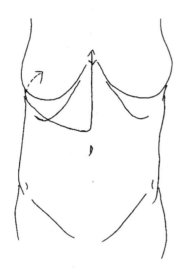

> **术者点评**
> 肝右后叶切除不一定需要进行入肝血流的全部阻断。本病例只在第一次阻断血流时应用了入肝血流全阻断，第二次及以后阻断血流时仅阻断肝动脉右前支和门静脉右支。

> **术者点评**
> 良好的视野是供体肝右后叶获取手术安全成功施行的保证，因此常常同时开腹开胸。

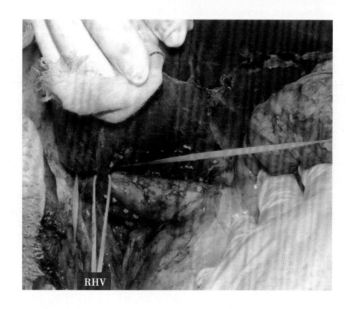

RHV

■ 肝门的操作

　　为了预防肝动脉痉挛，肝十二指肠韧带内局部注入 2% 赛罗卡因，然后进行胆囊切除，经胆囊管断端行术中胆道造影，胆道造影管插入胆总管内。术中胆道造影确认胆管解剖没有变异。

　　胆囊管背侧解剖肝右动脉和门静脉主干，分别悬吊。进一步向肝脏侧解剖出肝动脉右前支、肝动脉右后支、门静脉右前支和门静脉右后支，分别悬吊。过程中在门静脉悬吊时，从门静脉右支分出的 2 支尾状叶支需妥善结扎切断。

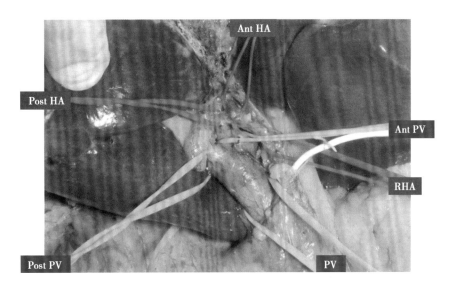

■ 肝脏离断线

　　夹闭肝动脉右前支和门静脉右前支，沿肝脏右前叶出现缺血线，右前叶、右后叶之间的缺血线左侧 1cm 作为预定离断线。

> **术者点评**
>
> 夹闭肝动脉右后支和门静脉右后支本来可以描画出缺血线。但是在该病例该时点还在考虑究竟是行右半肝获取还是肝右后叶获取，因此我们看到阻断流入肝右前叶血流而描画出的两条线。
>
> 最终选用肝右后叶的原因有以下几点：① 虽然术中肝脏活检肝脏脂肪肝 <5%，但是肉眼评估该肝脏为典型脂肪肝，保证供体的安全是首要考虑；② 胆管解剖确认切断后断端仅一个开口；③ 另外由于脉管解剖变异；④ 门静脉 3 分支型，如果应用右半肝势必需要进行移植物门静脉整形。

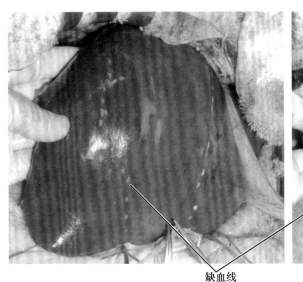

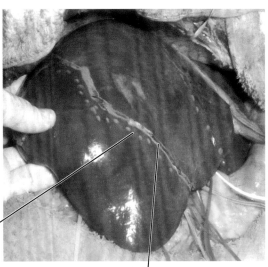

缺血线　　　　　　　　　　　　　　　　离断线

■ 肝实质的离断

Pringle 法阻断肝门,应用 CUSA 结合钳夹法进行肝实质离断。绕肝提拉法悬吊肝脏,开始沿离断线离断至断面显露出肝右静脉,然后沿肝右静脉进行离断,离断实质进行约一半时将原先右肝静脉悬吊重置至肝门板头侧(tape repositioning technique)[4],牵引该悬吊作为离断肝实质的方向指引,直到肝实质完全离断。

进行胆道造影,确认胆管右后支切断线(右下角照片,箭头处),然后切断胆管。

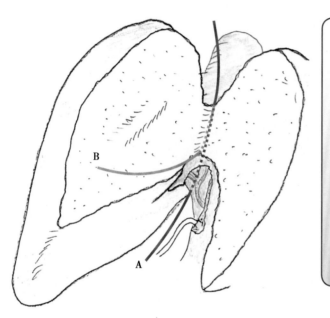

> **术者点评**
>
> 与通常的肝切除不同,切除肝的血管一直保留至最终肝离断。
>
> 应用肝脏绕肝提拉技术(liver hanging maneuver)及吊带重置技术(tape repositioning technique)可以有效展开切断断面的视野。
>
> 先用钝头钳通过肝门板背侧,将悬吊尖端 A 从肝门板背侧拉至 B。
>
> 另外,离断面出现的肝静脉分支究竟来自肝右前叶还是肝右后叶必须分清,术中超声可以看清追溯肝右静脉主干及分支,确认看到的血管属于移植物内分支,妥善处理。

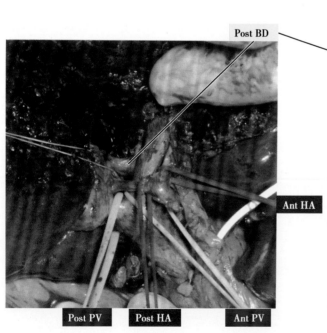

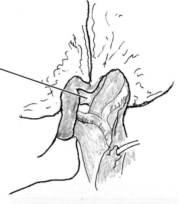

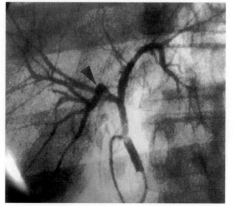

> **术者点评**
>
> 必须通过术中胆道造影确认胆道切断线。

■ 移植物取出

1. 供体侧应用血管钳,移植物侧应用哈巴狗钳切断门静脉右后支,供体侧门静脉断端 6-0 Prolene 线连续缝合关闭。

2. 供体侧肝动脉右后支应用 2-0 丝线结扎加 3-0 Ti-Cron 线贯穿缝扎后,移植物侧血管夹夹闭,切断肝动脉右后支。

3. 肝右静脉的下腔静脉侧应用 Satinsky 钳夹闭,移植物侧哈巴狗钳夹闭,切断肝右静脉取出移植肝。下腔静脉侧断端 5-0 Prolene 线连续缝合关闭。

右侧胸腔内置入 16Fr 胸腔引流管,肝断面置入 24Fr 引流管,关闭胸腹腔,手术结束。

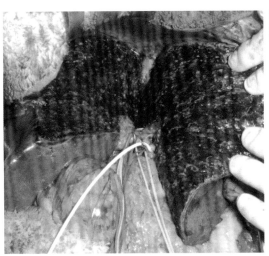
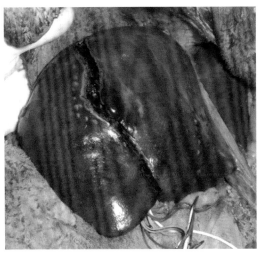

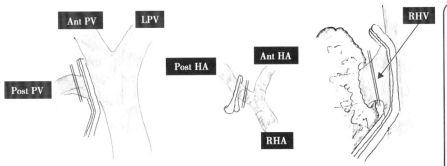

> **术者点评**
>
> 在切断右膈下静脉时,先应用血管钳扩大血管后间隙,这样一方面可以保证切断更安全进行,同时肝右静脉游离段也得以延长,获取移植物较长的肝静脉有利于受体肝静脉重建,重建缝合更方便、更牢靠。

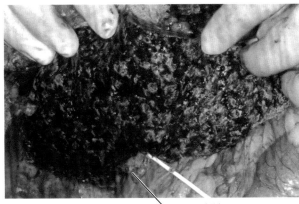

Post PV断端

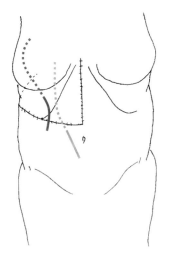

第五篇　肝移植

移植物的采取

后台处理时应用冻存的血管移植物补片行肝右静脉整形。

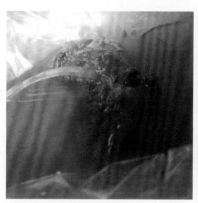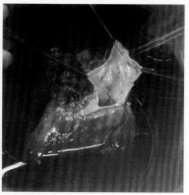

术后经过

术后经过没有什么特殊,术后第 13 日出院。

肝右后叶移植物的禁忌证

活体肝移植中的肝右后叶移植物应用需要注意以下的解剖变异[3]:

1)6 段、7 段的肝动脉需要分别重建的病例

我们中心 2 支肝动脉断端(A6/7)分别重建病例中发生 2 例肝动脉血栓形成。

2)肝动脉右后支走行于门静脉右前支背侧病例(supraportal right posterior hepatic artery)

供体肝切除过程因为不能切断门静脉右前支,过程中会造成肝动脉右后支意想不到的损伤[5]。

3)存在多支胆管断端

我们中心总计 7 例多支胆管断端病例,6 例确认发生了受体胆漏。

由于发生了以上的状况,目前我们中心将 1)、2)作为肝右后叶移植物的禁忌证,将 3)作为相对禁忌证。

总结

肝右后叶移植物获取术有以下两个要点:

1)肝脏管道解剖术前需充分了解,反复读片验证,术中充分把握,特别是动脉和胆管的解剖。胆管可以通过术前 DIC-CT(或 MRCP)评估,术中胆管造影进一步确认。

2)肝脏绕肝提拉技术和吊带重置技术非常有用。

(吉冈龍二,長田梨比人,國土典宏)

参考文献

1) Sugawara Y et al:Liver transplantation using a right lateral sector graft from a living donor to her granddaughter. *Hepatogastroenterology* **48**:261-263, 2001

2) Kokudo N et al:Tailoring the type of donor hepatectomy for adult living donor liver transplantation. *Am J Transplant* **5**:1694-1703, 2005

3) Kokudo T et al:Use of a right lateral sector graft in living donor liver transplantation is feasible, but special caution is needed with respect to liver anatomy. *Am J Transplant* **16**:1258-1265, 2016

4) Kokudo N et al:Sling suspension of the liver in donor operation:a gradual tape-repositioning technique. *Transplantation* **76**:803-807, 2003

5) Kokudo T et al:Pitfall of right lateral sector graft procurement:supraportal right posterior hepatic artery. *Transplantation* **96**:e89-91, 2013

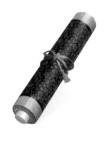

手术技巧

供体后台肝静脉重建

适应证和要点

　　活体肝移植中移植物选择标准按照"手术技巧－肝移植①"中"3D模拟影像移植物选择标准"进行。计算出肝静脉回流非闭塞区域的肝脏总体积,符合移植物选择要求,如果选择的是右半肝,那么肝右静脉(RHV)、右后下肝静脉(IRHV)、右后中肝静脉(MRHV)、V5、V8等必要时需要重建。

　　对于需要重建多支肝静脉的患者,我们中心使用冻存的静脉移植物(后面称作同种血管移植物),将供体的肝静脉整形成一个大补片式[1,2],确保重建后各支肝静脉有较大流出口径。这样的话即使以后移植物增生肥大,也不会发生吻合口狭窄。保证肝静脉不发生吻合口狭窄非常重要。移植后早期发生肝静脉狭窄,有导致移植物失功能的风险。事实上早年发生门静脉、肝动脉重建后发生肝静脉狭窄的病例不在少数[3],重新吻合或者进行修正难度很大,因此在开始时就必须引起重视[4]。

移植物的选择和肝静脉的重建计划

　　在第五篇第4章中,右半肝的肝静脉进行了重建以供参考。受体的MELD评分是8分,移植物体积必需大于受体标准肝体积(R-SLV)的35%。

　　供体是健康50余岁女性,三维模拟影像测定供体全肝体积989ml,右半肝体积620ml,占R-SLV的40.7%。预测供体残肝体积37.3%(> 30%)。如果进行RHV和V5、V8重建,移植物非淤血肝体积占R-SLV的36.3%(> 35%)。因此应用同种血管移植物以双IVC方法进行重建,加上重建右后下肝静脉IRHV预计总共需要重建4支肝静脉。

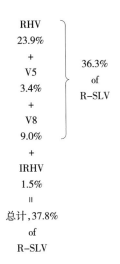

RHV
23.9%
+
V5
3.4%
+
V8
9.0%

36.3%
of
R-SLV

+
IRHV
1.5%
=
总计,37.8%
of
R-SLV

※: 右后中静脉(MRHV)回流区域占R-SLV的1.1%,回流区域较小,因此预定计划中不重建

3D模拟影像软件评估肝静脉回流区域

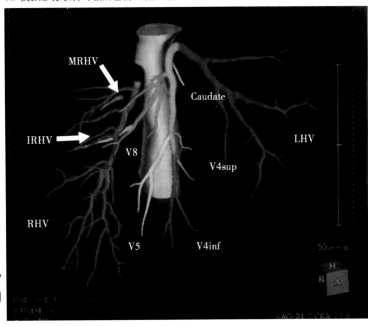

第五篇 肝移植

■ 移植物肝脏的取出和移植物的灌注

　　　　冰冻林格液制成碎冰,铺放于金属盆中,为移植物处理做准备,切取移植肝并放置于准备好的盆中,进一步移放于后台。移植肝门静脉用 16 Fr 灌洗管,冷林格液灌注,将血液洗出,然后用和移植物重量相当的 UW 液灌注保存。另外同时,同种血管移植物进行复苏解冻,去除血管表面脂肪等杂质,血管上破口或分支 6-0 Prolene 线缝合关闭。

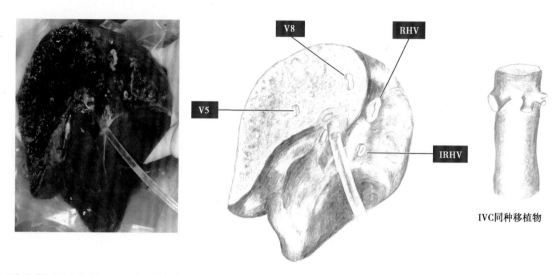

IVC同种移植物

■ 同种血管移植物处理及成型缝合

　　　　首先移植肝肝右静脉端和同种血管移植物 IVC 的肝右静脉端 6-0 Prolene 线端端缝合,继而血管移植物 IRHV 对应位置切开,将移植肝 IRHV 和切开处行类似吻合。

　　　　将大隐静脉剪成段,在移植肝 V8 断端和血管移植物 IVC 的肝中静脉断端之间搭桥,缝合妥当,同样方法将 V5 断端和血管移植物 IVC 切开小孔之间架桥,缝合妥当。

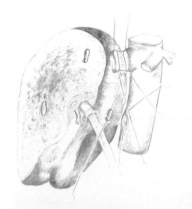

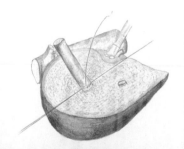

术者点评

大隐静脉血管移植物间置架桥吻合时,首先吻合移植肝离断面上的 V8 和 V5 断端,此时应用 2 定点连续缝合,半边缝合完成将金属盆 180° 旋转再吻合另外半边。离断面吻合完成之后,再进行 IVC 血管移植物(已经进行 RHV 和 IRHV 重建)端的缝合。

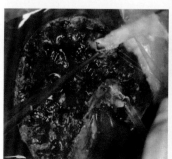

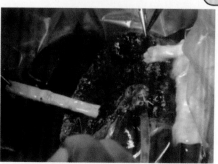

V8断端和下肢大腿静脉同种移植物的吻合　　　　V5断端和下肢大腿静脉同种移植物的吻合

■ **缝合关闭 IVC 上下端，移植肝后台处理完成**

将受体切除肝脏的门静脉脐部切开制作成一个补片，应用该补片缝合关闭 IVC 血管移植物头侧，IVC 尾侧端 6-0 Prolene 线单纯缝合关闭，后台处理手术结束。

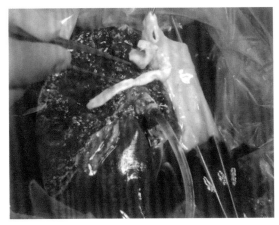

V5、V8 重建完成

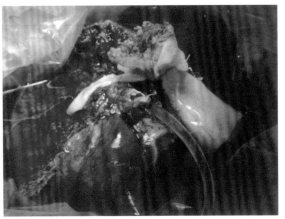

缝合闭锁 IVC 头侧的门静脉脐部补片

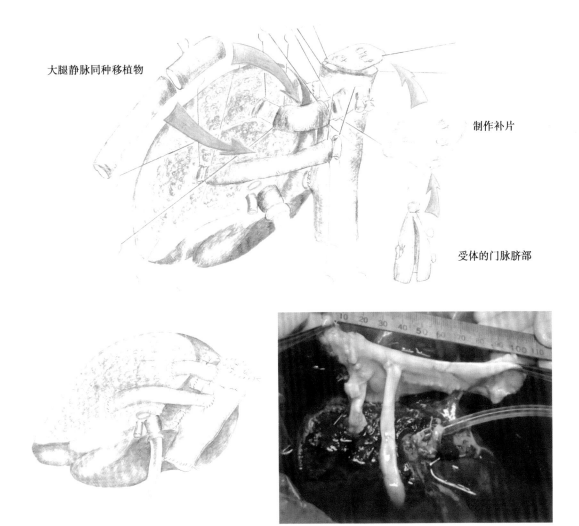

大腿静脉同种移植物

制作补片

受体的门脉脐部

同种移植物缝合完成；后台手术完成

■ **移植物植入**

　　如下图所示,受体 IVC 侧应用特制血管钳夹闭,受体 IVC、血管移植物 IVC(已移植肝流出道整形)均沿长轴方向切开 4.5cm 长切口,6-0 Prolene 线连续侧侧缝合,完成肝静脉重建。

　　其他项目参照第五篇第 4 章中"用右肝供体治疗酒精性肝硬化的活体肝移植(受体手术)"。

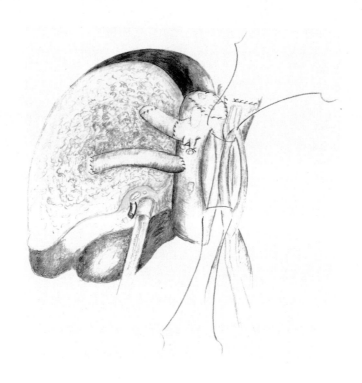

IVC 前壁补片法肝静脉重建

适用于移植肝没有右后下肝静脉（IRHV）时。应用大隐静脉同种血管移植物进行 V5 端端吻合，然后同一血管移植物和 V8 行端侧吻合，连接 V5 和 V8 的血管再与 RHV 断端缝合重建成一个共同开口（如图所示），这样就形成了一个板状化的静脉补片，共同静脉干重建了 RHV、V5 和 V8，受体 IVC 如下图打开 LHV、MHV 和 RHV 间成型为一个大开口，将移植整形的补片和该开口进行缝合，这样吻合口部位开口较大具有缓冲能力，不会发生吻合口狭窄。

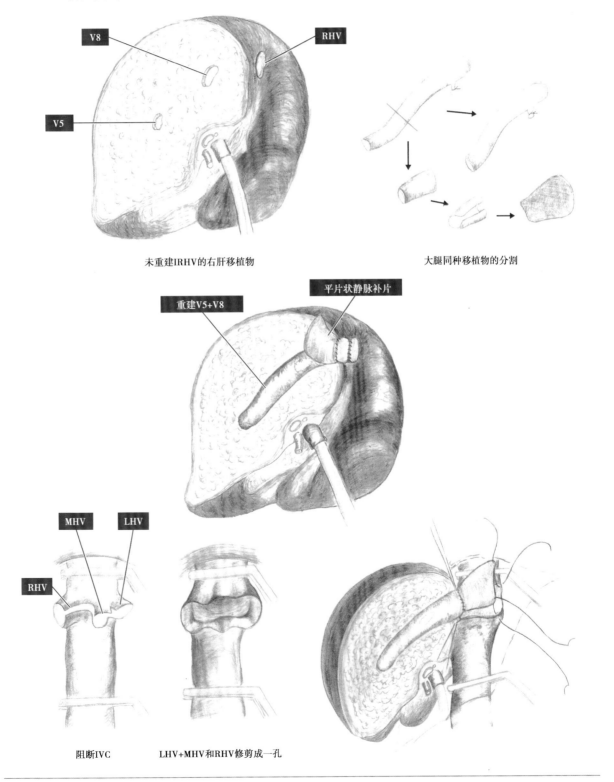

未重建IRHV的右肝移植物　　　　　　　　　　　大腿同种移植物的分割

重建V5+V8　　　平片状静脉补片

MHV　　LHV

RHV

阻断IVC　　　LHV+MHV和RHV修剪成一孔

第五篇　肝　移　植

▌左半肝加尾状叶移植物的肝静脉重建

　　左半肝移植物可以应用 LHV+MHV 共同干切开以扩大吻合口直径(如下图)。但是如果尾状叶回流静脉直径超过 5mm,就必须应用同种血管移植物与 LHV+MHV 共同干搭桥,制作成一个共同开口吻合更为方便。

　　因此,首先同种血管移植物整形成板状补片,将之在成型移植物共同通道周围连续缝合。受体 IVC 成型和右半肝移植物 IVC 前壁补片法一样成型,即 RHV、LHV 和 MHV 之间切开形成一个共同开口,这样就形成一个大口径静脉吻合,效果不错。

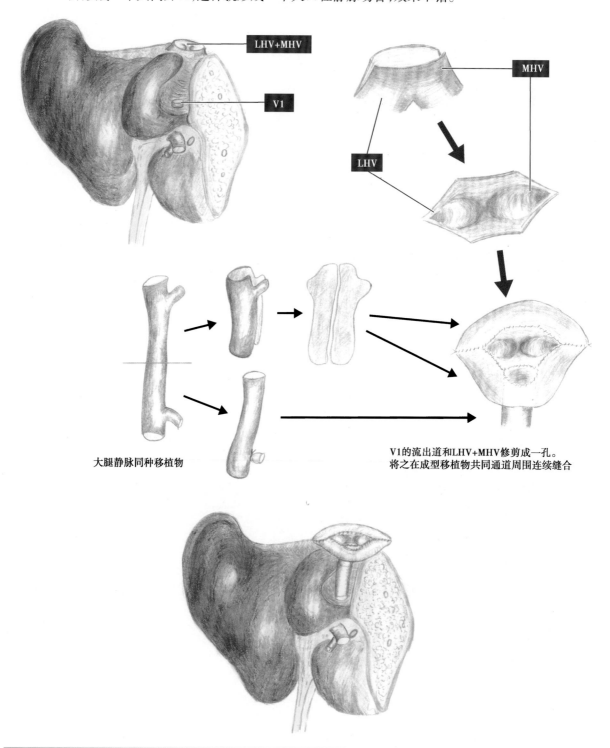

大腿静脉同种移植物

V1的流出道和LHV+MHV修剪成一孔。
将之在成型移植物共同通道周围连续缝合

总结

至此,本章节介绍了活体肝移植肝静脉成型的三种基本方法(右半肝移植物双 IVC 重建法、前壁补片重建法和左半肝移植物补片重建法)。但是,由于移植物静脉的位置、直径、同种血管移植物的直径长短都有个体差异,因此要求术者具有随机应变的能力。为了尽量缩短冷缺血时间,术前影像学模拟重建,确认肝静脉是否需要重建,根据计划重建的要求准备好需要的同种血管移植物,该步骤非常重要。

（長田梨比人，赤松延久）

参考文献

1) Sugawara Y et al：Refinement of venous reconstruction using cryopreserved veins in right liver grafts. *Liver Transplantation* **10**：541-547, 2004
2) Akamatsu N et al：Adult right living-donor liver transplantation with special reference to reconstruction of the middle hepatic vein. *Am J Transplant* **14**：2777-2787, 2014
3) Akamatsu N et al：Effects of middle hepatic vein reconstruction on right liver graft regeneration. *Transplantation* **76**：832-837, 2003
4) 菅原寧彦，國土典弘：生体肝移植における肝静脈再建の実際. 手術 **67**：1853-1861, 2013

第五篇　肝 移 植

适应证和要点

据报道[1],成人间活体肝移植,是1994年先在日本由左半肝供体开始,接着在同年也有右半肝供体移植报道[2]。适应证包括失代偿性肝硬化(病毒性肝硬化、酒精性肝硬化、自身免疫性肝硬化)、胆汁淤积性疾病(原发性硬化性胆管炎、原发性胆汁性肝硬化)、急性肝衰竭(病毒性、药物性、自身免疫性、不明原因)、肝细胞癌、Wilson症、Budd-Chiari综合征、多发性肝囊肿、家族性淀粉样物多发性神经病变(familial amyloid polyneuropathy)等[3]。

本章节将介绍用右半肝供体治疗酒精性肝硬化的活体肝移植。基于肝切除体积的观点右半肝供体对供体的创伤更大。因此,在受体体重大、MELD评分高的情况下,需要有更大体积的供肝。用右半肝供体做肝移植适应证更广。1996—2014年在本科施行的462例肝移植中,以右半肝为供肝有257例(55%),其次是左半肝供肝179例(39%),右后叶供肝有26例(6%)。

右半肝供肝移植的病例,术前MELD Score较左半肝和右后叶供肝的病例显著偏高,状态不良患者所占比例虽然很高,但长期存活率并无差异。右半肝供体捐赠者的术后血清胆红素(bilirubin)值偏高程度显著,但依据Clavien-Dindo分类的并发症,并未发现显著性差异[4]。

将捐赠者安全性视为绝对优先,针对受体的体格和状态,确保其有充分体积的肝供体的方式,透过术前模拟并详细讨论,是用右半肝为供肝移植施作的原则。

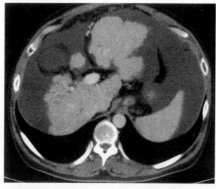

术前受体影像

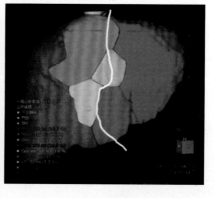

术前右半肝供肝模拟影像

现病史与术前影像

50余岁男性,从30余岁即开始几乎每天喝1L(多时1 800ml)的日本清酒,数年后即以血便主诉,就近就医,经诊断为酒精性肝硬化与食管静脉曲张、食管静脉瘤之后,做过3次食管静脉瘤结扎术。数年前开始治疗顽固性腹水,Child-Pugh分级变成C级,成为肝移植等候者。

酒精性肝硬化是不当生活习惯所造成。移植后饮酒不仅会导致预后恶化,也是违背捐赠者捐赠器官的慈善初衷。本病例经过持续6个月以上戒酒确认[5],经精神科医师确认,并承诺终生戒酒。

MELD评分有8级,受体需有标准肝脏体积(R-SLV)35%以上的供肝。左半肝供体R-SLV为24.2%,相当不足,而右半肝供肝(V5、V8、IRHV重建),非淤血肝脏体积为R-SLV 37.4%,预测捐赠者剩余肝体积有37.3%之后,决定采右半肝供肝移植。

用右半肝供肝的肝移植（双 IVC 法）

手术时间 14 小时 / 出血量 6 200ml

■ 开腹及探查所见

从全身麻醉仰卧姿势开始。经中线 J 字形切口开腹。发现肝脏明显萎缩,表面可观察到大小不等的硬化结节,是典型肝硬化表现。无癌并发、腹膜播种。此外,确认未发现肝移植禁忌证。

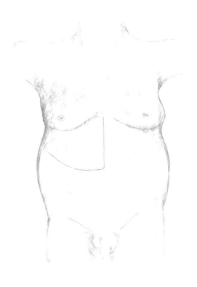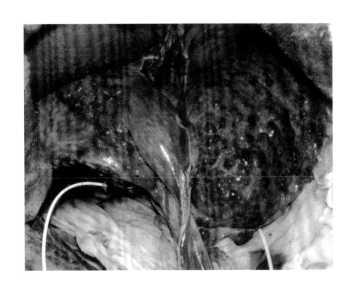

■ 胆囊切除,术中胆道造影

悬吊肝十二指肠韧带。切除胆囊,插入胆道造影管,行胆道造影。如照片所示,左右肝管分叉未观察到明显的解剖学异常。

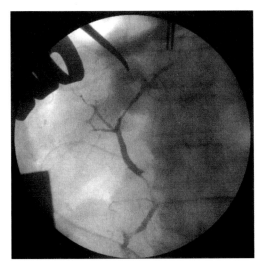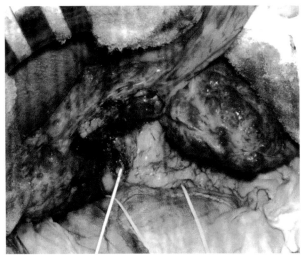

■ 切断左肝动脉、保存门脉脐部

　　肝固有动脉分出左、右肝动脉分支后，左肝动脉（LHA）又分支成 A2 和 A3。A4 是由 A3 的末梢分出。用微血管夹夹持并结扎切断 LHA。为能在重建时做静脉补片（patch），将左侧肝门静脉（LPV）从门脉脐部（UP）末梢剥离，继续处理 P2–P4 与尾状叶分支，将 LPV 从横部到根部，彻底完整的游离显露保留。

　　在此为与供体肝切取手术时间同步，暂停手术。

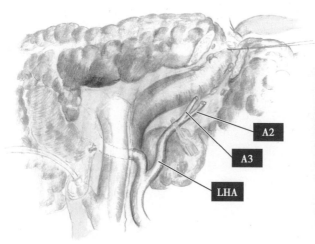
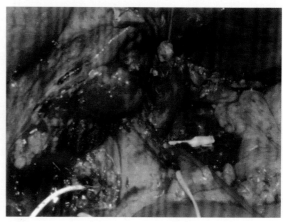

■ 右肝动脉游离结扎、肝门板剥离和保存、切断门静脉右支

　　在供体手术进行到右肝管离断时，重新展开受体手术。

　　在肝十二指肠韧带钳夹 Fogarty 钳，实施第一肝门阻断。确认右肝动脉（RHA）在肝门板右侧，并识别右前、右后分支后，用微血管夹在右前、右后分叉处阻断钳夹，结扎离断。

　　肝门板是从左侧锐性剥离，左右胆管也分别剥离到二级分支。尽可能往肝内锐性分离。肝门板在完全游离的状态下，在右前、右后分叉处近端，将门脉右支（RPV）结扎离断。

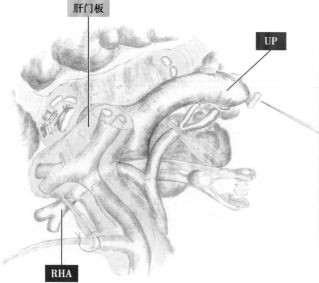
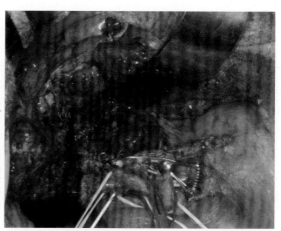

> **术者点评**
> 考虑胆道重建，不从胆管后面剥离 RHA，保证肝门板内胆管周围有良好血液循环。

■ 肝脏游离、肝静脉游离离断和病肝切除

　　1. 游离切断肝镰状韧带、右冠状韧带、右三角韧带、左冠状韧带、左三角韧带。

　　2. 从病肝右侧开始游离。由于硬化肝有显著萎缩，故手术视野良好。悬吊右肝静脉，用 Endo GIA vascular stapler 60mm 自动缝合器离断。处理肝短静脉，逐渐将下腔静脉与肝脏分离。将 2 根尾叶静脉（caudate vein）结扎离断。

　　3. 移至左侧操作，将 Spiegel 叶从下腔静脉（IVC）游离。将 Arantius 管结扎离断。将左肝静脉（LHV）和中肝静脉（MHV）在其共干处悬吊，上血管阻断钳后离断，完成病肝切除。

　　4. 因计划用双 IVC 法做肝静脉重建，以 4-0 Ti-Cron 线往返连续缝合 MHV+LHV，将其封闭。

右肝静脉离断

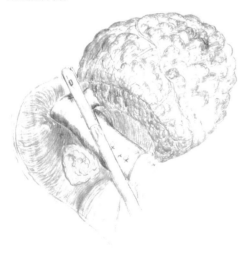

左肝游离、左肝静脉显露保留

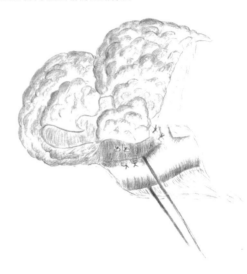

全肝摘除完成

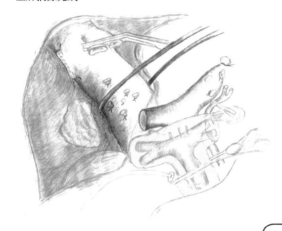

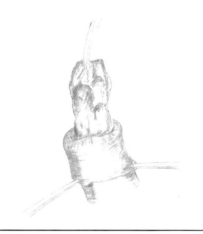

术者点评

供肝无右后肝静脉（IRHV）存在，或不能重建的病例中，是采用 IVC 前壁补片法重建。此时，为在受体肝静脉断端形成大口径，断端用血管钳子夹住即可，不需缝合封闭。

■ 门脉血栓摘除

　　通过术前 CT 得知的门脉血栓，用 eversion thrombectomy 技术即可摘除。

第五篇　肝 移 植

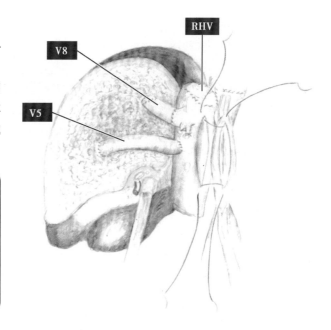

■ 用双 IVC 法做肝静脉重建

将肝静脉整形(参见"手术技巧 – 肝移植②")完毕的供体植入。

用 5-0 Prolene 线将受体 IVC,与已经和供肝重建后的冷冻保存尸体 IVC,如左图示行侧侧吻合,用双 IVC 法重建。

> **术者点评**
> 伴随术后供肝增大,为防止流出道梗阻,要使吻合部能变成一个大的储存囊。本科用上述双 IVC 法与 IVC 前壁补缀(patch)法做整形(参见"手术技巧 – 肝移植②")。

■ 门静脉重建

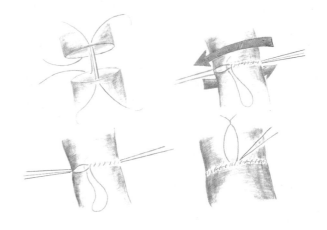

将受体 RPV 和供肝 RPV 端端吻合。排除血管腔内的空气,使之胀大,预留生长因子并结扎打结。全身投予甲基强的松龙 20mg/kg,以缓解缺血再灌注损伤。血液重新开始循环,解除热缺血状态后,立即确认门静脉和肝静脉血流多普勒波形。

> **术者点评**
> 在前壁中点先穿 1 针牵引线,接着牵引线穿过后壁中点。用 6-0 Prolene 线从前壁中点连续缝合,在超过牵引线处,将门静脉翻转,缝合剩下部分。

■ 肝动脉重建

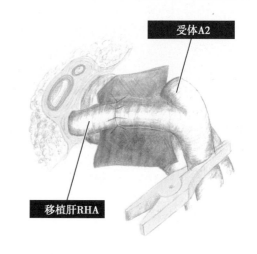

委托整形外科医师,在显微镜下用 8-0 尼龙线将供体的 RHA 和受体 A3 端端吻合,完毕后立即确认动门脉、肝静脉的血流。之后将吻合未使用的受体肝动脉断端结扎。

> **术者点评**
> 移植外科医师坐在整形外科医师对面,共享显微镜视野。作为助手,把持组织或冲洗等,并在同时,随时注意动脉吻合中的供肝状态。

■ 胆管整形

　　供体胆管断端有右肝管和尾状叶胆管 2 个孔。两者十分接近,故如右图所示,用 6–0 PDS 线轻靠将间隙缝合,使之变成 1 个孔。

　　对于保留的肝门板,为达到止血和细小尾状叶胆管能确实封闭的目的,用 6–0 PDS 线如右图所示,8 字交叉缝合。

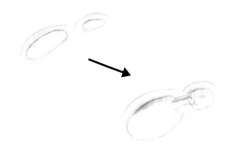

■ 胆管吻合

　　肝门板修边,将左右肝管也变成 1 个孔。

　　从左肝管断端开始,插入 4Fr 原子管作为胆管内支架,用 6–0 PDS 线做胆管端端吻合。

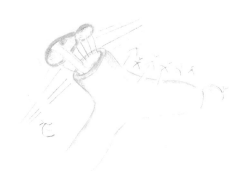

> **术者点评**
> 用双头针挂缝胆管后壁内外,让后壁打结于胆管外,防止术后狭窄、结石等问题。

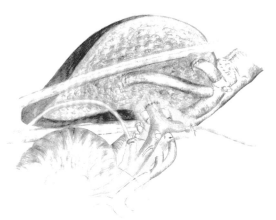

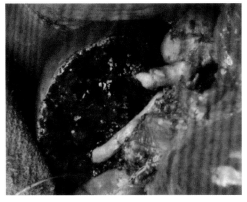

■ 留置引流管、关闭腹腔

　　做胆道造影,确认吻合口形态,有无漏胆汁。胆囊管断端的 IOC 管,更换成 4Fr 原子管,套入至空肠起始部,作为术后经肠营养途径。用 2 000ml 的生理食盐水清洗,在肝离断面、Winslow 孔、Douglas 窝中,留置 10mm 的 Clio Drain 引流管,逐层关闭伤口手术结束。

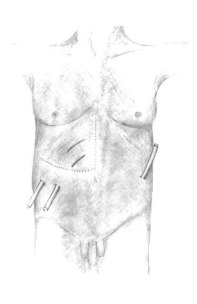

> **术者点评**
> 引流管留置或关腹缝线的结扎,有可能在供体周围形成扭转或变形,一旦发生会非常危险。应多次仔细确认血流,不得大意。

病理诊断

在病理学上,符合再生结节显著的肝硬化(F4Al-2 程度)状态,脂肪化或 Mallory 小体不明显,与酒精性肝硬化并不矛盾。

未发现肿瘤性病变。

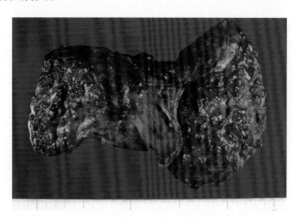

术后经过

无严重并发症,第 30 天顺利出院。

出院后 9 个月复查无严重并发症。

总结

针对酒精性肝硬化,用右半肝供肝做活体肝移植示例。

手术步骤重点有以下 4 点:

1)动脉剥离至二级分支,保存门静脉脐部的门静脉游离,由将肝门板剥离至接近胆管二级分支,以扩大重建自由度的方式做肝门处理。

2)充分考虑伴随供肝增大可能出现的流出道障碍,使用冷冻保存尸体静脉,在肝静脉重建后,将肝静脉整形成具有较大储存功能的囊状。

3)为防止胆道重建并发症,注意对肝门板血流的保留,保存胆管周围神经丛(paracholedochal plexus)。

4)血管、胆道重建后,在各操作环节中以术中超音波确认血流,放置引流管,注意避免在关腹时发生意外的问题。

兼顾供体的安全性和充分满足受体的供肝大小至关重要。

(長田梨比人,赤松延久)

参考文献

1)Hashikura Y et al:Successful living-related partial liver transplantation to an adult patient. *Lancet* **343**:1233-1234, 1994

2)Yamaoka Y et al:Liver transplantation using a right lobe graft from living related donor. *Transplantation* **57**:1127-1130, 1994

3)Umeshita K et al:Liver transplantation in Japan-Registry by the Japanese Liver Transplantation Society. *Hepatol Res* **46**:1171-1186, 2016

4)Akamatsu N, Kokudo N:Living liver donor selection and resection at the University of Tokyo hospital. *Transplant Proc* **48**:998-1002, 2014

5)Kawaguchi Y et al:Role of 6-month abstinence rule in living donor liver transplantation for patients with alcoholic liver disease. *Hepatol Res* **43**:1169-1174, 2013

第5章 用左半肝供体治疗原发性硬化胆管炎的活体肝移植（受体手术）

适应证和要点

左半肝供肝始于儿童活体肝移植，之后才扩及至成人[1]，由于有供体肝脏容积过小的问题，成人肝移植使用右肝供体居多。然而，近年来随着围手术期管理技术进步，移植成绩也逐步提升，左半肝供肝的成人活体间移植被重新评估。

左半肝供肝一般是指包含中肝静脉的左半肝供肝（所谓的扩大左半肝），但也有包含尾状叶的左半肝供肝或[2]，不含中肝静脉的左半肝供肝的选择。我们通过计算移植肝脏容积，若MELD（model for end-stage liver disease）评分在15分以下，为受体标准肝脏体积的35%以上，MELD评分16分以上，是受体标准肝脏体积的40%以上，以左半肝供体作为第一选择[3]。

成人活体肝移植中，移植肝再生，肝容积会增大。为避免因再生后的位移或压迫，使肝静脉狭窄，以确保吻合口径的方式做肝静脉重建很重要。

病例病史与术前影像

20岁女性。伴有上腹疼痛的肝功能障碍，做内视镜下逆行性胆管造影，发现从左肝管、右肝管和胆囊管的三管汇流部开始，肝门部的高位胆管狭窄。肝活检在小叶间胆管周围发现洋葱皮样（onion-like appearance）的纤维化，诊断为原发性硬化性胆管炎。

针对胆管炎，反复使用抗生素和做内镜下胆道引流。治疗过程中，食管静脉瘤破裂，做内镜下食管静脉瘤结扎术后，伴随原发性硬化性胆管炎，逐渐演变成肝硬化、肝衰竭、黄疸恶化，经介绍至本机构就诊，希望能做活体肝移植。

总胆红素值18.2mg/dl，血清白蛋白（albumin）值2.5g/dl，凝血酶原（prothrombin）活性70%，腹水少量，Child-Pugh评分11分，MELD评分20分。CT显示肝脏明显肿大，局部肝内胆管轻度扩张。脾脏已形成脾肾分流侧支循环通路。

含三管汇流部在内的高度多发胆管狭窄

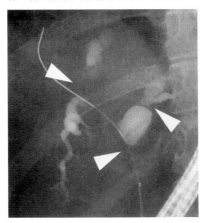

明显肝肿大及脾肿大

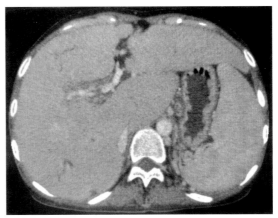

不包含尾状叶的左半肝供肝活体肝移植

手术时间 12 小时 30 分／出血量 3 410ml

■ **开腹探查所见**

全身麻醉下,采仰卧位开始手术。从上腹部正中切口入腹。确认无禁忌证。右侧开到腹直肌外缘。肝肿大且表面略显不平整,肝边缘钝化。应无其他癌并发或腹膜播种。中等量腹水,提取部分腹水作培养后,吸出腹水。

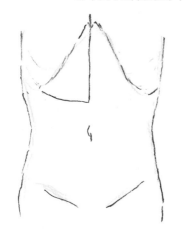 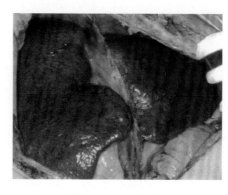 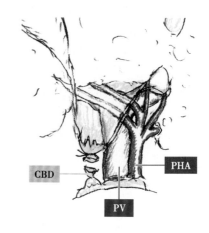

■ **肝门板剥离**

1. 切除胆囊,做胆道造影,确认胆道走行无异常。

2. 从肝十二指肠韧带的左侧浆膜开始剥离。首先是固有肝动脉(PHA),接着将左肝动脉(LHA)悬吊,再进一步在末梢剥离到 A2 和 A3 分离处。本病例是诊断为原发性硬化性胆管炎,胆道重建方法为胆管空肠吻合,将胆总管(CBD)在胰腺上缘附近做双重结扎后离断。

3. A4 是从右肝动脉前区支(Ant HA)开始分叉,逐一单独剥离夹闭后,结扎离断。右肝动脉(RHA)悬吊,将其背侧的组织剥离到门静脉(PV)的前面。注意避免 PV 损伤,一面在 CBD 上悬吊。

4. 将 PV 主干剥离并悬吊。左侧肝门静脉(LPV),门静脉脐部有作为血管移植肝使用的可能性,故将肝圆韧带每一 PV 脐部分支从肝门剥离,将 P2、P3、P4 分别结扎离断,如下图所示的 PV 从肝门剥离的状态。

5. A2 与 A3 用 clamp 夹住后离断,为和供肝手术进行状况同步,暂时等待。为避免延长受体无肝期,RHA 和 PV 开放静置。

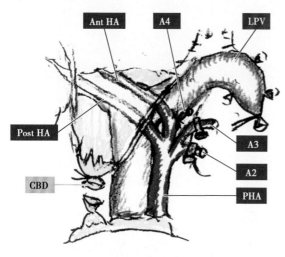 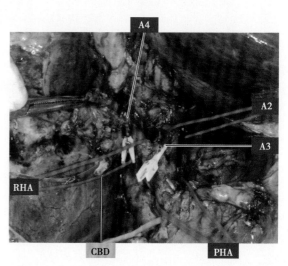

■ 病肝切除

1. 在供体手术进行到胆管离断时，重新开始受体的手术。

2. 在视野不佳处，用无创止血夹（bulldog），夹住 RHA 与 RPV 后离断。经由以上操作进入入肝血流阻断期。

3. 将肝镰状韧带、右冠状韧带、右三角韧带、左冠状韧带剥离。左三角韧带游离离断。使右肝裸区显露。从肝下腔静脉尾侧将肝短静脉结扎离断，使下腔静脉（IVC）前面扩大露出。将右下腔静脉韧带结扎离断，使右肝静脉（RHV）充分露出之后，悬吊。在左右 2 根膈静脉根部结扎离断。

4. 将左肝静脉（LHV）和中肝静脉（MHV）的共干整形为一孔，连同 RHV 也整形成一孔，和供体肝静脉吻合。本病例中，LHV 和 MHV 共干整成 1 孔处，获得相符吻合口径的可能性很高，用 4-0 Ti-Cron 双头针连续缝合，并不需要与 RHV 再整形。

5. 将 MHV 和 LHV 共干用血管阻断钳夹住，将肝静脉离断，全肝摘出。

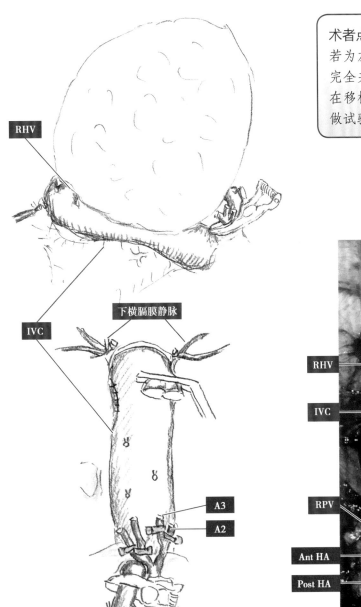

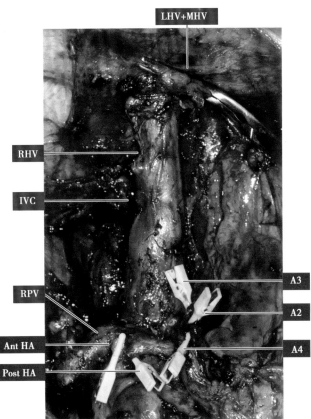

> **术者点评**
>
> 若为左半肝供肝，在静脉重建时，必须将 IVC 完全夹闭，故要将 IVC 背侧完全游离。此外，在移植物植入之前，尽量和麻醉科医师沟通，做试验性 IVC clump，确认血压是否稳定。

第五篇　肝　移　植

■ 在后台做左半肝肝静脉整形

　　确认供肝的肝静脉为如图所示的 LHV 和 MHV，MHV 有裂静脉汇入。切开供体的 MHV 和 LHV 间的隔壁，用 6-0 Prolene 线 4 针整形。再分别在 LHV 和 MHV 的外侧缘切开 3mm 进入，制作更大的开口部。

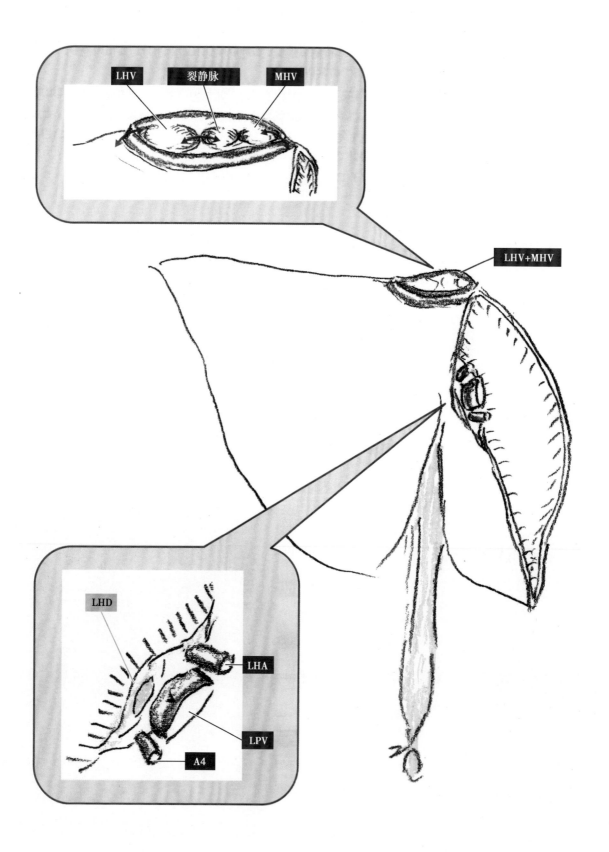

■ 使用自体移植血管补片(homograft)的 LHV 开口部整形

　　将 IVC／两侧髂总静脉的冷冻保存静脉，纵向切开后分成 2 片，将 LHV 和 MHV 周围围成衣领状，制作大的开口部。用 6-0 Prolene 线缝合。内径 2cm 的 LHD 和 MHV 在自体移植血管补片吻合后，内径扩大成 4.5cm。

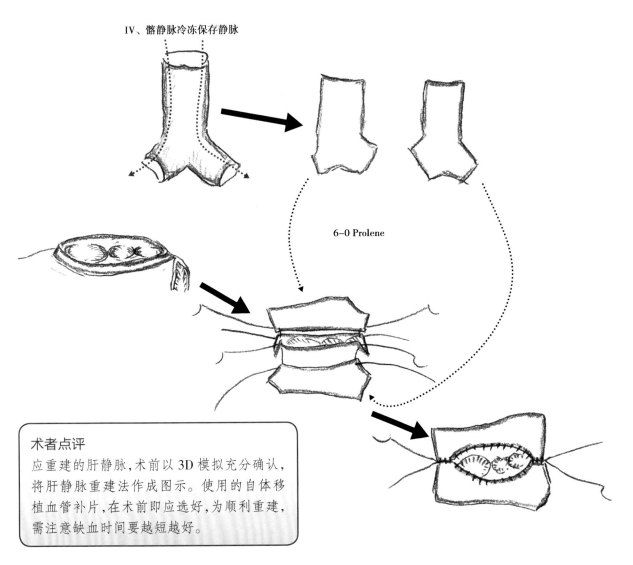

IV、髂静脉冷冻保存静脉

6-0 Prolene

术者点评

应重建的肝静脉，术前以 3D 模拟充分确认，将肝静脉重建法作成图示。使用的自体移植血管补片，在术前即应选好，为顺利重建，需注意缺血时间要越短越好。

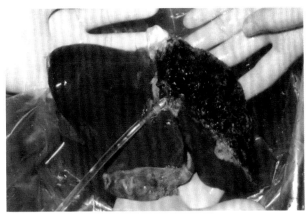

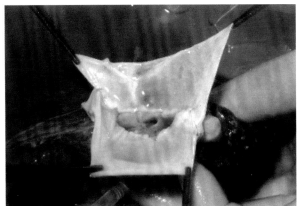

■ 肝静脉重建

　　1. 供肝搬运到受体手术室,保持随时供使用的状态。

　　2. 受体的 IVC 如下图所示,钳夹住肝静脉断端上方和下方的 IVC,确认血压下降等变化在容许范围内。

　　3. 将 LHV+MHV 共干开口部隔壁剪开,变成一个大孔。

　　4. 供肝由保存液中取出,做肝静脉重建。一开始用 5-0 Prolene 线连续缝合吻合口两端,先以腔内缝合法将后壁吻合。

　　5. 接着,在吻合口左侧端,用 5-0 Prolene 线追加一针,连续缝合前壁,按 over and over 要领吻合。吻合前壁,与此同时从供肝的门静脉,将相当于供体重量温度约 0℃的乳酸林格液输入(由肝静脉吻合口流出),以充分冲洗保存液(University of Wisconsin 液)。

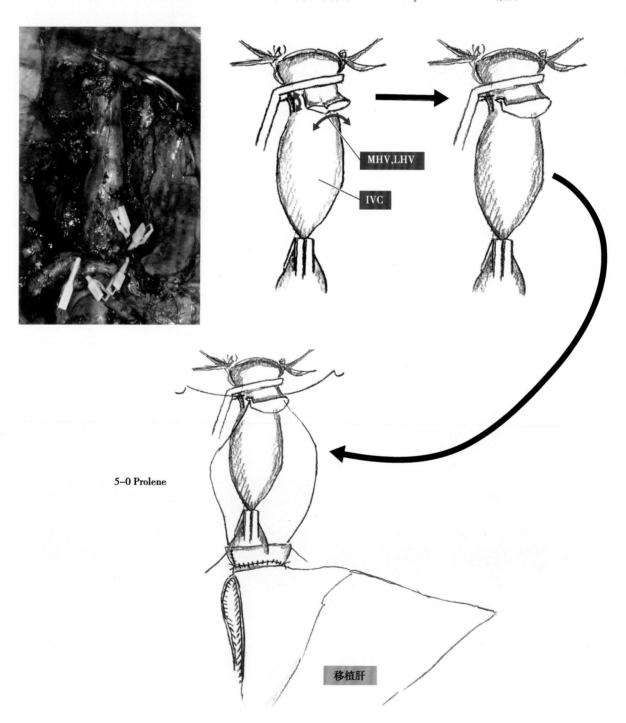

MHV,LHV

IVC

5-0 Prolene

移植肝

■ 门静脉吻合

　　受体的 LPV 在左右分叉部附近离断。将供体门脉前壁标记,和受体门脉前壁标记(6-0 Prolene 线)对准,用 6-0 Prolene 线将供体的 LPV 和受体的 LPV 连续缝合,使其端端吻合(intraluminal method)。吻合结束前,将 IVC 夹谨慎松开,确认来自 PV 的回流,将 PV 内的空气排出,一面结束 PV 吻合,最后留足够的"生长因子"后打结。

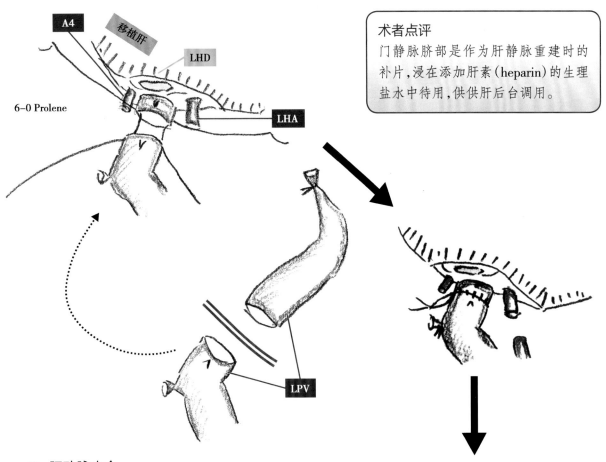

> **术者点评**
> 门静脉脐部是作为肝静脉重建时的补片,浸在添加肝素(heparin)的生理盐水中待用,供供肝后台调用。

■ 肝动脉吻合

　　在显微镜下,将供体肝的 A2 和供肝的左肝动脉,用 8-0 Nylon 线 9 针间断缝合吻合。吻合是由整形外科医师实施。LHA 重建之后,也应观察来自供肝 A2 的回流,做术中超音检查时肝内 A2 动脉血流十足,结扎 A3 和 RHA。

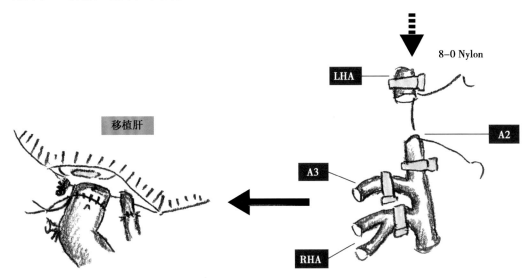

■ **胆道重建**

　　供肝胆管断端是左肝管的 1 个孔。制作距 Treitz 韧带约 20cm 的空肠上提。以 5-0 PDS 线做间断缝合,行胆管空肠吻合(共 17 针)。针按左右分别是外线与支撑线,其他按下图顺序,后壁为内线、前壁是外线。吻合口上不留置支架。之后,进行空肠 – 空肠吻合,肠韧带的间隙全部缝合封闭。

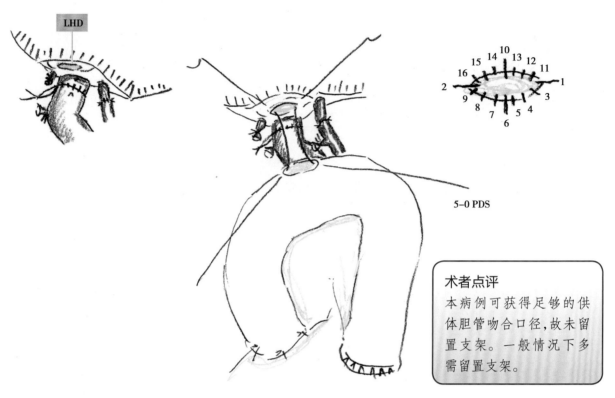

5-0 PDS

> **术者点评**
> 本病例可获得足够的供体胆管吻合口径,故未留置支架。一般情况下多需留置支架。

■ **置入引流管、关腹**

　　1. 因肝移植前存在肝衰竭,凝固时间延长,血小板也减少。在关腹前仔细观察是否有出血情况。

　　2. 行多普勒超音波检查,确认动脉、门静脉、肝静脉的血流充分。用约 2 000ml 的生理盐水清洗腹腔。

　　3. 将纤维蛋白胶胶涂布于肝断面。

　　4. 从腹壁引出 1 根空肠造瘘管和 3 根引流管(留置在肝断面和 Douglas 窝)。分层缝合腹壁,即结束手术。

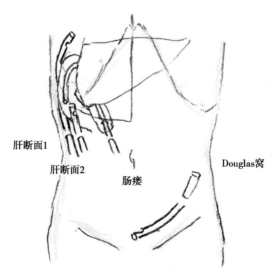

肝断面1

肝断面2

肠瘘

Douglas窝

病理诊断

硬化性胆管炎。

肝门部开始,左右肝管较粗的胆管发炎特别明显,可看到上皮细胞脱落或嗜中性粒细胞混杂的炎症细胞,组织细胞和多核巨细胞出现的肉芽肿或者黄色肉芽肿炎症。局部胆管中有炎症或伴随周围纤维化而致内腔狭窄。符合硬化性胆管炎表现。

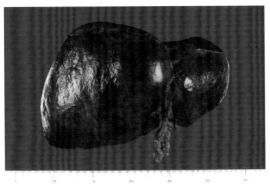 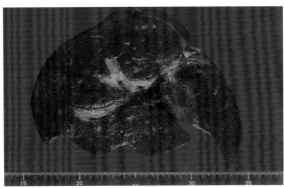

术后经过

在住院第 11 天诊断出急性排斥,做过 1 次激素冲击治疗。此外,感染巨细胞病毒（cytomegalovirus）,予病毒药即改善。但随着抗病毒药的使用,出现骨髓抑制,需给予白细胞生成激素制剂。术后 2 个月左右,并发胆管炎,在照 CT 时,诊断出胆管空肠吻合部狭窄,在双囊小肠内视镜下,透过在吻合部留置支架即改善。住院第 84 天出院。

虽然之后需定期更换胆管支架,但术后 1 年情况良好。

总结

用左半肝作为供肝的活体肝移植技术,是(包括儿童在内)成人活体肝移植手术中,历史最悠久的基本技术。

手术步骤的重点包括以下 3 点：

1)通过将受体的 MHV 和 LHV 的开口处局部切开整形,确保更宽的吻合口径。

2)设法在后台将供肝的 MHV 和 LHV 整形,以获得充分的流出道。

3)原发性硬化性胆管炎的肝移植,离断胆管需保证肝门剥离时视野良好。另外,要进行胆管空肠吻合,但若发生缝合不全,形成肠漏,可导致肝动脉血栓闭塞或肝动脉瘤破裂等,后果严重,需加以注意。

（金子顺一，佐藤祐充，小林光助）

参考文献

1) Hashikura Y et al：Successful living-related partial liver transplantation to an adult patient. *Lancet* **343**：1233-1234, 1994
2) Takayama T et al：Living-related transplantation of left plus caudate lobe. *J Am Coll Surg* **190**：635-638, 2000
3) Kokudo N et al：Tailoring the type of donor hepatectomy for adult living donor liver transplantation. *Am J Transplant* **5**：1694-1703, 2005

第五篇　肝移植

第6章

用右肝供体治疗 Budd–Chiari 综合征的活体肝移植（受体手术）

适应证和要点

因肝静脉主干或者肝部下腔静脉（IVC）闭塞或狭窄，演变成门脉压亢进症之综合征，称为 Budd–Chiari 综合征。肝部 IVC 闭塞，尤其是膜性阻塞，导致发病例术重多。日本患病率为每 100 万人有 2.4 人的罕见疾病中，根据全国统计资料，89% 伴有 IVC 闭塞，肝部 IVC 膜性阻塞比例高达 53%，只有肝静脉阻塞比例为 5%，很低[1,2]。采用抗凝药或对狭窄部位做经皮血管整形术、扩张术、支架留置术等。若肝衰竭进展，出现难治性腹水或食管静脉瘤破裂、脑病变，即为肝移植适应证[3]。

Budd–Chiari 综合征，因原病或前治疗，可能肝静脉或 IVC 中伴有严重炎症，在全肝摘出时，应慎重确保肝静脉和 IVC。困难情况需考虑心包开放，需和胸部外科联合手术。此外，在静脉重建前，充分观察 IVC 内部，判断是否存在膜性阻塞很重要。

现病史和术前影像学表现

30 余岁男性。3 年前在职体检时，查出肝功能障碍，1 年前以腹部胀满感为主诉，就近就医，照 CT 可看到右肝静脉（RHV）闭塞和肝肿大，经诊断为 Budd–Chiari 综合征。本次针对食管静脉静脉瘤破裂，做内视镜静脉瘤结扎术。之后，肝功能恶化和门脉高压进展，为做活体肝移植而到本科就诊。既往病史包括幼儿期喘息，11 年前有原因不明的大腿部血栓症。术前无肝性脑病，腹水少量，总胆红素值 4.1mg/dl，血清白蛋白值 3.6g/dl，凝血酶原活性 64.0%，Child–Pugh 评分 9 分。MELD 评分 13 分。CT 造影可看到多数增生性结节，全肝容积 3 426ml，明显肿大。肝右、中静脉不清楚，观察到肝部 IVC 狭窄。并有少量腹水、食管静脉瘤和脐旁静脉扩张，离肝性门脉侧支循环通路发达。

多发增生性结节及肝肿大

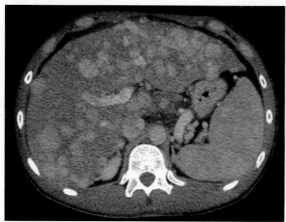

肝部 IVC 狭窄及右、中肝静脉不清楚

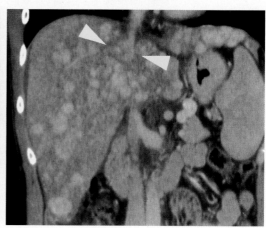

用右肝供体之活体肝移植（双 IVC 法）

手术时间 11 小时 20 分 / 出血量 5 350ml

■ 开腹探查所见

全身麻醉下，采仰卧位开始手术。上腹部正中开腹。确认无恶性肿瘤等禁忌证。右侧剖腹到腹直肌外缘。肝明显肿大，黄疸致肝表不平整。应无其他癌症并发或腹膜播种。腹水为中等量，提出做部分培养后，抽吸。本患者为 Budd-Chiari 综合征，为能安全进入肝后 IVC，追加右侧开胸。

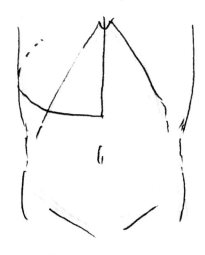
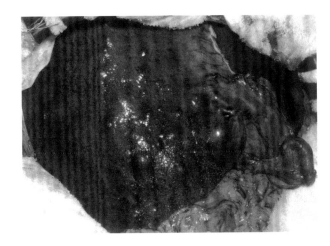

■ 肝门板剥离

1. 切除胆囊，插入胆道造影用管，做胆道造影。确认无胆道病变或走行异常。

2. 自肝十二指肠韧带左侧浆膜开始剥离。先游离显露肝固有动脉（PHA），接着将左肝动脉（LHA）悬吊，再将 A2 和 A3 剥离至末梢悬吊。另外，A4 也剥离、夹住后离断。

3. 右肝动脉（RHA）悬吊，将其背侧组织剥离到门脉（PV）前面。注意避免 PV 的损伤，一面悬吊胆总管（CBD）。

4. 悬吊 PV 主干，在左侧肝门静脉（LPV）的水平部悬吊。为减低出血量，没有剥离 PV 脐部，待全肝切除后再做。

5. 将 LHA 与 A4 夹住后离断，配合供体手术进行状况暂停等待。

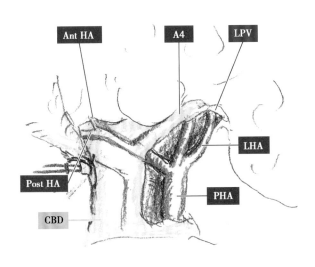
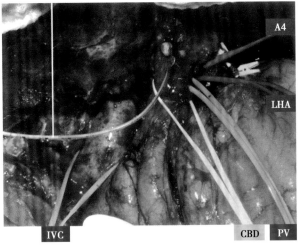

胆道造影用引流管

■ 病肝切除

1. 供体胆管离断结束时,重新开始受体的手术。

2. 在 LPV 水平部双重结扎后离断。本病例如前述,PV 脐部是在病肝切除后再取出,设法减低出血量。

3. 在视野变佳时,将肝门板从左肝门开始向右剥离,用 Bulldog 钳将 RHA 与 RPV 近端夹住后离断,进入无肝期。

4. 游离切断肝镰状韧带、右冠状韧带、右三角韧带、左冠状韧带和左三角韧带。左三角韧带则结扎离断。游离右肝裸区。从肝 IVC 尾侧将肝短静脉(SHV)结扎离断,使 RHV、IVC 前面逐渐显露。将右后肝静脉(IRHV)离断。因为是 Budd-Chiari 综合征,RHV 周围存在炎症,需谨慎剥离并悬吊。结扎离断右下腔静脉韧带。使 IRHV 充分显露之后,结扎离断。为使 IVC 在肝静脉吻合时充分显露,将左右膈静脉从根部结扎离断。

5. 用血管钳将中肝静脉(MHV)和 LHV 的共干夹住,分别离断,将全肝摘出。

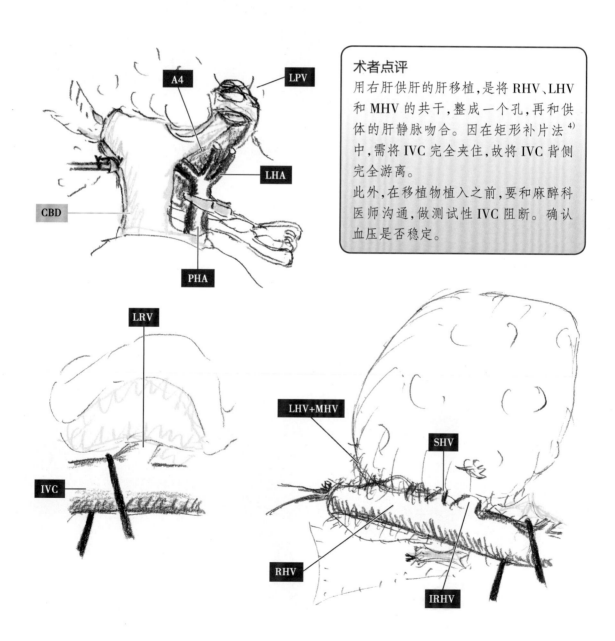

术者点评

用右肝供肝的肝移植,是将 RHV、LHV 和 MHV 的共干,整成一个孔,再和供体的肝静脉吻合。因在矩形补片法[4] 中,需将 IVC 完全夹住,故将 IVC 背侧完全游离。

此外,在移植物植入之前,要和麻醉科医师沟通,做测试性 IVC 阻断。确认血压是否稳定。

■ 用同种移植肝的右半肝供体的肝静脉重建

　　在后台将从供体切取的右半肝供体,做灌洗之后,重建肝静脉。肝静脉如下图所示,有
V5 和 V8、RHV、MRHV 和 IRHV（2 孔）。因供体的 MRHV 和 IRHV（2 孔）接近,各静脉间分别
用 6-0 Prolene 线整形,整成 1 个孔。将冷冻保存静脉（大隐静脉）和 V5 与 V8 吻合,和将另
一条冷冻保存静脉（IVC）与合为 1 孔的 MRHV 与 IRHV 吻合,接着和 RHV 吻合。

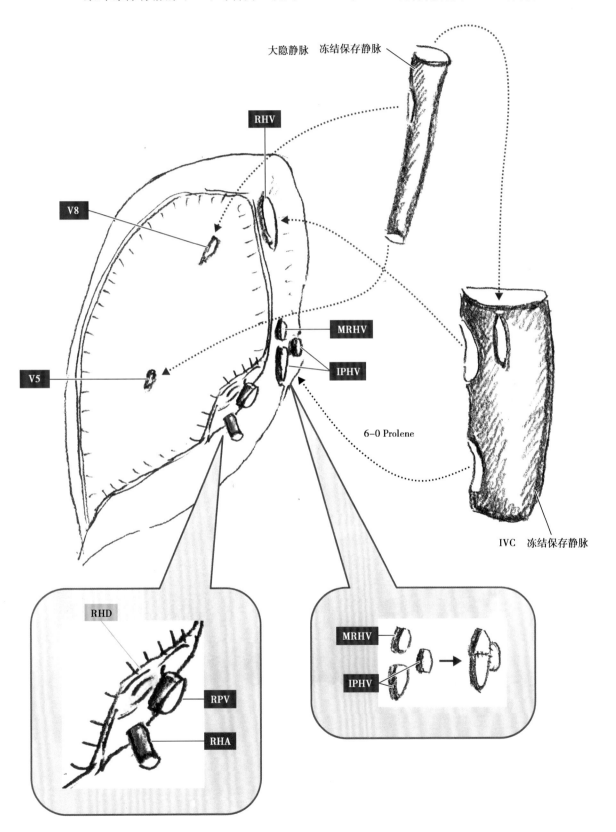

■ 在后台整形右半肝供肝的肝静脉

　　将冷冻保存静脉（IVC）和冷冻保存静脉（大隐静脉）吻合，封闭 IVC 的冷冻保存静脉上下端，整形后台内的右肝供体的肝静脉即完成。完成图如下所示。

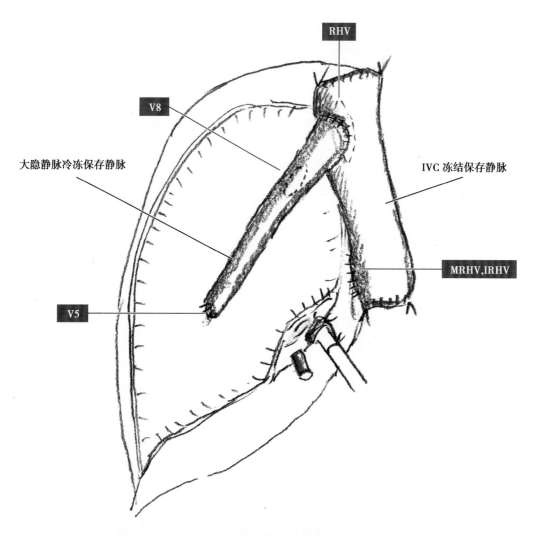

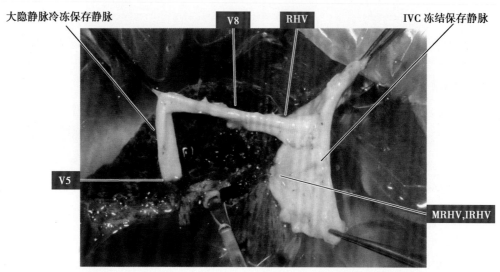

■ 肝静脉重建

1. 将降温后的供肝,直接搬运到受体手术室,保持随时供用状态。

2. 受体的 IVC 如下图所示,将肝静脉汇入处的 IVC 上下完全夹住,确认血压降低等变化在容许范围内。

3. 从 IVC 前面纵向切开 5cm,从 IVC 外观虽然没有特殊异常,但因属于 Budd-Chiari 综合征,术前 CT 中可看到 IVC 中狭窄,若仔细观察内部,会发现如下图般的内部隔膜,将该隔膜上下切开,确保内腔通畅。

4. 从保存液中取出供肝,植入体内。在供肝上吻合的冷冻保存静脉(IVC),也纵向切开约 5cm,进行肝静脉重建。吻合是按照后壁、前壁顺序进行。最初是放在 5-0 Prolene 线吻合部的上下端,之后再将后壁用腔内缝合法吻合。

5. 接着,在开口部上端追加 1 针 5-0 Prolene 线双头针,前壁按照贯穿缝合法要领,连续缝合。吻合前壁,一面从供体的 PV,输入供肝重量相同的温度约 0℃的乳酸林格液,将保存液(University of Wisconsin 液)充分清洗干净。

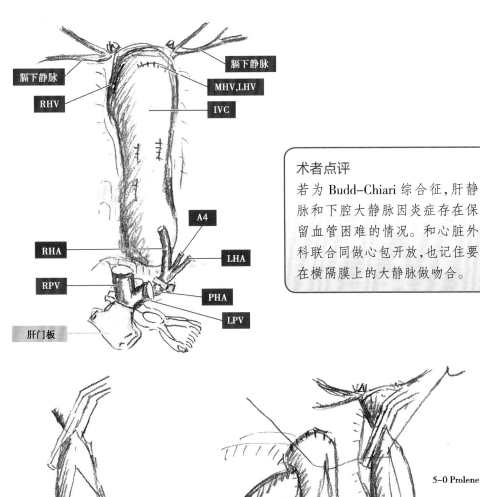

> **术者点评**
> 若为 Budd-Chiari 综合征,肝静脉和下腔大静脉因炎症存在保留血管困难的情况。和心脏外科联合同做心包开放,也记住要在横隔膜上的大静脉做吻合。

■ 门脉吻合

　　将供体门脉前壁的标记和受体门脉前壁的标记(6-0 Prolene 线)对准,将供体的 RPV 和受体的 RPV,用 6-0 Prolene 线以官腔内连续缝合方式,做端端吻合。吻合结束立即谨慎松开 IVC 夹,确认从 PV 有 back flow,将 PV 内的空气排出,PV 吻合结束,最后留"生长因子"打结。

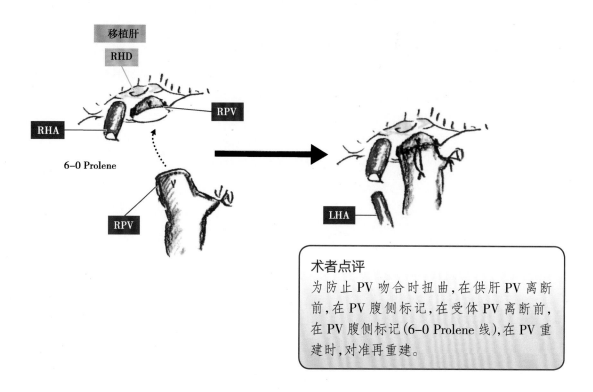

术者点评

为防止 PV 吻合时扭曲,在供肝 PV 离断前,在 PV 腹侧标记,在受体 PV 离断前,在 PV 腹侧标记(6-0 Prolene 线),在 PV 重建时,对准再重建。

■ 肝动脉吻合

　　在显微镜下,供肝的 RHA 和受体的 LHA,由整形外科医师用 8-0 Nylon 线 9 针做间断缝合吻合。

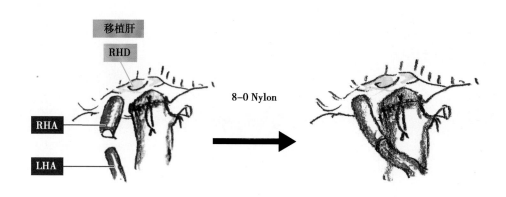

■ **胆道重建**

　　供体侧胆管断端为 1 孔。受体在肝门板处的 RHD 为 1 孔。从左边插入 4 Fr 聚氯乙烯管，使前端约深入 RHD 3cm，将供肝 RHD 和受体的 RHD，用 5-0 PDS 线作外线吻合（共 11 针）。从 4Fr 管注入造影剂做胆道造影，做肝内胆管造影，确认吻合口未漏胆汁。

> **术者点评**
> 将受体胆管保留到肝门板处，最大程度利用其做胆道重建。其优点是可有弹性以应对供肝胆管多孔等情况。

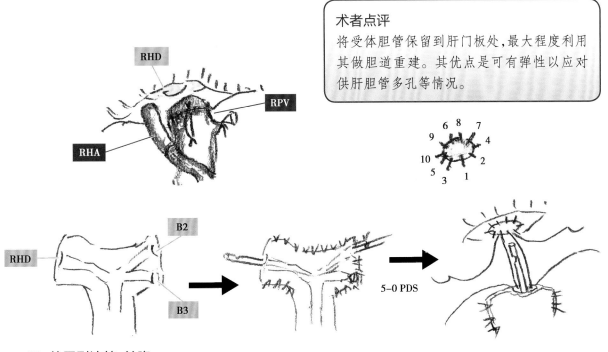

■ **放置引流管、关腹**

　　1. 因从肝移植前迁延的肝衰竭，凝血时间延长，血小板减少。在关腹前仔细观察有无出血。

　　2. 从胆囊管断端插入 4Fr 聚氯乙烯管，将前端放入十二指肠内，在术后作为经肠营养管使用。

　　3. 多普勒超音波检查，确认动脉、PV、肝静脉的血流正常。用约 2 000ml 生理盐水清洗腹腔内。

　　4. 将纤维蛋白胶喷洒在肝离断面。

　　5. 将引流管留置在 Winslow 孔、肝离断面、Douglas 窝上。逐层关闭腹壁，手术结束。

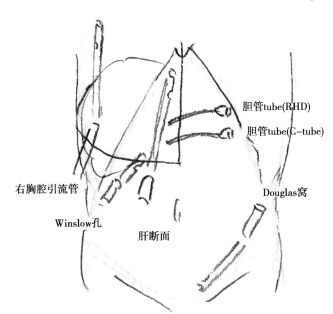

> **术者点评**
> 若有黄疸，纱布会变成黄色，胆漏出难以看出。可将放在肝离断面的纱布色调，和放在其他部位的纱布颜色做比较。

病理诊断

肝脏增殖灶。

符合肝静脉中心型肝硬化伴静脉栓塞征象。

在较粗的肝静脉分支上,看到多个纤维性组织造成闭塞像,也处处可见内膜肥厚和再通现象。闭塞的 RHV、MHV 内,可看到再通现象伴有组织化的纤维组织,可能是肥厚的内膜。粗大结节都是增生性结节,组成细胞变异型不足,并无肝细胞癌的发现。

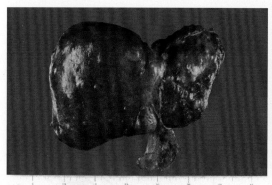
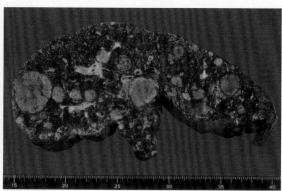

术后经过

在插管状态下回到 ICU,之后立即开始持续注射他克莫司,每隔 6 小时,测定血中浓度并做调整。可容许增重至原体重的 10% 程度,也将各引流管排液量纳入考虑,充分补液。亦可适当使用白蛋白制剂等,保持充分的循环血液量,维持供体血流最重要。

术后到住院第 14 天(POD 14)之前,每天做 2 次腹部超音波检查,检查供肝血流和有无血栓。在 POD 3 拔管,治疗过程顺利。在 POD 25 做 CT,在供肝 RHV 上发现血栓,进行抗凝治疗。之后治疗过程观察 CT 上有血栓残留,故开始内服拜阿司匹林和华法林。在 POD 35 发烧到 38℃,CT 上看到可能是肝门部有胆汁漏出造成的脓肿,给予抗生素改善,在 POD 47 出院。术后 7 个月时点,治疗过程良好。

总结

Budd–Chiari 综合征的患者,肝静脉和肝部 IVC 上存在炎症,能安全游离肝静脉和肝部 IVC 很重要。此外,为避免肝静脉吻合狭窄,吻合口的整形,需确保有充分的内腔(吻合径)。本机构使用本机构组织库(bank)[5]的冷冻同种血管供体(homograft),做供体肝静脉和 IVC 之吻合。

手术步骤重点有以下 3 点:

1)为能有更好的游离右肝后 IVC 视野,选择右侧开胸。.

2)为预防无法预测的肝静脉吻合困难,事先和心脏外科医师协商,做好台上协助准备(为打开心包将肝静脉吻合至横膈膜上的 IVC 做准备)。

3)在 IVC 完全阻断情况下,仔细观察 IVC 内部,若有隔膜应予以切开。

(金子顺一, 小林祐太)

参考文献

1)杉町圭蔵ほか,厚生労働省特定疾患門脈血行異常症調査研究班:門脈血行異常症の診断と治療,肝臓 **42**:378-384,2001
2)難病情報センターホームページ〈http://www.nanbyou.or.jp/〉(2016年5月現在)
3)Segev DL et al:Twenty years of liver transplantation for Budd-Chiari syndrome:a national registry analysis. *Liver Transpl* **13**:1285-1294, 2007
4)Sugawara Y et al:Refinement of venous reconstruction using cryopreserved veins in right liver grafts. *Liver Transpl* **10**:541-547, 2004
5)東京大学医学部附属病院組織バンク〈http://uttb.umin.ac.jp/〉(2016年5月現在)

第7章

针对原发性胆汁性肝硬化－脑死亡的肝移植（受体手术）

适应证和要点

日本的肝移植是主要依靠活体捐赠者,累计至 2014 年 12 月 31 日为止,活体肝移植已有 7 673 例,尸体肝移植 264 例(脑死亡供者 261 例,心脏死亡供者 3 例)[1]。2010 年 7 月脏器移植法修订后,捐赠者仍然严重不足,难免会有来自高龄者或有基础疾病的所谓边缘性捐赠者的移植[2],每年也有 50 例左右的脑死供体肝移植。

脑死亡肝移植患者登记方面,为求机会公平,要考虑原发病、医学紧急度(10 分:预测余命 1 个月以内;8 分:预测余命 1~3 个月以内;6 分:预测余命 3~6 个月以内;3 分:预测余命 6 个月 ~1 年;1 分:预测余命 1 年以上)、血型、等待期间。若有脑死捐赠者出现,日本移植脏器网络(Japan Organ Transplant Network, JOT NW)即根据这些信息,联系各医疗机构。

全供肝取肝手术本身比活体供肝手术容易。但必须将受体原发疾病(再移植病例、胆道闭锁症术后等),或供体条件(置换肝动脉的可能,捐赠者手术中同时获取胰肾移植肝等),纳入考虑,在短时间内随机应变。分割肝供体[左外叶供肝和扩大右半肝供肝,附中肝静脉(MHV)左半肝供肝和无 MHV 右肝供肝]的脑死肝移植,日本已有 14% 的病例实施过,与全肝移植相较,围术期并发症较多,但对扩大捐赠者名单有所贡献[3]。

本章节提出以全肝为供肝、下腔静脉侧侧吻合、动脉吻合、胆管胆管吻合,完成基本组操作的病例。

现病史与术前影像

50 余岁女性,在 40 余岁诊断出原发性胆汁性肝硬化(PBC)。之前已针对食管静脉曲张静脉瘤,接受过内镜静脉瘤结扎术(EVL)。进行性肝功能恶化,考虑活体肝移植,但无适合的捐赠者,在移植约 3 年前,因医学紧急度 3 分,登记等待脑死亡肝移植。

在 1 年前左右,发现 S7 有单发性 13mm 大小的肝细胞癌,采 RFA 治疗。约 3 个月前开始出现肝功能恶化,重新评估结果,医学紧急度变成 6 分。

在都内的医院,有按脏器提供意愿的脑死患者,联络受体候补第 1 位,确认本人意愿之后紧急入院,在脑死肝移植指征下,术前 MELD 评分为 12 分。

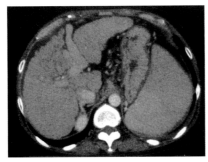
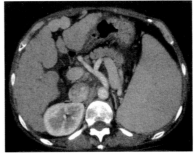

有肝变形和腹水、脾肿大。离肝性门体分流侧路明显

脑死亡肝移植

手术时间 10 小时 / 出血量 3 400ml

■ 开腹、摘出胆囊

在全身麻醉下,以 J 字形切口开腹,充分观察腹腔内,确认无恶性肿瘤并发等禁忌证。肝表面不平整,有众多大小不等的结节,确认肝硬化。配合供肝手术进行,等待 44 分钟之后,摘出胆囊,接着做胆道造影,确认右后叶胆管由左肝管汇入。判断胆道重建要做胆管胆管吻合。

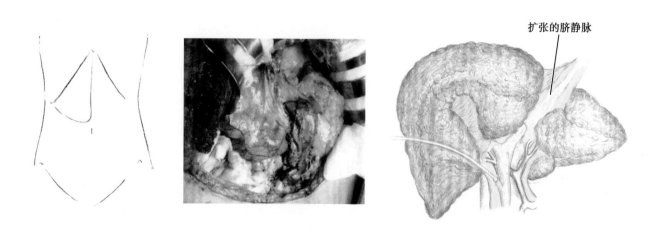

扩张的脐静脉

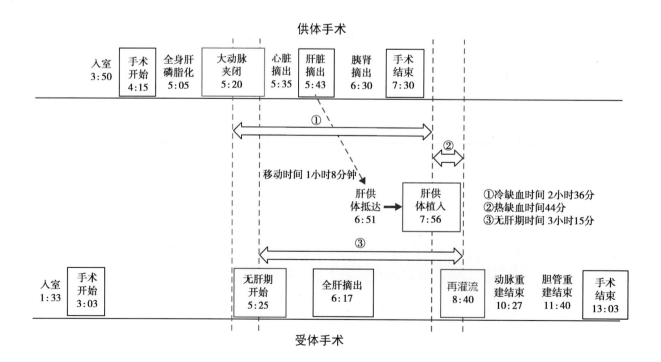

供体手术

| 入室 3:50 | 手术开始 4:15 | 全身肝磷脂化 5:05 | 大动脉夹闭 5:20 | 心脏摘出 5:35 | 肝脏摘出 5:43 | 胰肾摘出 6:30 | 手术结束 7:30 |

①
②

移动时间 1小时8分钟

肝供体抵达 6:51　→　肝供体植入 7:56

①冷缺血时间 2小时36分
②热缺血时间 44分
③无肝期时间 3小时15分

③

| 入室 1:33 | 手术开始 3:03 | 无肝期开始 5:25 | 全肝摘出 6:17 | 再灌流 8:40 | 动脉重建结束 10:27 | 胆管重建结束 11:40 | 手术结束 13:03 |

受体手术

■ 从肝门处理到全肝摘除

　　自开腹开始约 2 小时 20 分,将肝十二指肠韧带阻断,进入无肝期。同一时刻,捐赠者腹主动脉钳闭。接着将胆总管(CBD)离断,在右前肝动脉(Ant HA)和右后肝动脉(Post HA)分叉水平,将右肝动脉(RHA)上夹离断。A4 由 RHA 分出后结扎离断。游离左肝动脉(LHA),将 A2 与 A3 分别夹住离断。

　　左侧肝门静脉(LPV),在脐部游离若干左内支和左外支,依次结扎离断,门脉右支(RPV)是在右前支(Ant PV)和右后支(Post PV)的分叉平面结扎离断。CBD 则在肝门部胆管的水平离断。

　　肝门处理完毕,几乎在同时供肝也完成摘出。肝周围韧带游离,处理数条肝短静脉,将 RHV、左肝静脉(LHV)和 MHV 的共干离断,自开始起 3 小时 14 分,全病肝摘出完毕。

　　摘出肝重量为 1118g。

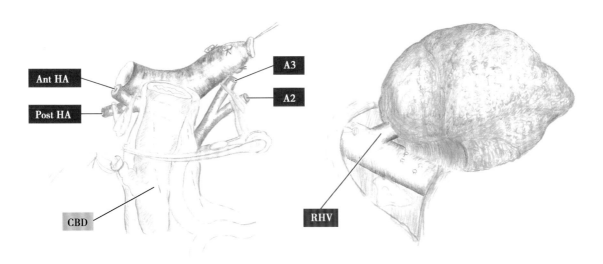

■ 供肝抵达、后台

　　供肝从取肝起 1 小时 8 分钟,即到达受体手术室。确认无附带损伤后,仔细将膈肌等夹杂组织修剪。用 6-0 Prolene 线将供体 IVC 的上下端缝合封闭。供体重量为 1 116g,与受体标准容积 1 114ml 体积相近。并将受体的 RHV 与 MHV+LHV 断端,连续缝合封闭。

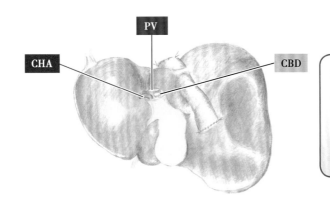

> **术者点评**
> 若为和胰肾联合摘取,视不同状况,供体 IVC 的长度可能较短。将受体的门脉脐部或冻结保存的 IVC homograft 缝起来,设法延长。

第五篇 肝移植

■ 移植肝结束冷缺血状态、静脉重建

　　将供体放进受体腹腔内。冷缺血状态是从捐赠者大动脉钳闭起,2 小时 36 分结束。立即用双 IVC 法做静脉重建。如下图所示,制作 4cm 的吻合口,用 5-0 Prolene 线连续缝合。

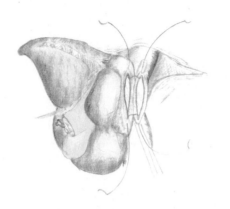

> **术者点评**
> 后壁缝合结束之后,用冷冻的林格液,从门脉灌入,继续前壁的缝合。灌流量和供肝重量相当后,慢慢减缓滴速。

■ 门脉重建

　　受体门脉将左右分叉部顶点切开,变成一孔。用 6-0 Prolene 将之和供体门脉主干连续缝合,留置生长因子后打结。

　　受体手术开始后约 5 小时 40 分,供肝再灌流,热缺血时间为 44 分。超声确认血流讯号。

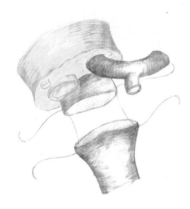

■ 动脉重建

　　委托整形外科医师在显微镜下进行。用 8-0 Nylon 线 13 针,将受体的肝动脉右后支（R-Post HA）,和供肝的总肝动脉（D-CHA）做间断缝合。超声确认动脉波形良好。结扎供肝的胃十二指肠动脉（D-GDA）、受体的右肝动脉前支（R-AntHA）、左肝动脉（RLHA）。

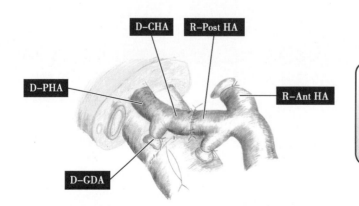

> **术者点评**
> 整形外科医师和移植小组医师,共享显微镜视野,做吻合血管,也随时可以进行讨论。

■ **胆道重建**

　　将供肝的胆囊摘出，行肝总管吻合。用 6–0 PDS 线做间断缝合，包括后壁在内，合计用 20 针吻合。重建后，从受体胆囊管做造影，确认无狭窄、漏胆等情况。拔除造影管，将胆囊管双重结扎。

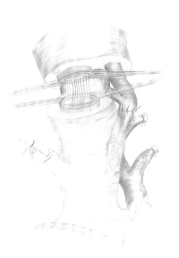

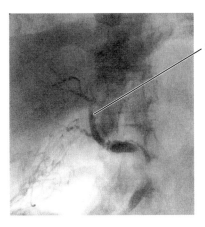

吻合部

> **术者点评**
> 供应胆管营养的动脉尽可能保留，对防止胆道重建后的胆漏或狭窄很重要。

■ **关腹**

　　再度仔细行超声检查，确认动脉、门脉、肝静脉的波形全部正常。用温生理盐水 3 000ml 将腹腔内洗净。在 Winslow 孔与 Douglas 窝，分别留置 24Fr 引流管。将腹壁逐层缝合，结束手术。

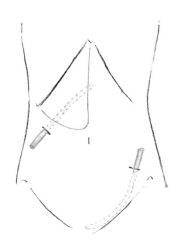

> **术者点评**
> 在 Douglas 窝中留置引流管，使术后腹水能有效引流。

第五篇　肝移植

病理诊断

位于硬化期的原发性胆管硬化。

第 7 段的坏死结节和反应性滤泡增生（假淋巴瘤）。

病理组织学上肝脏几乎全部呈大小假小叶形态。符合肝硬化表现。S7 有 15mm × 10mm × 10mm 大小的肿瘤样病变,周围环绕纤维化凝固坏死病灶,未发现有活性的肿瘤细胞。

术后经过

术后第 11 天,出现急性排斥反应,采用激素冲击疗法改善。治疗过程中,无严重并发症,在术后第 40 天出院。

接受移植 3 年,并无原发疾病再发或并发症发生。

总结

标准手术步骤所做脑死亡肝移植示例。

手术步骤重点有以下 3 点:

1) 与摘出小组、协调员保持紧密联系,在供体抵达时刻,注意配合手术进程。就供体肝状态、解剖学变异方面,充分沟通告知。

2) 下腔静脉若长度不足,使用受体门脉或冷冻保存尸体静脉延长或整形。

3) 要配备充分的人力以应对特殊紧急的手术,做好适当的人力和资源配置,各个部门间应充分沟通合作。

（長田梨比人，赤松延久，伊藤大介）

参考文献

1) Soyama A et al：Liver Transplantation in Japan. *Liver Transplanpl* **22**：1401-1407, 2016
2) 赤松延久ほか：脳死肝移植ドナーの基準. 今日の移植 **28**：156-163, 2015
3) Sakamoto S et al：Current status of deceased donor split liver transplantation in Japan. *J Hepatobiliary Pancreat Sci* **12**：837-845, 2015